「健康神話」を科学的に検証する

それ
ホントに
体にいい？
無駄？

生田 哲

草思社

はじめに

人生において遺伝子が決める病気は1割に満たず、9割以上は生活様式（ライフスタイル）で決まる。たとえば、がんの場合、遺伝子で発症が決まるのは5％に過ぎない。生活様式とは、何をどれだけ食べるか、飲むか、どんな仕事に就くか、どんな人と関わるか、どれだけ睡眠をとるか、どれだけ運動するか、どれだけストレスを受けるか、などである。これらの要因によって、あなたの人生がだいたい決まる。あなたの努力次第で、人生はどうにでもなるとはいえないまでも、9割以上、人生はあなたの選択と努力によって決まる。私だけがいうのではなく、科学がこういうのである。

では、あなたはどのようにして生活様式を選択するのか？　健康情報が、テレビ、新聞、ネット、SNSなどのメディアを通して洪水のごとく押し寄せている。それを参考にして、あなたは生活様式を変えたり、健康によい食べ物を購入するのだろうか。だが、これらのメディアを通して流れてくる記事の大多数は、信用できない、ウソ情報なのである。しかも、これらのウソ情報を国民の多くはそのまま受け取っている。それで、どうなるのか？

たとえば、日本人はカルシウムが不足している、と信じる人が多い。だが、日本人はすでにカルシウムを十分に摂取しているのだ。このような人たちが、カルシウムをさらに摂取すると、心臓病のリスクが高くなる。

また、がんになったら、抗がん剤による治療を受けるのが当たり前とされている。だが、抗がん剤は効かない。生存期間を伸ばすことも、QOL（生活の質）を高めることもない。医療関係者の多くが知る、あるいは知らない事実である。驚くのはまだ早い。抗がん剤が新しいがんを誘発する。がん専門医はこの事実を知っているが、抗がん剤の説明時、心配かけまいと自己正当化し、第2次がんについてはまったく触れない。そして一般の医師や患者は、抗がん剤が新たながんをつくる、という事実をまったく知らない。この結果、この事実は筆者の知る限り、日本で報道されることはなかった。

自分の身は自分で守る。当然のことでしょう。自分の身を守るには、良いサイエンスと悪いサイエンスを見分ける眼力を持たねばならない。この眼力を持たない人は、ウソ情報に容易に騙され、健康被害を受ける羽目になる。この眼力を得るには、科学における基礎知識が必要である。一朝一夕というわけにはいかない。しかも、科学における基礎知識をネットの断片的な情報から得るのは困難で、どうしても信頼できる本を読まねばならない。本書がその一助になれば幸いである。

もうひとつ。どんな場合であろうと、素晴らしい研究結果が発表されたら、最初に発すべき疑問は、誰が資金を提供しているのか、と問うことである。もし企業が資金を出しているのなら、素晴らしい研究結果に疑いを持たねばならない。企業がスポンサーなのかどうか、どうやって判断するのか？　簡単である。まともな学術雑誌であれば、論文のたいてい最初のページにスポンサー名を記載する決まりになっているので、確認するとよい。

あなたの人生は、あなたの選択と努力による生活様式によって決まる。あなたの飲む水、コーヒー、牛乳、パーティや晩酌で嗜《たしな》むビール、ワイン、ウイスキー、あなたの口にするチョコレートやケーキ、あなたの摂取するビタミン、カルシウム、ビタミンDのサプリ、がんの予防やがんになったときの対策、感染症対策や感染症にかかったときに服用する抗生物質、ダイエットに使う人工甘味料、ストレスを解消するための瞑想やヨガなどが、あなたの人生を左右するのである。

本書の目標は、健康について興味深いトピックスを取り上げ、そのトピックスについての通説を「神話」と命名し、神話の真偽を科学的に判定し、科学的根拠に基づく健康知識を提供することである。私が本書で採用した文献のほとんど全部は、海外の一流科学・医学雑誌に掲載された論文であり、企業がスポンサーになっていない研究によって得られた論文である。

さらに詳しく学びたい読者のために、「注釈&参考文献」に文献の出典を示した。文献はできる限り、ＰｕｂＭｅｄ（パブメド）に記載されているものを採用した。読者はインターネットでＰｕｂＭｅｄを開き、ＰＭＩＤ（パブメドアイディ）の数字を打ち込むだけで、論文のタイトルや掲載雑誌の詳細を入力しなくても、該当する文献にたどりつくことができる。

本書を通して、読者が良いサイエンスと悪いサイエンスを見分ける眼力を養い、その眼力を用いて健康情報を取捨選択し、人生に少しでも役立ててほしい。そうなれば、著者としてこの上ない幸いである。

この本を企画し、多くの有益なアドバイスをくださった草思社の吉田充子氏、がんについて有益な情報を提供してくださった、健康増進クリニック院長、水上治医師に深く感謝いたします。

２０２２年11月　生田　哲（いくた　さとし）

それホントに体にいい？ 無駄？
「健康神話」を科学的に検証する

◉

目次

10・抗生物質についての5つの神話

11・牛乳についての6つの神話

それホントに体にいい？ 無駄？

「健康神話」を科学的に検証する

01・バイ菌についての4つの神話

バイ菌。イヤな言葉に聞こえる。ここでいうバイ菌とは、細菌（バクテリアともいう）やウイルスを指す。もしバイ菌に感染したなら、容易にわかる。なぜならば、発熱、腫《は》れ、頭痛、腹痛、下痢など、不快な症状に襲われるからである。だから、感染したくない。誰しもこう思う。

私たちは身を守るために、バイ菌に感染しないための対策を立てねばならない。それには、まず、敵を知ることである。バイ菌はどこにでもいる。それどころか、バイ菌は私たちと同居し、平和な関係を築いている。だが、稀に恐いことが起こる。

バイ菌でもウイルス（直径、約0・1μ《ミクロン》、1万分の1㎜）なら小さすぎて光学顕微鏡では見えないが、細菌（直径、約1μ、1000分の1㎜）なら光学顕微鏡でも十分に見える。細菌を顕微鏡で見ると、グロテスクな姿が浮かび上がる。

しかし、これらの小さな生き物たちは、軽いものならカゼや下痢、重いものなら命を危険にさらす感染症を引き起こすこともあるが、その危険性が誇張されて伝えられることが多い。危険性が誇張されて伝えられる原因は、誤解によることが多い。そこで、バイ菌について巷《ちまた》に流布する

4つの誤解（神話）を解いてみよう。

神話1 公衆トイレの便座に座るとバイ菌がつく

不潔という観点から公衆トイレの便座は、かなりの悪評を得てきた。この悪評を信じて公衆トイレの便座に座るのを嫌がる人が多い。

科学的検証

ウソである。

公衆トイレを使う際に、ある人は、便座をトイレットペーパーで拭《ふ》く、紙のシートカバーをかける、あるいは、トイレットペーパーを重ねてお尻と便座の間に厚いバリアーを構築する。かなりの手間であるが、このような作業に効果はあるのだろうか、科学者の意見を聞いてみよう。

トイレを含むあらゆる場所にウヨウヨいるバイ菌による感染を20年以上研究してきた、アリゾナ大学微生物学科のチャールズ・ゲルバ教授は「便座はしばしばトイレの中で最も清潔なところです！」と明言する。

なぜ、便座が清潔かというと、人々は便座に座るときにはかなりの注意を払うのだが、これにくらべ、他の場所ではあまり注意を払わないため、バイ菌が付着しやすく、感染源になりやすいとのこと。

ゲルバ教授は、こういう。「便座はトイレで最も清潔な場所です。私はお尻をいつでも乗せることができます。ただし、便座が濡れているときはこの限りではありません。まず最初に、拭きとります」。

ただし、イタリアやフランスの公衆トイレには便座がないところが多いので、そもそも便座を拭くことも座ることもできない。イタリアの公衆トイレに便座がない理由を私が滞在していたホテルのフロント係に尋ねると、便座をつけてもすぐに壊されてしまうから、そのままにしているようだとのこと、それから、そんなトイレでみんなどうやって用を足すのかと尋ねると、中腰で用を足す人が多い、という答えが返ってきた。

話は変わるが、男女共用のトイレについてのアンケート調査から、トイレの清潔さに関して、女性は男性よりも求める基準が高いことが知られている。そういえるのは、女性は男性にくらべ、男女共用のトイレを低く評価しているからである。

「基本的に誰でも公衆トイレを使うのを恐れています」とは、エモリー大学医学部のリサ・ベルンスタイン教授。彼女がこういうのは、子どものころ、彼女の母がいつも便座に直接座らないようにと話していたことが関係しているようだ。

だが、研究によれば、公衆トイレを恐れるのは間違いである。確かに、公衆トイレには大腸菌、サルモネラ菌、ロタウイルスやＭＲＳＡ（薬剤耐性黄色ブドウ球菌）として知られる抗生物質の効かない有害なバイ菌が存在するかもしれない。だが、これらの有害なバイ菌に感染するのは、お尻が便座に触れるからではなく、トイレの設備に手で触れることによってである。オシッコが付着している便座に積極的に座る人はいないと思うが、たとえオシッコが傷のないお尻に触れたとしても悪いことは何も起こらない。

より考慮すべきことは、子どもが手で便座をつかみ、手を洗わずに、トイレから出て行くことである。子どもがこれらのバイ菌がついている手で、目、鼻、口に触れると感染が起こる可能性が格段に高くなる。この際に、洗っていない手でドアノブやドアのカギにも触れていることを忘れてはならない。もし、あなたが、これらの設備に手を触れ、目、鼻、口を擦《こす》ったりしたら、バイ菌に感染するリスクがかなり高くなる。

では、どうすればいいのか。感染リスクを格段に低下させる対策を紹介しよう。

❶手を洗う

いちばんの基本である。公衆トイレにおける感染対策で最も有効なのは、手洗いである。アメリカ微生物学会の主催するクリーンハンド・キャンペーンのユタ大学における報道官、ジュディ・デリーさんは、こういう。「これ（手洗い）で、呼吸器系や消化器系に感染するすべてのバイ菌による感染を防ぐことができます。石鹸と水で17秒間、手を擦ればバイ菌を退治できるのです」。

だが、これを実践しない人が多い。アメリカ微生物学会は、ニューヨーク、シカゴ、サンフランシスコ、ダラス、マイアミ、トロントといった北米の空港において２００３年、７５４１人を対象に調査したところ、女性利用者の83％がトイレ使用後に手を洗ったのに対し、男性利用者は74％であった、と発表した(1)。

手洗いは誰でも簡単にできる、最高の感染対策である。だから習慣化するとよい。しかも習慣化するのは難しいことではない。意識して30日間も手洗いを実行すれば、その後は無意識のうちにできるようになる。

最近のトイレは便利になったもので、手で触れなくても、洗面台の水が自動的に流れてくる。手をトイレのバイ菌の付着した設備に触れる必要がないのは、大助かりである。

❷持ち物を床に置かない

ゲルバ教授の研究によると、公衆トイレで最も多くのバイ菌が検出されるのは、床、衛生ナプキンのゴミ箱の外側、洗面台の周りである。それから、女性のハンドバッグもかなり汚れている。同教授によると、じつに、女性の3人に1人のハンドバッグの底から糞便に含まれるバイ菌が検出された。なぜこうなるかというと、ハンドバッグをトイレの床に置いていたからである。

だから、トイレに入って直ちにすべきことは、ハンドバッグを留め金にかけることである。留め金がないなら、ある人は、ストラップを首にかけることにしている。

❸最初の個室を使う

公衆トイレにはいくつもの個室があるが、最もバイ菌が多いのは、最も頻繁に使われる真ん中にある個室である。そして最も清潔なのは、使われる頻度の最も低い最初の個室である。だから、公衆トイレでは最初の個室を使うとよい。

❹清潔なものと汚れたものを識別する

最も清潔なトイレは病院のトイレである。消毒が徹底している。最も汚いのは、空港や飛行機の中のトイレ。飛行機の中のトイレは狭く、洗面台が小さいため、手を洗うのが困難である。それで飛行機の中のトイレからは、大腸菌が増殖してできた薄膜が検出されているほどである。

空港のトイレはどうか。かつて私が住んでいたシカゴにあるオヘアエアポートのトイレの便座は、前に使用した人の体温のせいで生温かかったことを覚えている。多分、この便座が冷えることはないのだろう。

❺ガマンしない

清潔な公衆トイレを探すのはいいが、オシッコを長い時間我慢すると、膀胱炎《ぼうこう》になるかもしれない。感染症を防ぐメリットより、膀胱炎になるリスクが高まる。

❻全体を見直すと

公衆トイレは清潔とはいえないが、トイレを使うことによる感染は、世の中のどこにでもあるバイ菌の感染と変わらない。これらのバイ菌は握手するときに伝わるものと同じものだ。先に述べたように北米の空港の調査では男性の26%、女性の17%はトイレ使用後に手を洗わない。その手で平気で握手しているのである。

トイレを不衛生というが、世の中にバイ菌はウヨウヨいる。ゲルバ教授は公衆トイレの便座に躊躇なく座るが、ベルンスタイン教授はシートカバーをかけるという。「なぜなら、母がそう教えたから」。

神話2

バイ菌はお湯で流すと殺菌できる

手にバイ菌がついたかもしれない。すぐに洗い流したい。水で、それともお湯で？　お湯のほうが効果的な気がするが、果たしてそうなのか？

科学的検証

ウソである。

コロナのパンデミックから私たちが得た最大の教訓は、健康を保つためのいちばんの基本は、単純だが、手洗いであること。だが、手洗いの回数や手洗いにかける時間を含め、手洗いを正しく実行している人は少ないようである。とりわけ注意したいのは、大腸菌を取り除くための水の温度である。

ラトガース大学の食品科学者ドナルド・シャフナー教授は、こういう。「15℃や38℃、あるいはその中間の温度で手を洗ってもバイ菌を落とす効果に違いはありません。どの温度でも手からバイ菌を落とす効果に変わりはないのです」。

ある人は、手洗いに使う水の温度が重要と思っている。温度がバイ菌を殺すと考えているが、これは本当ではない。手の汚れを取り除くのは、洗うという行為にある。水は物理的な洗浄剤であり、手からバイ菌を効率よく取り除く。これまでに、バイ菌から私たちの身を守るのに、水の温度が重要であるという証拠は見つかってない。

2017年、シャフナー教授のグループは、手を洗う際に水温、洗剤、洗浄時間を変化させて効果を調べた(2)。実験の手順はこうだ。まず、被験者21人の手に無害のバイ菌（大腸菌）を植え付け、温水（5、15、26、38℃）、洗剤（0・5㎖、1㎖、2㎖）または抗菌洗剤で手を（5、10、20、40秒間）洗ってもらい、被験者の手に残ったバイ菌の数を計測した。

結果は、こうなった。バイ菌を取り除くのに5秒の手洗いでは十分な効果を得られなかった。だが、10、20、40秒間の手洗いに効果はあったが、効果の程度に違いは見られなかった。石鹼を使う必要はあるが、より多く使ってもバイ菌が減るわけではなかった。また、抗菌洗剤と石鹼で、結果に違いは見られなかった。したがって、手洗いは石鹼を使い、10〜20秒間、流水で流すとよい、という結論になる。

CDC（米国疾病予防管理センター）は、新型コロナの感染を防ぐために、こんな場合に手洗いを勧めている。鼻をかんだ後、咳やくしゃみの後、人混みから戻った後、病人のケアをする前後。

ところで、まな板も汚れていることが多いことで知られている。ゲルバ教授によると、まな板には大腸菌など食中毒を引き起こしやすいバイ菌が、トイレの便座の200倍も検出されている。では、まな板の洗浄に熱湯を使うのが効果的かというと、そうではない。まな板の汚れを取り除くのは、洗うという行為それ自体にあるからである。したがって、まな板の洗浄も手洗いの場合と同じように、石鹸を使い、10〜20秒間、流水で流すとよい。

では、科学的に正しいと思える手洗いの方法を紹介する。

❶ハッピーバースデーの歌を歌う

この歌を歌い終えるのにだいたい20秒かかる。20秒は手洗いにちょうどいい時間だ。ハッピーバースデーの歌が出なくとも、他のお気に入りの歌でもよい。

❷石鹸を使って手を洗う

水だけではバイ菌を取り除くのに不十分である。石鹸を使う。特別な石鹸を使うのがいいのか、それともふつうの石鹸でいいのか。FDA（米食品医薬品局、日本の厚労省に相当する）によると、抗菌剤入りの石鹸を使っても、ふつうの石鹸でも、除菌効果は変わらない。

❸手洗いの水の温度は好みに任せる

手を清潔に保つのに、もし熱めの湯がお好みなら、そうすればいい。快適に感じる水温がいちばんだ。シャフナー教授は、こういう。「快適に手を洗うのがいいのです。もし冷たい水がより快適ならそうすればいいし、より温かいのがいいなら、そうすればいいのです」。

❹肌に潤いを与える

手を頻繁に洗ったり、または熱い湯で洗うと、手の皮膚が割れることがある。いわゆるドライスキンである。皮膚の割れ目からバイ菌が侵入しやすい。しかも、侵入したバイ菌を取り除くことは困難なため、バイ菌が皮膚の割れ目に定住し、増殖しやすくなる。

では、どうすればいいのか。肌に潤いを与えるとよい。それにはローションを使う。ローションを使うことで、ドライスキンを防ぎ、皮膚の割れ目に住み着くバイ菌を減らすことができる。ＣＤＣは、もし石鹸が入手できないなら、アルコールを60％含む消毒液を手洗いに使用することを勧めている。

神話3
寒い季節はカゼを引きやすい

くしゃみ、鼻水、鼻詰まり、おまけに発熱、そして倦怠感。よくあるカゼの症状である。寒くなるとカゼを引きやすいというが、本当なのか？

科学的検証

ホントである。

冬は寒い。不思議なことに、寒く感じると病気になった気になる。だが、寒さそのものがカゼを引き起こすかというと、そうではない。では、寒い季節はカゼを引きやすい、というのは間違いかというと、そうではない。寒さとカゼは、どう関係しているのか？

カゼは、鼻からノドまでの上気道にウイルスが感染し、急性の炎症が起こることをいう。炎症は、皮膚や粘膜が腫れて赤くなり、熱を持ち、痛くなることをいう。まさにカゼの症状である。感染するウイルスの種類に関係なく、インフルエンザも、ふつうのカゼも、コロナもみな「カゼ」である。子どもから大人まで誰でもかかる。

冷たい空気が鼻やノドに触れたからといって、カゼを引くわけではない。カゼの原因は冷たい空気ではなく、ウイルスが鼻やノドに感染することが原因である。最も頻繁にカゼを引き起こすウイルスはライノウイルスで、これにコロナウイルス、RSウイルス、アデノウイルスが続く。今では新型コロナウイルスが世界を席巻《せっけん》しているが、これまでずっと人類を苦しめてきたカゼの主役は、温厚で目立たないライノウイルスなのである。

だが、カゼが冬に多いことは確かである。カゼが広がるのは、カゼを引いた人が周囲の人にウイルスをまき散らすからである。ここで、カゼの感染のしかたを考えてみよう。カゼを引いた人が咳やくしゃみをする際に口や鼻から水滴が飛び散る。この水滴には大量のウイルスが含まれている。この水滴が周囲にいる未感染者の口に入ることによって、ウイルスの感染が新たに始まる。

これ以外にも、寒い季節にカゼを引きやすくなる要因がある。咳やくしゃみによって飛び散った水滴は、空気中にフワフワ浮かんでいる。高温で湿度が高い夏は、空気中に水蒸気が多いため、水滴は水蒸気といっしょに地面に早く落ちる。だが、冬は温度と湿度が低く、水蒸気が少ないため、水滴は空気中に長く浮かんでいる。その上、通常、鼻の粘膜は外からの異物の侵入を防いでいるが、冬の乾燥によって粘膜が乾き働きが低下するため、ウイルスは粘膜を易々と通過してしまう。

加えて、寒い季節に私たちは、外出を避け、屋内にとどまることが多くなるが、そこに咳やくしゃみをする人がいれば、周囲の人に感染することになる。

また、免疫系の働きを高めているのが、ビタミンDである。ビタミンDは日光に当たることによって体内でコレステロールから合成されるが、冬には、とりわけ北国では日光に当たることが少ないので、ビタミンD不足におちいりやすい。それで何が問題なのか。ビタミンD不足になると免疫力が著しく低下する。これらの理由が重なり、冬にカゼを引きやすくなると考えられる。

カゼの主な原因は、ライノウイルスの鼻、口、ノドからの上気道への感染である。したがって、カゼ対策のポイントは、ライノウイルスの感染を防ぐことである。だが、ライノウイルスの感染力はとても強い。たとえば、日本でひとり当たり年に3回カゼを引くとすれば、年間3億回の感染が起こっている計算になる。なぜ、ライノウイルスは、これほど効果的にヒトに感染できるのか？　長年のナゾであった。

だが、最近、このナゾが解けた。ライノウイルスは、ヒト免疫系の盲点を突くことが発見された。その盲点とは、ライノウイルスは、鼻に入ってくる冷たい空気を利用して私たちに感染するというものだ。

ライノウイルスは低い温度で格段に増殖しやすい

１９６０年代に発見されたことであるが、ライノウイルスをヒトの体温（約37℃）より2～3℃低い温度で培養すると、ウイルスが格段に効率よく増殖する。なぜ、これが興味深いかというと、ライノウイルスがカゼを引き起こす最初の一歩は、空気によって冷却される、鼻の粘膜に感染することであるからだ。

ライノウイルスは低い温度で格段に増殖しやすい、という事実をどう説明するのか、この問題を科学者たちは１９６０年代から60年近くも考え続けてきた。

まず、考えられる可能性は、ライノウイルスが特別な能力を備えているというもの。そこでウイルスの一部分を切り取って、その部分に特殊な能力があるかどうかを研究してきたが、特殊な能力はまったく見つからないまま長年が過ぎた。

そこで発想を変えて、ライノウイルスは特別な方法を採用しているのでもなく、特別な能力を持っているわけでもない、と考えたのが、イエール大学医学部の岩崎明子教授である。(3) この可能性を調べるために、マウスの鼻から採取した細胞に、ライノウイルスを異なる温度で感染させた。37℃で感染した細胞は、感染していない細胞にシグナルを送った。このシグナルを受け取った細胞はウイルスを破壊する抗ウイルスタンパク質をつくり、感染を食い止めた。

しかし、33℃では様子がぜんぜん違った。隣接する細胞の防御能力が低下し、ライノウイルスは細胞に侵入し、増殖したのである。これでライノウイルスが低温でヒトに感染し、カゼを引き起こす理由を説明できる。低温ではヒトの免疫系がつまずくのだ。

免疫系がつまずくとは、どういうことか。ウイルスに感染した細胞は、ウイルスが自らの内部に侵入したことを感知する機能が備わっている。だが、この機能の働かない細胞を遺伝子組み換え技術を用いて作製し、ライノウイルスを感染させたところ、ウイルスの増殖を防ぐことはできなかった。この機能が働かない細胞に対して、ライノウイルスは高温でも低温でも容易に感染できた。

すなわち、ライノウイルスに感染した細胞は、高温だと感染を知らせるシグナルを出せるが、低温だとシグナルを出すことができないのである。

最も頻繁にヒトにカゼを引かせるライノウイルスは、温度の高い肺よりも温度の低い鼻でより容易に増殖する。ライノウイルスは温度の高い肺では増殖できないことが、カゼの症状がそれほど深刻にならない理由であると考えられる。一方、インフルエンザウイルスは、肺でも増殖することから、肺炎など症状が深刻になる可能性がある。

この研究によって、ライノウイルスが低温で増殖しやすいのは、ウイルスそのものの性質というより、ヒト免疫の反応のしかた（これを免疫応答という）が主な要因であることが明らかとなった。

通常、カゼの症状がない状態（健康な状態）の人の約20%の鼻から、ライノウイルスが検出されている。これは、私たちの20%にライノウイルスが住み着いていることを意味する。ライノウイルスは常在菌のひとつなのである。要するに、私たちの20%は、常にライノウイルスに感染している。健康な人はライノウイルスに感染していても、免疫力のおかげで発症しないのである。

しかし、私たちの免疫力が低下したとき、ライノウイルスはカゼを引き起こす。一般に、体温が低下するほど、ウイルスに対する免疫力が低下し、発症しやすくなる。「カゼを防ぐために、体を温め、鼻をカバーする」という昔の人の言い伝えは正しかったことがわかる。

ポイント：もしあなたがカゼを引いたなら、他の人からできるだけ離れるようにしましょう。加害者にならないために。もちろん、カゼを引いた人からできるだけ遠くに離れ、ウイルスをもらわないようにする。君子危うきに近づかずというではないか。

神話4

抗生物質がカゼの原因とされるバイ菌を殺す

日本では、カゼを引くと病院に駆け込む人が多い。そして病院では必ずといっていいほど抗生物質が処方される。患者は、この処方箋を持って薬局を訪れ、薬を購入し、家に帰って飲む。3日もすれば不快な症状は消える。治った。患者は、抗生物質のおかげでカゼが治ったと信じて喜ぶ。これをくり返す。

科学的検証

ウソである。

日本ではカゼで病院に行く人が後を絶たず、病院では抗生物質が必ずといっていいほど処方される。私は、アメリカでカゼを引いて病院に行く人を見たことがない。また、アメリカの医師はカゼと診断した患者に抗生物質を処方しない。なぜか？

先に述べたように、カゼの原因はウイルスの感染である。細菌の感染によるものではない。細菌とウイルスは、俗に、バイ菌と称されるが、両者はぜんぜん違ったものである。細菌は細胞でできていて、細胞の中に遺伝子だけでなく、タンパク質を合成する工場も持っているため、外から栄養素を入手できさえすれば、独立して生きていける。細菌は一人前の生き物である。一方、ウイルスは、遺伝子をタンパク質で包んだだけの単純なものであって、タンパク質を合成する工場を持たないので、たとえ栄養素があっても独立して生きていくことができない。だから、ウイルスは宿主《しゅくしゅ》に寄生するしか生きる道がない。ウイルスは生き物として半人前といえよう。

抗生物質は細菌の増殖を抑える、あるいは殺す薬であるが、ウイルスにはまったく効果がない。このため、アメリカの医師はカゼの患者に抗生物質を処方しない。これは基本中の基本である。

それでも日本の病院は、カゼの患者に抗生物質の処方という無駄であるばかりか、有害なことをくり返す。加えて無駄で有害な処方の言い訳もちゃんと用意されている。病院側は、細菌によるカゼの可能性がわずかにあるから、肺炎になるのを防ぐため、などという。一方、患者の多くは、抗生物質が処方されるのを望んで病院を訪れる。だから、もし薬の処方が出ないと、あの医者は何もしてくれない、などと不満を言い出す患者もいる。要するに、患者は薬が大好きで、薬を求めて病院に足を運ぶ。

なぜ、こんな無駄で有害なことを続けるのか？　私が想像するところでは、病院は、いちいち患者に説明するのは、面倒で、しかも時間もかかるから、とりあえず、抗生物質でも出しておこう、といったところか。病院は、正しい知識を持たない患者の要望を叶えることで顧客満足を達成しているのである。病院にしても患者にしても、どっちもどっちというほかない。

カゼの原因はウイルスであって、抗生物質はウイルスには効かないから、カゼの治療を目標に、抗生物質を飲んでも無駄である。無駄な抗生物質を飲んで、いけないことでもあるのか？　それが「大有り」だから問題なのである。

カゼで抗生物質を飲み続けると、どうなるか。人体の皮膚や腸内には無数の細菌が棲《す》んでいる。この細菌に抗生物質という毒が襲いかかる。当然、多くの細菌が死滅する。こうして、たとえば、皮膚が荒れ、カサカサになったり、あるいは細菌たちの保ってきた腸内環境が崩れ、下痢や便秘などの不調を引き起こす。だが、抗生物質によってすべての細菌が死ぬわけではない。ある細菌は生き残るために突然変異（以下、変異と表記）を起こし、抗生物質が存在しても生きて増殖できるように変わる。そんな細菌のことを「薬剤耐性菌（以下、耐性菌と表記）」と呼んでいる。抗生物質を使えば、耐性菌が生じる頻度が非常に高くなる。

運悪く、この耐性菌に感染して病気になると、いくら抗生物質を飲んでも効かないという状態になってしまう。抗生物質を使って治さなければならない感染症が、耐性菌の発生のために、治らない病気になってしまう。これは、私たちの住む世界が抗生物質の実用化される以前の状態、すなわち肺炎や結核で人がバタバタ死んでいった1950年代までの日本の状態に逆戻りということを意味する。困ったを完全に通り越して、悪夢である。そうならないために、カゼに医師は抗生物質を処方すべきでないし、患者は、飲んではいけないのである。

病院に行くのは時間がかかるので嫌だが、カゼによる不快な症状を軽くしたいと考える人は多い。そんな人は、近所の薬局で薬を購入することを選択するだろう。薬局ですぐに目につくのが「総合感冒薬」である。

市販されている総合感冒薬には、咳を止める薬、熱を下げる薬、鼻水を止める薬、眠気を抑える薬などが含まれている。「総合」というだけあって、カゼのそれぞれの症状を抑える薬が全部入っている。誠に便利なようだが、マイナス面もある。咳が出るからといって総合感冒薬を飲むと、不要な薬まで摂取することになる。これによって副作用の発生する可能性が格段に高くなる。総合感冒薬を飲む必要はない。

カゼを引いたからといって病院に行って抗生物質を求めてはならない。単に抗生物質がカゼに効かないだけでなく、先にも述べたように耐性菌を増やすだけである。しかも、病院の席に座っている患者からバイ菌をもらい、かえって病気が悪化するリスクも高い。その上、抗生物質を服用すると、腸内細菌がキズついたり、死んだりしてしまう。腸内環境が悪化すると、腸に穴があくリーキーガット症候群(4)を引き起こすかもしれない。病院は必要に応じてやむをえず行くところであって、気軽に行くところではない。

では、カゼを引いて発熱したら、どうすればいいのか。答えは簡単。仕事を休んで、暖かくして、寝ることである。発熱は不快で体がだるくなるため、仕事ができない、遊べない、勉強ができない。これは発熱のデメリットである。だが、発熱によってウイルスの最適増殖温度を超えて体温が上がると、ウイルスの増殖が抑えられる。休養することによって体力を回復させ、免疫力を高めるというメリットもある。

ここで筆者のカゼ対策を紹介しよう。カゼの引き始めなら、ビタミンC 2gを10分ごとに10～20回摂取する、ショウガ茶を飲む。これを実践して10年以上、私はカゼで寝込んだという記憶がない。

02・コーヒーについての6つの神話

コーヒーは、世界で最も愛されている飲み物のひとつである。1杯のコーヒーなしに朝が始まらないという人も多い。人類がコーヒーに親しみ始めたのは、6~9世紀にコーヒー豆の原種のひとつ、アラビカ種が原産地エチオピアからアラブ諸国に伝えられたのがきっかけといわれている。しかも目的はコーヒーの味を楽しむためではなく、長時間にわたって眠らずに宗教の修行をするために利用されたようだ。コーヒーは宗教修行の道具のひとつだった。

それから1400年以上が過ぎた現代、コーヒーは仕事や勉強、会議や商談に欠かせない飲み物となっている。当時は知られていなかったが、今ではコーヒーに含まれるカフェインが、脳を興奮させ、眠気を覚ますことが明らかになっている。

わが国でもコーヒーは大人気で、コーヒーショップは町に点在する。また、家庭でさまざまな味や香りのコーヒーを楽しむ愛好家も多い。コーヒーにはさまざまな効果があり、それを私たちがどう解釈するかによって、利点にも欠点にもなる。コーヒーにまつわる噂の真偽を確かめることにする。

神話1

コーヒーは健康によい

朝、1杯のコーヒーを飲んでから仕事に取りかかる人は多い。目が覚めるからという。習慣になっている人もいる。コーヒーは体内で起きている化学反応（生化学反応という）を促進するため、運動能力を高めるといった話も聞く。本当にコーヒーは健康にいいのか？

科学的検証

ウソとホントが混在している。半分はホントであるが、残り半分はウソである。

まずはホントの部分から話そう。

コーヒーは脳を興奮させ、したがって活性化する。コーヒーを1日に1～2杯飲むとしよう。コーヒー1杯（約180㎖）に含まれるカフェインは約100㎎である。このカフェインが体に入ると、脳の表面にある大脳皮質が強く興奮するため、覚醒し、眠気や疲労を感じにくくなる。気分は上向き、したがって快活になり、舌もよく回り、社交的になる。その上、集中力が高まり、テキパキと行動する。学習や仕事の生産性が向上する。脳を活性化し、元気にするコーヒーの健康効果は大きいように思える。

加えて、コーヒーに寿命を延ばす効果があるとも指摘されている。コーヒーには主成分のカフェインだけでなく、フェノール類やポリフェノール類といった「抗酸化物質」も含まれている。抗酸化物質には素晴らしい健康効果があるので、紹介しよう。

細胞は、酸素を使って栄養素をエネルギーに変換している。私たちはこのエネルギーを使って生きている。酸素なしに、数分と私たちは生きていけないのであるが、酸素にはマイナス面もある。酸素は必ずその兄弟ともいえる活性酸素という毒物を生じさせる。この活性酸素によって細胞は絶えず攻撃され、ダメージを受けている。細胞を守るために、この活性酸素を分解しているのが、抗酸化物質なのである。抗酸化物質は細胞を守る、天使のような存在である。

では、抗酸化物質を多く含んだコーヒーを飲めば、私たちの寿命は伸びるのか？　興味深い研究結果を報告したのは、アメリカがん研究所のエリカ・ロフトフィールド博士のグループである。(1)　50万人以上の男女（平均年齢57歳）を対象にコーヒーを飲む人と飲まない人の寿命を調査したところ、コーヒーを飲む人は、たとえ1日8杯飲んだとしても、まったく飲まない人にくらべ、がん、脳卒中、糖尿病など、あらゆる死因において寿命がやや長くなるという結論に達した。なお、この結論は、煎ったコーヒーでも、インスタントコーヒーでも、デカフェコーヒーでも変わらない、とロフトフィールド博士は述べている。

ただし、一般的に、アメリカのコーヒーは日本のコーヒーよりも、かなり薄めであるから、アメリカのコーヒー8杯は日本だと4杯くらいに思ったほうがいいのかもしれない。

次にウソの部分を話そう。

マイナス面は先に上げたプラス面の裏側である。脳を興奮させるコーヒーは、すべての人というわけではないが、ある人に睡眠障害や不安を引き起こすことが知られている。普段コーヒーをあまり飲み慣れていない人や子どもでは、2杯(360㎖)飲んだだけで、眠りに入るまでの時間が長くなるだけでなく、眠りが浅くなることも確認されている。

また、コーヒーは不安を引き起こすことがある。これは、コーヒーに限らず、緑茶、紅茶などカフェインを含むあらゆる飲み物に共通する問題である。

では、どう対処すればいいのか。体に摂取した異物(この場合はカフェイン)が肝臓で分解されて半分になる時間のことを半減期と呼んでいる。カフェインの半減期は約4時間といわれるが、個人差が大きく、実際には2~8時間という幅がある。単純化するため、半減期を4時間として話を進めると、コーヒーを飲んでから半減期の2倍に相当する8時間たてば、体内に存在するカフェインは最初の量の4分の1になる。だから、快眠を楽しむためには、ベッドに入る少なくとも8時間前、たとえば11時にベッドに入るのなら、午後3時以降にコーヒーを飲まないようにするとよい。

それから、カフェインは「毒薬」ではないものの、薬の品質、有効性、安全性について定めた薬機法（旧薬事法）という法律で「劇薬」に指定されているから、注意を怠ってはならない。毒薬と劇薬はどう違うのか。どちらも人体に摂取すると有害であるのは共通であるが、劇薬よりも強いものが毒薬で、危険の度合いに、およそ10倍の差がある。では、危険の度合いをどうあらわすのか。

物質がどれだけ危険であるかを示す尺度として、ある物質を動物に投与したとき、その半数が死亡する量が採用されている。これがＬＤ50（50％Ｌｅｔｈａｌ Ｄｏｓｅ、50％致死量）である。この尺度を用いれば、毒薬は、動物に経口摂取させたときＬＤ50が体重１kg当たり30㎎（30㎎／kgと表記）以下の値を示すもの、そして劇薬は３００㎎／kg以下の値を示すものとされている。

ラットにカフェインを経口摂取させたときのＬＤ50は１９２㎎／kgであるので（劇薬）、ヒトにおける致死量は１５０～２００㎎／kgと推測できる。だから、体重60kgの大人の場合、推定致死量は約9～12グラムと見積もることができる。コーヒー1杯に100mgのカフェインが含まれていると仮定すると、10gのカフェインを摂取するには、コーヒーを100杯飲む必要がある。コーヒーを100杯も飲むのは現実的に無理なので、コーヒーの飲み過ぎで死ぬことはあり得ない。

そして、カフェインは運動能力を向上させる効果があるため、筋トレ直前に飲むサプリメントとしても利用されている。だが、カフェインの過剰摂取による痛ましい事故が発生した。2021年1月5日、イギリスに住むパーソナルトレーナーのトーマス・マンスフィールド（29歳）さんが、カフェイン粉末入りのドリンクを作製する際に計量ミスをし、「コーヒー200杯分のカフェイン」をいっきに摂取し、死亡した。(2)

どのようにして、このような事故が発生したのか。マンスフィールドさんは、サプリメント会社から購入したばかりのカフェイン粉末を使い、自分でカフェイン入りドリンクを作製し、このドリンクを飲んだ後に彼の口の中は泡立ち、ソファの上で胸を押さえて苦しみ始めたという。

死後に検査が行われ、マンスフィールドさんの血液1ℓ当たり392mg（致死量78mg／ℓ）という致死量の5倍を超える高濃度のカフェインが検出されたことから、死因はカフェイン中毒だったことが明らかになった。

なぜ、このような単純な計量ミスが起こったのか。マンスフィールドさんの持っていたデジタルスケールの開始重量は2gだったというから、数gのカフェイン粉末をドリンクに入れた可能性が高い。

神話2

コーヒーは依存を引き起こす

コーヒー大好きという人が多いが、飲み過ぎると不安や不眠におちいりやすい。そこでコーヒーをやめようと決意するのだが、なかなかやめられない。なぜか?

科学的検証

ホントである。

コーヒーは依存を引き起こすことがある。犯人は、コーヒーの主成分カフェインである。

ただしカフェインは依存性薬物と認定されていないことから、取り締まりの対象ではないものの、依存を発生させる物質であることに変わりはない。カフェインは生物学的には依存を発生させる物質であることは確かであるが、他の薬物にくらべ危険の程度が低いこと、そして利権を含む政治的な理由のために、法的には依存性薬質に指定されていないだけである。

コーヒーを飲むと、脳の奥深くにある辺縁系《へんえんけい》に存在する報酬系という箇所からドーパミンという物質が放出される。このドーパミンが快感と依存を引き起こす。ただし、コーヒーによって脳内で放出されるドーパミンの量は、覚醒剤、モルヒネ、コカインを摂取したときに放出される量にくらべ、格段に少ないため、コーヒーによる依存は先に挙げた薬物による依存ほど深刻なものではない。

コーヒーを飲むと脳が覚醒し、仕事はテキパキ、しかも快感が走る。これはいいことだ、と思い、飲み続ける。そうするうちに、コーヒーを1日1～2杯飲むだけだと効果が今ひとつ物足りなく感じるようになる。そこで、1日3～4杯、そして5～6杯へと増やし、飲み続けることになる。するとどうなるか？

人間の体はじつにうまくできたもので、新しい環境に次第に適応していく。日常的に大量（500～600㎎／日、5～6杯／日のコーヒーに相当）のカフェインを摂取している人だと、細胞がこの状態に適応し、この量を摂取することが当然となる。

すなわち、以前なら1杯のコーヒーで目覚めていたものが、今では2杯か3杯飲まないと同じ効果が得られなくなる。これを耐性と呼んでいる。耐性を獲得することによって、人は新しい環境に適応できるのである。適応を生む耐性は、生物を生き延びさせる生き残り戦略の代表なのである。しかし、カフェインにはマイナス面もある。

もしカフェインへの耐性ができた人が、コーヒーを急に中断すると、頭痛、疲労感、不安、イライラ、震えなどの不快な症状があらわれる。いわゆる離脱症状（禁断症状）である。離脱症状を避けるために、コーヒーを飲み続ける。離脱症状という罰を免れるために、カフェインを摂取する。典型的な薬物依存である。コーヒーに依存性があることは明らかである。

ただし、カフェインはＮＩＨ（米国立衛生研究所）の「依存性薬物（addictive substance）」の指定リストから除外されている。なぜか？　カフェインの栄養と健康への影響を長年にわたり研究し続ける、バッファロー大学のジェニファー・テンプル教授は、こういう。「科学者はカフェインの持つ依存性についてあまり強調しないようにしています。なぜならば、カフェインはヘロイン、コカイン、オピオイドほど危険ではないからです」。

それから、カフェインは脳を興奮させ、副腎を刺激してアドレナリンを放出させ、心拍数を上げる。だが、心拍数が上がったせいなのか、人によっては心臓の収縮するリズムが乱れる不整脈が起こることがある。コーヒーの飲み過ぎに用心してほしい。どんなものでも、過剰に摂取すれば毒になるからである。たとえば、水も大量に飲めば、「低ナトリウム血症」が発症し、軽い虚脱感や疲労感、頭痛、精神錯乱に襲われ、場合によっては倒れることもある（p198参照）。

それから、カフェインは胃を刺激して胃酸を分泌させる。これには注意が必要である。朝食を食べずにコーヒーだけを飲むと、消化するものは何もないのに胃酸だけが分泌されるから、胃が悪くなりやすいのである。空きっ腹にコーヒーは胃に悪いので、要注意。

神話3
コーヒーを飲むと脱水が起こる

読者は、コーヒーやカフェインを含んだドリンクを飲むと脱水が起こると聞いたことがあるだろう。本当なのか？

科学的検証

部分的にホントである。

コーヒーを飲むと、トイレに行く回数が増える。これは、コーヒーの成分カフェインの持つ穏やかな利尿効果によるものだ。このため、コーヒーを飲むとトイレに行く回数が増えるから、脱水が起こる、と多くの人が信じている。

あなたの体重の約60％は水であることをご存じだろう。この水が体に存在するのは重要な役割があるからだ。どんな役割か。体温を一定に保つのに、水は欠かせない。水は酸素と栄養素を体の隅々にまで運び、いらなくなった物質を排泄する。そして、生体における多くの化学反応は水の中で起こっている。ここに挙げたどの役割を欠いても、私たちは数分として生きていくことができない。食べ物や飲み物から十分な水分を摂り、水分バランスをとらなければならない理由がわかる。

食べ物や飲み物からの水の摂取量が、主に尿からの水分の損失に一致するなら、水分バランスは良好である。だが、利尿は、この水の精密なバランスを崩しかねない。

まず、コーヒーの利尿効果から見ていこう。尿はどのようにしてできるのか。尿は、血液が腎臓でろ過されたろ過液であり、このとき、人体に必要なものは残され、不要なものが排泄される。腎臓の糸球体《しきゅうたい》でろ過された、ろ過液（原尿という）は、尿細管に入ると、ブドウ糖、アミノ酸、ビタミン、ナトリウムなどの有用物質、そして、水分の大部分が再吸収される。一方、再吸収されなかった水分が尿として排泄される。

カフェインは、交感神経を興奮させ、腎臓の血管を拡張させ、腎臓に入る血液量を増やすことに加え、尿細管でのナトリウムと水の再吸収をも抑える。このため尿量が増え、オシッコの回数が増える。このように、コーヒーに利尿作用があることまでは、正しい。

それなら、コーヒーを飲むと脱水が起こる、というのは正しいのか？　部分的にはホントである。カギは飲むコーヒーの量である。初期の研究ではカフェインを500mg／日以上摂取するように設定していた。これは、エスプレッソなら1日4杯、コーヒーなら1日5杯を飲むことに相当する。この条件のもとで、コーヒーを飲むと脱水が起こるというのは、ホントである。

だが、これは飲み過ぎではないかという意見が出たことから、カフェインの摂取量を500mg／日以下に設定しなおし、いくつもの研究が行われた。その結果、脱水は起こらないとの結論が導かれた。どの研究からも似たような結果が得られ、同じ結論が導かれたので、一例

だけ紹介する。(3)

被験者として選ばれたのは、ふだん1日3〜6杯のコーヒーを飲んでいる男性50人。この被験者に1日4杯（1杯200㎖）のコーヒーまたは同量の水を3日間飲んでもらった。カフェインの摂取量は、体重1kg当たり4mgである。たとえば、体重60kgの人なら、カフェインの摂取量は240mg／日となる。この間の彼らの身体活動、食事と飲み物の摂取量を一定に保つようにした。そして彼らの尿と血液を調べたところ、コーヒーを飲んだ群と同量の水を飲んだ群との間で体内の水分量に違いは見られなかった。すなわち、カフェイン摂取量が500mg／日以下なら、コーヒーを飲んでも脱水は起こらない。

説明しよう。コーヒーを飲むと、同量の水を飲んだときにくらべ、尿量が増え、多くのナトリウムと水が排泄される。だが、コーヒーそれ自体に含まれる大量の水が、利尿効果を相殺するのである。このことはコーヒーに限らず、同じくカフェインを含んだ緑茶や紅茶にもいえるだろう。

神話4

コーヒーの浅煎りは、深煎りにくらべ、カフェインが少ない

朝、いちばんに1杯のコーヒーを飲む人が多い。昼間、エネルギーが必要と感じるときにも1杯いれる。1杯のコーヒーがエネルギーを与えてくれることを何となく感じているからだろう。カフェインには脳を覚醒させる効果がある。

コーヒーに含まれるカフェイン量は焙煎《ばいせん》によって変わる。コーヒーの浅煎り（ライトロースト）は、深煎り（ダークロースト）にくらべ、カフェイン量が少ない、と聞いたことがあるが、本当だろうか？

科学的検証

ウソである。

コーヒーは、生豆《なままめ》を加熱し（これを焙煎という）、粉にして、熱湯を注いで抽出した飲み物である。「生豆」の状態で生産国から日本に輸入されてから、焙煎される。この焙煎によってコーヒーの味や香りが大きく変わる。コーヒーはアートの世界だ。

もともとコーヒーの生豆は薄い黄緑色で、味も香りもほとんどない。この生豆を加熱すると、物理的変化、化学的変化、感覚的変化が起こり、あの独特の色調、香り、味を醸《かも》し出す。焙煎のしかたは、コーヒーの生豆を回転する大きなドラムに入れ、5〜15分間、一定温度で加熱する。そして冷却して包装し、出荷する。

単純なプロセスに見えるが、じつは、複雑かつ微妙である。それは、豆を加熱する温度と時間をわずかに変化させるだけで、コーヒーの味に大きな違いがあらわれることからもわかる。

通常、浅煎りは177〜204℃で約10分間加熱する。深煎りは、204℃で15分ほどの加熱である。端的にいって、豆の加熱温度が低く、時間が短いほど、焙煎は軽度になる。反対に、焙煎が重度になるほど、加熱温度が高く、時間は長くなる。

豆を加熱すると、水分が取り除かれるので、通常、深煎りの豆は浅煎りにくらべ、より軽くて、より膨《ふく》らんでいる。一方、浅煎りの豆は、やや湿り気があり、重い。また、焙煎によって油脂が豆の表面に出てくるので、深入り豆は黒く輝いて見える。

水分を除いたコーヒーの成分を見ていこう。[(4)] 生豆では、カフェイン（1・2％）、タンパク質（11・6％）、脂質（11・4％）、クロロゲン酸（7・6％）、ショ糖（7・3％）である。それが焙煎後には、カフェイン（1・3％）、タンパク質（3・1％）、脂質（11・3％）、クロロゲン酸（3・5％）、ショ糖（0・3％）となっている。

焙煎によってショ糖が7・3％から0・3％へと著しく減少している。このショ糖は、ギ酸、酢酸、シュウ酸、コハク酸などの有機酸に変化したのである。これらの有機酸がコーヒーの酸味をつくり出している。

また、焙煎によって水分が抜け、生豆にたくさんの穴があく。この穴が蜂の巣によく似ているので、ハニカム構造（honeycomb structure）と呼んでいる。ハニカム構造の壁に有機酸、クロロゲン酸、ショ糖、カフェイン、タンパク質などがくっつくことによって、コーヒー独特の味わい、酸味、苦味、甘味などの味や香りが生じる。コーヒーは奥が深い。

では、カフェインが多く含まれているのは、浅煎りか、それとも深煎りか。ある人は、豆の黒光りしている深煎りが、多くのカフェインを含むと推測する。別の人は、焙煎によってカフェインが燃えてしまうと聞いたので、浅煎りがより多くのカフェインを含むと推測する。

結局、どちらが正解なのか。深煎りは浅煎りにくらべ、含まれるカフェインがやや少ない。これが結論である。そうはいっても、以前の研究や最近の研究も含めて、この差は無視できるほど小さいことも明らかになっている。(5) コーヒーを体積ではなく、重さで計量する限り、両者のカフェイン含有量はよく似ているのである。

深煎りされた豆は、加熱によって空気が入って膨らむ。だから、同じスプーン1杯のコーヒーでも、浅煎りは深煎りにくらべ、カフェイン量がやや多くなる。ただし、重さ1g中に含まれるカフェイン量は両者で同じである。

一例を紹介する。浅煎りのコーヒーには60mgのカフェインが含まれていたが、同じ量の深煎りのコーヒーには50mgだったとしよう。だが、この差は、豆の群による違いよりも小さいので、無視できる。浅煎りでも、深煎りでも平均すれば、コーヒー1杯（200㎖）に約100mgのカフェインが含まれている。

中にはカフェインが体質に合わない人もおられるので、対策を考えてみよう。もしカフェインの摂取を完璧に防ぎたいのなら、もちろん、最善策はコーヒーを飲まないことである。デカフェのコーヒーも販売されているが、それでもまだカフェインが残っているからである。すなわち、デカフェによって豆から90%以上のカフェインを取り除くことができるが、それでも、一杯当たり15mg以上のカフェインが残っている。
話を焙煎時間に戻すと、この時間が長くなるほど、加熱によって有効成分である生理活性物質は分解される。いい換えると、生理活性物質は焙煎時間が短いほど豆に多く残る。コーヒーには、クロロゲン酸というポリフェノール類に属する抗酸化物質が含まれている。一杯のコーヒーに含まれるクロロゲン酸は、焙煎時間が短いほど多くなる。

神話5

妊娠中にコーヒーを飲むと胎児に悪影響がある

待望の妊娠ができて喜んだ亜美さん。だが、妊婦はコーヒーや紅茶などカフェインを含むドリンクを飲んではいけない、と友人から聞かされた。もともとコーヒーに目のない亜美さんにとって、コーヒーが飲めなくなるのはかなりの苦痛。しかも妊娠期間と授乳期間を合計すると2年近くにもなる。では、妊娠中にコーヒーを飲むと、本当に、胎児に悪影響があるのだろうか。

科学的検証

ホントである。

ただし公式見解は、妊婦が適度のコーヒーを飲んだからといって胎児の健康リスクが高まることを示す決定的な研究結果は存在しない、というもの。だが、この公式見解を真に受けてはいけない。コーヒー業界への配慮、いわゆる忖度《そんたく》がうかがえる見解であるからだ。

妊婦の摂取するカフェインの胎児への影響は、コーヒーを1日に何杯飲むか、カフェインを含む飲料をどれだけ摂取するかによって大きく変わってくる。科学的には、この態度は正しい。だが、ことは生まれてくる赤ちゃんの健康リスクについてであるから、たとえ科学的に解明されていなくても、被害を避けるために未然に規制を行う「予防原則」にしたがい、悪影響があると思って対処するのが賢明である、と私は思う。「予防原則」にしたがうのが妥当と思える根拠は、ふたつある。ひとつめは、カフェインは胎盤を自由に通過するため、妊婦がコーヒーを飲むと、カフェインは胎児の脳と身体を直撃すること。ふたつめは、知的遊戯という面を持ち、決定的な結果が出るのに時間のかかる科学的な解明を待つよりも、赤ちゃんの健康被害を避けることのほうが人々が生きる上で優先順位が高いからである。

まず、カフェインの母体への影響から見ていこう。コーヒーに含まれるカフェインは脳を興奮させ、覚醒させることを先に述べたが、この覚醒状態というのは、妊娠中の女性にとって、決して好ましいものではない。カフェインは肝臓でCYP1A2という酵素によって分解されるが、妊娠中の女性では、この酵素の働きが低下するため、通常2〜8時間だった半減期が約2倍の6〜16時間に延長する。

このため、妊婦は妊娠していない女性にくらべ、同じ量のカフェインを摂取しても、血中カフェイン濃度は高いまま、しかもより長い時間、維持されるため、強い効果があらわれる。カフェインが効き過ぎて妊婦が不眠や不安になれば、強いストレスがかかる。強いストレスによって妊婦の副腎から大量のコルチゾールが放出され、胎盤を通過する。胎盤を通過したコルチゾールは、胎児の脳に悪影響を及ぼすことが予測される。なぜならば、コルチゾールは脳の神経細胞を殺すことが明らかになっているからである。妊婦がカフェインを摂取すると、胎児の脳への悪影響は避けられない、というのが私の結論である。

次に、カフェインの胎児への影響を見ていこう。

妊娠中に胎児は子宮内で育つ。胎児は胎盤を通して母体から酸素と栄養素を取り込み、脳や臓器ができていく。母と子を直接つなぐのは、胎盤である。カフェインは胎盤を自由に通過して胎児の脳に届く。毒物であるカフェインを分解するのは肝臓の役割である。だが、胎児では肝臓がまだ発達していない。このため、胎児は高濃度のカフェインにさらされることになる。この結果、流産、早産、低出生体重児、発達障害などの問題が発生する可能性がある、と指摘されている。

コーヒーは流産のリスクを高めると主張する、いくつかの研究結果が報告されている。最もよく知られているのは、アメリカのカイザー・パーマネンテという研究チームによるものである。[(6)] その内容は、サンフランシスコで妊娠中の女性1063人を調査したところ、カフェイン飲料を1日2杯（200mg／日）以上飲んだ妊婦は、まったく飲まなかった妊婦にくらべ、流産が2倍に増えていた、というもの。その一方、コーヒーを飲んでも流産のリスクは上昇しないと主張するいくつかの論文も公表されている。

妊婦のコーヒー摂取と流産の関係は、科学的に白か黒かをつけにくいグレーゾーンに属するようだ。では、消費者はどう対応すべきか。科学者の議論は果てしないものである。何しろ、それが彼らの仕事なのだから。だが、消費者は彼らの議論の決着を待ってはいられない。このような場合、より安全なのは予防原則にしたがうことである。

妊娠中にコーヒーを飲みカフェインを摂取するのは、母体にとっても、また生まれてくる赤ちゃんにとってもリスク因子であり、好ましくないことは明らかである。妊娠したなら、妊婦はコーヒーを飲む習慣を今までと変えるのが賢明な判断といえる。妊娠中、お母さんになる人はカフェインを摂取しないように気を配ってほしい。

参考までに、専門家の意見も聞いてみよう。アメリカ産婦人科学会や他の学会などに所属する多くの専門家は、コーヒー好きの妊婦が適度ならコーヒーを飲んでもいいとアドバイスしている。彼らのいう適度とはどれほどかというと、カフェインの摂取量が200mg／日以下、すなわち、コーヒーなら1日2杯までとなる。

では、産後ならコーヒーを飲んでいいのか。妊娠中のつわりなどの辛い体験を乗り越え、ついに赤ちゃんが誕生した。めでたい。だが、喜んでコーヒーを飲み始めるのは、考えものである。なぜならば、カフェインは血液と乳汁を隔てる血液─乳関門を易々と通過し、おっぱいに移行し、赤ちゃんの飲むミルクに入るからである。

すなわち、たとえ赤ちゃんがコーヒーを飲まなくとも、お母さんがコーヒーを飲めば、赤ちゃんが飲んだのと変わらないのである。しかも、新生児では肝臓のCYP1A2活性がほぼゼロであるため、カフェインの半減期は50～103時間となる。赤ちゃんはコーヒー中毒になりやすいから、ご用心。

それから、カフェインはコーヒーだけでなく、あなたが、毎日、口にする、緑茶、紅茶、ウーロン茶、チョコレート、ソーダなど、さまざまな食べ物や飲み物にも含まれていることをお忘れなく。

神話6

発育が妨げられるのでティーンエイジャーは、コーヒーを飲まないほうがいい

ティーンエイジャーはコーヒーが大好きだ。彼らがスターバックスでコーヒーやラテを飲みながら、談笑する光景を見ることも多い。だが、コーヒーは子どもの成長を妨げる、といわれる。ある母親は、子どもがコーヒーを飲むのを禁止したという。コーヒーはティーンエイジャーの発育を妨げるというのは、本当なのか？　コーヒーやカフェインを含んだ飲

み物を飲むと背の伸びが滞《とどこお》るのか？

科学的検証

ホントである。

最近の研究で、子どもやティーンエイジャーの発育における徐波睡眠と成長ホルモンの役割が明らかとなった。[7][8] 徐波睡眠は、睡眠直後の90分にあらわれる深い眠りのことで、このときに成長ホルモンが大量に放出される。[9] ポイントは、深い眠りが成長ホルモンの放出に欠かせないことである。

かつて、コーヒーは、カルシウムが骨に組み込まれるのを妨げる、と懸念されたことがある。この研究は続けられたが、カフェインの摂取がカルシウムの骨への吸収を妨げるかどうかの結論は出ていない。

だが、カフェインにはすでに明確になっている効果があり、それが子どもの成長に影響する可能性が高い。カフェインを摂取すると脳が覚醒し、眠りにくくなり、場合によっては、心悸亢進《しんきこうしん》、不安、イライラも起こる。だから、カフェインを大量に摂取するのは、子どもにとって危険である。

徐波睡眠のときに、大量に放出される成長ホルモンが子どもの発育を促進する。だが、熟睡できないと、成長ホルモンが十分に放出されないため、成長が滞る。理論的には、もしカフェインを夕方より遅くに摂取すると、睡眠が妨げられ、睡眠の質と量が低下し、成長ホルモンが不足し、この結果、子どもの成長が妨げられる、と考えられる。

こうなることは十分に予測されるのだが、実験で証明されたことは一度もない。当然である。子どもにカフェインを大量に摂取させて背を伸びなくさせる実験を実行することは、倫理的に許されないからである。

覚えておきたいことは、カフェインは人体から割と短時間（半減期は4時間）で消失することである。だから、朝から昼間にかけてコーヒーを1〜2杯飲んでも、子どもやティーンエイジャーの成長に必要な睡眠の質と量を確保できるなら、心配することはない。また、思春期における急激な成長がすでに終わった大人は、成長が停滞するかもしれないという心配をしなくていい。

だが、子どもやティーンエイジャーに私はこうアドバイスする。コーヒーを飲まなくていい。もしコーヒーを飲むのなら、1日1〜2杯まで、夕方3時までにしましょう。コーヒーに良い睡眠を奪われ、成長が停滞しないためである。

それから、くり返しになるが、カフェインはコーヒーに最も多く含まれるが、コーヒー以外にも、緑茶、紅茶、ソーダ、エナジードリンク、それから多くの薬にも含まれることをお忘れなく。

03・チョコレートについての5つの神話

チョコレートは美味しいだけでなく、値段もコンビニで売られている手頃なものからデパートや高級専門店で売られている、本格的なものまで幅広いことから、日本人の日常生活に定着している。

チョコレートは小腹が空いたときに食べるのに好都合なので、職場の机の引き出しに保管している人も多い。日本では、バレンタインデーに女性から男性へチョコレートを贈るのが習慣となっている。これほど日本社会に定着したチョコレートだが、代表的な噂について検証していくことにする。

神話1

チョコレートにはカフェインが非常に多く含まれている

チョコレートを食べると、頭が冴え、目はパッチリ。きっと脳を興奮させるカフェインという合法薬物が大量に含まれているに違いない、と思っている人が多いが、本当なのか？

科学的検証

ウソである。

チョコレートにカフェインが含まれていることは事実であるが、量はそれほど多くない。

チョコレートは、含まれるカカオ分の量によって、ダークチョコレート（カカオ分70－85％）とミルクチョコレート（カカオ分20－40％）に分けられる。

ダークチョコレート100g中に含まれる成分を見ていくと、砂糖24g、脂肪42・6g、

図表3-1：チョコレート100g中に含まれる成分

	カフェイン (mg)	テオブロミン (mg)	砂糖 (g)	総脂肪 (g)
ミルクチョコレート	20	200	52	30
ダークチョコレート	80	802	24	42.6

ミルクチョコレート：カカオ分20-40%
ダークチョコレート：カカオ分70-85%

出典：USDA（米農務省）

カフェイン80mg、テオブロミン802mgである。テオブロミン量の802mgは、カフェイン量80mgの10倍である。だが、どちらの単位も「mg」であるが、砂糖と脂肪の単位は「g」であり、3桁（1000倍）も違うことに注意してほしい。砂糖と脂肪がテオブロミンやカフェインよりも3桁も多い。この状況は、ミルクチョコレートでも変わらない。

要するに、チョコレートは、砂糖と脂肪の塊《かたまり》であって、そこにテオブロミンやカフェインがほんのわずか（砂糖と脂肪の1000分の1）に存在し、香ばしいバニラ、まろやかな舌触りを与えるレシチンを添加するなどの加工技術によって、人を惹きつけてやまない魅力を醸し出した食品なのである。

ただし、細かく見ていくと、ダークチョコレートはミルクチョコレートにくらべ、より多くのカフェインを含んでいる。すなわち、100g中に含まれるカフェインは、ダークチョコレートの80mg、ミルクチョコレートの20mgである。

世界最初のチョコレート

この魅惑のチョコレートはどのように誕生したのか。チョコレートの歴史は古く、紀元前2000年ごろ中央アメリカ（今のメキシコ）でカカオが栽培されていたことに端を発する。初めはカカオの中に詰まった豆を生のまま食べていたが、その後、カカオ豆を加熱し、すりつぶし、水、トウモロコシの粉、トウガラシ、バニラを加えて泡立たせたものを飲むようになった。これが「液体の飲むチョコレート」で、当時「カカワトル」と呼ばれていた。これが世界最初のチョコレートである。

それから3600年が経過した16世紀、ヨーロッパは大航海時代に突入していた。スペインやポルトガルは、それまでの地中海世界から目を地球全域に向けるようになり、大洋航海によって世界各国を植民地化していった。スペイン人のエルナン・コルテスがメキシコを征服した際に、アステカ帝国でカカワトルという飲み物に出会った。だが、カカワトルにはトウガラシが入っていたため、甘みがなく、苦かった。それでも、コルテスは初物のカカワトルを手土産としてスペインに持ち帰った。

コルテスがスペインに持ち帰った液体のチョコレートは、中央アメリカ由来で物珍しかったこともあって、ヨーロッパ各地に伝わったが、今ひとつ人気は出なかった。味に問題があった。トウガラシが入っているため、苦味が強くまずかったからである。

　だが、まずいチョコレートが、ある日、突然、大変身をとげた。大変身の手順はこうだ。まず、ヨーロッパ人は、カカオのペーストに砂糖を加えて固めた。こうして液体だったチョコレートが「固体の食べるチョコレート」に生まれ変わったが、苦味は残ったままである。

　そして、苦味は克服された。１８７５年、スイスでろうそく職人であったダニエル・ペーターが、友人のアンリ・ネスレに勧められ、カカオのペーストに砂糖を混ぜたものに、牛乳（ミルク）とココアバターを加えて「甘い固体」をつくったのである。これが世界最初の「ミルクチョコレート」である。このミルクチョコレートが、１８７６年、ネスレ社から発売されるやいなや、世界中で大ヒットした。

　もともとろうそく職人だったペーターが、チョコレートづくりに携わるようになったきっかけは、ろうそくの需要がランプの発明によって急速に衰えたためである。それまで携わっていた職業が消えようとし、扉が閉じようとするそのとき、新しい扉が開く。まさに、禍福《かふく》は糾《あざな》える縄の如《ごと》し、である。

　日本にチョコレートが伝わったのは、江戸時代といわれている。明治時代になってチョコレートが日本に輸入されるようになったが、庶民には手の届かない贅沢品であった。それが大正時代になると、森永製菓や明治製菓が、カカオ豆からチョコレートの製造を開始して、今にいたる。

チョコレートに含まれるカフェイン量は、どれくらいダーク（dark）であるかによっておよその見当がつく。ダークの度合いが高いほど、カフェインが増えるのである。このことはチョコレートをつくる手順を見るとわかる。

まず、カカオ豆を煎って（ローストし）、細かく砕いて外皮を取り除き、胚乳《はいにゅう》を取り出し、すり混ぜる。カカオに含まれる脂肪分が溶け出てドロドロのペースト状になる。これを「カカオマス」と呼んでいる。カカオマスをプレス器にかけると、脂肪分の「ココアバター」と固形分の「ココアケーキ」に分かれる。この黒色のココアケーキを粉末にしたものがココアの粉である。カフェインは、黒色のココアケーキ層に含まれ、白色のココアバター層にはごく微量しか含まれない。チョコレートは、カカオマス（ココアケーキ＋ココアバター）に砂糖と粉乳を加えて練るとできあがる。チョコレートの黒さ、つまりダーク度合いが高くなるほど、ココアケーキが多くなるので、カフェイン量も増えることがわかる。

それなら、ダーク度合いがゼロのホワイトチョコレートは、カフェインがゼロなのか。カフェインゼロといいたいところだが、じつは、そうではない。ホワイトチョコレートは、白色のココアバターに砂糖と粉乳を加えてつくる。ココアバターにはカフェインがほんのわずかに含まれているので、ホワイトチョコレート100g中にカフェイン約5mgが含まれている。通常の黒色チョコレートの主成分は黒色のカカオマス（ココアケーキ＋ココアバター）＋大量の砂糖、一方、ホワイトチョコレートの主成分は白色のココアバター＋大量の砂糖である。

以上のことから、チョコレートは本質的に砂糖と脂肪の塊であり、そこに少量のテオブロミンとさらに少量のカフェインが含まれている食品であることがわかる。

神話2

チョコレートをたくさん食べると中毒になる

人間の大好物チョコレートが、人間の最高の友であるイヌを命の危険に陥れると聞いたが、本当なのか？

科学的検証

ホントである。

すべてのチョコレートの原料は、「カカオの木」という熱帯の植物で、学名はTheobroma cacao（テオブロマ カカオ）である。ギリシャ語で「theo（テオ）」は「神」、「brosi（ブロシ）」は「食べ物」をあらわすことから、カカオの木は「神の食べ物」という意味である。「カカオの木の実」であるカカオ豆には、テオブロミン（theobromine）という物質が含まれている。

「テオブロミン」という名前から、臭素（bromine）が分子中に存在するかと推察されやすいが、そうではない。先に述べたように、ブロミンは「brosi（食べ物）」に由来するからである。また、テオブロミンはチョコレートだけでなく、緑茶や紅茶、コーラ飲料にも含まれている。

カカオ豆に含まれるテオブロミンは単位重量当たり1・2％、すなわちカカオ豆100g中にテオブロミンが1200mg含まれている。チョコレートに含まれるカカオ豆の量が増えるほど、テオブロミンの量は多くなる。

たとえば、チョコレート100gに含まれるテオブロミンの量は、ダークチョコレートの802mg、ミルクチョコレートの200mgである。そしてチョコレートが加工されるほど、テオブロミンの量は減少する。たとえば、高度に加工されたチョコレートキャンディやチョコレートスイーツ100g中に、テオブロミンは130mgしか含まれない。

テオブロミンはどんな物質かというと、分子構造はカフェインによく似ていて、働きはカフェインをやや弱くしたものである。すなわち、少量のテオブロミンを摂取すると、脳が興奮し、眠気や疲労感がなくなる点はカフェインの効果と一致する。

注意すべきは、テオブロミンを大量に摂取すると毒性があらわれることである。これを「テオブロミン中毒」、別名「チョコレート中毒」ともいう。

テオブロミンは血管を拡張し、オシッコの量を増やし、胃腸障害を引き起こす。もしテオブロミンを大量に摂取すると、食欲低下、発汗、震え、重度の頭痛だけでなく、心臓にも影響し、血圧が低下し、心拍数が上がる。テオブロミンを大量に摂取するのは危険である。

ココアは、カカオマスから脂肪分を取り除き、粉末にしたもので、チョコレートの兄弟分といえる。1杯のココアに6gのココア粉末を使用すると、テオブロミンが約100mg含まれる。1日にココアを8杯以上飲むと、吐き気、食欲不振、発汗、震え、ひどい頭痛を引き起こすことが知られている。アメリカでは高齢者がテオブロミン中毒によって病院に運ばれることがあるが、これで死ぬことはない。

なぜか？　テオブロミンのヒトにおける致死量は不明だが、マウスやラットを使った動物実験の結果から、ヒトのＬＤ50（50％致死量）は約１０００㎎／㎏と推計されるので、この数値を用いて見積もることにする。たとえば、体重60㎏の人がテオブロミン中毒によって死ぬ（テオブロミン６０００㎎必要）には、ダークチョコレート（１００ｇ中にテオブロミンを８０２㎎含む）を１日７・５㎏以上食べなければならない、ココアなら１日で６００杯も飲まねばならない。こんなことは、到底、無理である。

加えて、チョコレートを大量に摂取すると吐き気やおう吐が起こることも、チョコレートを食べ続けることを困難にする。

イヌとネコには危険なチョコレート

チョコレートを頻繁に食べる人に起こりうる健康被害は、肥満や糖尿病、虫歯などであるが、イヌがチョコレートを食べると命の危険にさらされる。なぜ、テオブロミンはイヌにとって危険なのか。

ヒトはテオブロミンを摂取しても肝臓で迅速に分解し、尿中に排泄できる。ヒトにおけるテオブロミンの半減期はわずか2〜3時間である。だが、イヌでは、テオブロミンの肝臓での分解がかなり遅く、半減期は約18時間である。このため、イヌがチョコレートを食べると中毒を起こしやすい。

チョコレート中毒の最初の症状は、おう吐、下痢、落ち着きのなさ、心拍数の増加、不整脈、けいれん、そして死にいたる。ある獣医師によると、小型犬で50g、中型犬で400gのチョコレートを食べると、中毒の症状があらわれ始めるという。

図表3-2：それぞれの動物におけるテオブロミンの経口摂取によるLD50

動物	LD50(mg/kg)
ネコ	200
イヌ	300
ヒト	～1000
マウス	837
ラット	1265

出典：Wikipedia: Theobromine poisoning

テオブロミンの致死量についても調べられている。テオブロミンを経口摂取したイヌにおけるLD50は約300mg／kgである。この5分の1ほどでイヌに症状があらわれるというから、油断ならない。

テオブロミンのLD50は、ネコ、イヌ、ラット、マウスで公表されている。LD50はネコでは200mg／kgだが、ラットでは1265mg／kgである。LD50は動物種によって6倍もの違いがあることがわかる。くれぐれもイヌやネコの目につくところにチョコレートを置かないようにしましょう。

神話3

チョコレートは性欲を高める

バレンタインデーが近づくと、愛する人にチョコレートを買うために駆けずり回る人が多い。チョコレートには、人を恋に落とす魔力があるといわれているが、本当なのか？

科学的検証

ウソである。

チョコレートは類いまれな御馳走に違いないが、残念ながら、性欲を増進させる媚薬ではない。それは人々が恋に落ちる原因にもならない。だが、長年にわたりチョコレートは媚薬である、と伝えられてきた。この物語はどのように誕生したのか。

話は、スペインの探検家エルナン・コルテスが最初にメキシコを訪れた1519年にさかのぼる。ここでコルテスは、アステカ帝国の王女ドナマリーナと熱烈な恋に落ちた。王女が「神の食べ物」と呼んでいた木の実からつくった「液体の飲むチョコレート」をコルテスに与えると、ふたりの間に熱烈な恋が芽生えたという。トウガラシが入ったピリ辛味のこの飲み物は、彼女がいうように「恋の冒険を刺激する」ものだったようだ。

この劇的な体験は、コルテスの心に深く刻まれたに違いない。スペインに戻った彼は、皇帝カール5世に面会した際に、現在の私たちがココアと呼んでいる飲み物を差し出したという。

話には尾鰭《おひれ》がつきやすい。恋の冒険の話はたちまち、ヨーロッパ人たちに広まり、数年のうちに、彼らはチョコレートを盛んに飲むようになっていた。ただし、修道女だけはチョコレートを飲むことを禁じられていた。当時、カトリック教会の権力者はチョコレートの効果を真剣に恐れていたようである。

チョコレートが性欲を高めるという神話が根強く支持されてきたのには、理由がある。それは、チョコレートには、カフェイン、テオブロミン、フェニルエチルアミン（PEA）、そしてごく微量のアナンダミドなど、脳を興奮させるいくつもの物質が含まれているからである。

　とりわけＰＥＡは、覚醒剤のアンフェタミンに化学構造がよく似ていて、「恋愛物質」とも呼ばれ、恋とチョコレートをつなぐ主役となっている。なぜ、ＰＥＡが「恋愛物質」と呼ばれるかというと、恋愛中の人々の脳内でＰＥＡが放出されている、と推測されたからである。こう推測する根拠は、恋愛中の人々の尿中にＰＥＡが分解されてできた物質（代謝産物という）が豊富に見つかったからである。要するに、恋愛を楽しんでいる人々は、そうでない人々とは成分が少しばかり異なるオシッコをしていることになる。

　バレンタインデーまでに販売されるチョコレートは、次の思考プロセスで購入されている。恋に落ちるのは、より高いＰＥＡレベルになることである。チョコレートはＰＥＡを含んでいる。したがって、チョコレートを食べると恋に落ちる、と。正しいだろうか？　Ｎｏ．正しくない。なぜか？

　チョコレートをいくら食べても、ＰＥＡの血中濃度は少しも上昇しない。この魅惑的な物質ＰＥＡは、胃に含まれる塩酸という強酸によって完全に分解されてしまうからである。

　恋愛物質ＰＥＡについて、悪いニュースと良いニュースがあるので紹介しよう。悪いニュースは、チョコレートはＰＥＡの優れた供給源ではないこと。良いニュースは、チョコレートよりはるかに優れたＰＥＡの供給源が発見されたこと。それは、キャベツの漬物であるザワークラウトである。しかし、このニュースは、バレンタインデーの物語ほど素晴らしいものではないようだ。

神話4

ホルモンレベルが不安定になると、チョコレートを無性に食べたくなる

生理が近づいてくると、無性にチョコレートが食べたくなる女性が多いという。これは、生物学的に私たちに備わったものなのか、それとも文化的なものなのか？

科学的検証

ウソである。

もし、あなたがこの状況におられるなら、それは文化的あるいは心理的なものであって、生物学的なものではない。アメリカでチョコレート大好き女性は90%を超える。この状況は日本でも変わらないと思う。

アメリカのある調査では、生理のころに、チョコレートへの渇望が強くなるだけでなく、その頻度も著しく増える女性は45%に達するという。生理のころチョコレートを食べたくなるのは、生物学的なものなのか、それとも文化的なものなのか？　ニューヨーク州立大学オルバニー校のジュリア・ホームス教授は、この原因を文化的なものであると結論した。(1)

同教授がアメリカに住む女性を対象に、生理が近づくと生じるチョコレートへの渇望について調査したところ、外国生まれの女性の渇望は、アメリカ生まれの女性にくらべ、低いことが明らかとなった。

どんな調査を行ったのか。被験者は、ニューヨーク州立大学オルバニー校に通う女子学生275人。このうち81人はアメリカではない国を母国として生まれ、後にアメリカにやってきた女性たちである。彼女たちの出身国は、中国、ドイツ、ウクライナ、エクアドル、ニュージーランドなどの25ヵ国、5大陸に及ぶ。被験者は、チョコレートへの渇望の頻度、タイミング、渇望の原因、どれだけアメリカ文化に浸っているか、といった質問票に回答した。

結果はこうなった。アメリカ生まれの女性の40%は、生理時にチョコレートへの強い渇望を起こしていたが、外国生まれの女性では17%に過ぎなかった。生理時におけるチョコレートへの著しい渇望は、アメリカでは45%の女性に見られるふつうの事象であるが、スペイン女性では28%、エジプト女性ではわずか6%に過ぎない。[1]

これだけの差が地域によって生じていることから、文化が大きな役割を果たしていることは間違いない。チョコレートへの渇望は、生物学的なものではなく、アメリカ文化の問題であるという結論に達した。

この調査で明らかになったことは、生理時のチョコレートへの渇望を最も強く、最も頻繁に示したアメリカ出身ではない女性は、渇望のない女性にくらべ、西洋化され、アメリカ文化への適応度が高く、逆に自国文化から離れる傾向が見られたことである。自国文化への密着度の高い女性は、ジャンクフードの広告で溢れかえるアメリカのテレビ、ネット、雑誌に頻繁に触れる女性にくらべ、チョコレートへの渇望が少ないのである。

なぜ、女性は、生理時にチョコレートを食べたくなるのかという問いに、ホームス教授は「細身が女性の美しさの理想であると強調される現代社会において、女性は生理を、通常はタブーとされる食べ物を摂取することが社会的に受け入れられる手段として無意識に使っているようです」と答えている。要するに、女性は、普段、食べてはいけないとされるチョコレートを、生理を言い訳にして口にする、という説明である。

ところで、日本に住んでいるあなた。もし生理時にチョコレートが無性に欲しくなるようなら、アメリカ文化の影響を強く受けているのかもしれない。

神話5

ダークチョコレートはスーパーフードである

最近、チョコレートには健康上の利点がいっぱいあって、それが研究で証明されている、あるいは、チョコレートはスーパーフードであるなどと喧伝《けんでん》されているが、本当だろうか？

科学的検証

ウソである。

チョコレートに健康によい成分が含まれているのは事実であるが、その量は極めて少なく、実質的には砂糖と脂肪の塊である。チョコレートはスイーツであって、その実態は、健康には好ましくない食べ物である。ダークであろうとミルクであろうと、チョコレートはスーパーフードではなく、砂糖と脂肪の塊であるから、ジャンクフードである。

にもかかわらず、ダークチョコレートは健康にいい、と喧伝されているが、これはいったいどうしたことか。確かに、チョコレートの成分カカオ豆には、フラバノールというフィトケミカルが豊富に含まれている。フラバノールには抗酸化作用、抗炎症作用、血管拡張作用といった健康効果が顕著なことに加え、血圧を下げる効果もある。

フラバノールのように、植物に含まれ、私たちの健康を増進するのに役立つ天然物質のことを「フィトケミカル」と総称している。しかもチョコレートに含まれるココア量が増えるほど、ダークの度合いが高まり、含まれるフラバノール量も増える。これを根拠に、チョコレートメーカーは、ダークチョコレートは健康にいいと喧伝して、売り上げを伸ばしている。それなら、健康のためにダークチョコレートを積極的に食べるべきなのか？　高血圧は心臓病のリスク要因のひとつである。血圧を下げるためにダークチョコレートを食べるのは得策なのか？

もし、あなたが健康のためとか、血圧を下げることを目的にチョコレートを食べることをお考えなら、もう一度よく考えてみることをお勧めする。オーストラリアの科学者が、チョコレートの血圧への影響について多くの治験結果をまとめた総合論文を発表した。(2) それによると、フラバノール豊富なチョコレートは、健康な人の血圧をわずかに（2㎜Hg）低下させる。血圧において2㎜Hgというのは、測定における誤差範囲である。血圧を下げることへの実用的な意味はまったくない。

世界にスーパーフードは存在しない

巷では、ダークチョコレートは「スーパーフード」と称されることが多い。だが、この言葉は、耳ざわりのいい宣伝文句であって、学術用語でも栄養学用語でもない。「スーパーフード」は業界が作成した実体のないプロパガンダ（宣伝）用語である。

食品会社やメディアのセールスマンは、特定の食べ物に含まれるひとつかふたつの栄養素だけを取り上げ（今回はフラバノール）、その食べ物にスーパーフードというラベルを貼り、大量の宣伝をネット、SNS、テレビ、新聞、雑誌などを通して流し続けることによって消費者を煽って熱狂させ、商品の購入を促している。

食品業界は、広告業界に多額のカネを払い、健康上の利点を針小棒大に宣伝してブームをつくり、販売を促進している。このやり方は、食品業界に限ったことではない。製薬業界でも、他の業界でもまったく変わるところがない、どこを輪切りにしても同じ顔があらわれる金太郎飴状態である。

健康にいいというからチョコレートを買って食べたのに、騙された、とある人は怒るかもしれない。だが、相手の立場に立って考えてみれば、それほど高い知能を必要とすることなく、誰にでも容易にわかることである。食品業界の人にしても、毎年、同じだけの額しか売れないのであれば、面白いはずがない。だから、バレンタインデーの前に「チョコレートは健康にいい」というインチキ健康情報を大量に流してブームをつくって、チョコレートを食べることを正当化し、販売額を増大させるのである。これを資本主義社会では、適正な経済活動と称している。

チョコレートは依存を引き起こす最強の食べ物

ダークチョコレートはスーパーフードではなく、ジャンクフードであることを述べた。だが、それより読者に覚えておいてほしいことは、チョコレートは、依存を引き起こす世界最強の食べ物であるという事実である。

証拠は山ほどある。具体的に見ていこう。1枚の板チョコを食べると、さらにもう1枚食べたくなる。チョコレートなしにはいられない。食べ出したら、無くなるまで止まらない。この強い欲求は、理性をいともたやすくくじく。チョコレートを食べるのをやめられない人のことを「チョコホーリック」と呼んでいる。もしかして、これがあなたとチョコレートの関係なのかもしれないが、くれぐれも、あなただけの問題ではないということを忘れないでいてほしい。

チョコレートには依存を引き起こす強力な物質が含まれている。その証拠に、「チョコレートは食べ物か、それとも薬か？（Chocolate: food or drug?）」という、そのものズバリの題名の論文が学術雑誌に掲載されたことがあるほどだ(3)。

この論文の著者は「かつての食べ物と薬には明確な線引きがあったが、最近では、それがぼんやりしたものになってきている」と論文の中で述べている。

私は、チョコレートは薬というより、むしろ薬局のように思えてならない。なぜかというと、チョコレートは依存を引き起こす砂糖やカフェインだけでなく、ＰＥＡやアナンダミドといった心を変える強力な物質をも含んでいるからである。チョコレートに含まれる生理活性物質は、以下の通りである。

●砂糖：甘くて美味しい。強い依存を引き起こす。
●テオブロミン：テオブロミンは「神の食べ物」という意味。脳を興奮させる。
●カフェイン：脳を興奮させ、覚醒させる。依存を引き起こす。
●フェニルエチルアミン（PEA）：ドーパミンや覚醒剤のアンフェタミンに化学構造がよく似ている物質。
●アナンダミド：アナンダミドは「内なる幸せ」という意味。ジョギングで快感を感じる原因となる物質。効果はマリファナの有効成分によく似ている。

04・アルコールについての4つの神話

人類と酒の付き合いは長い。古代からである。みなさんもアルコールを飲む機会があるに違いない。アルコールについて、さまざまな説が流れている。たとえば、アルコールは健康にいいとか、悪いとか、ビールをワインの先に飲むと二日酔いしないとか、二日酔いには迎え酒が効果的とか。そこで、アルコールに関するホントとウソを検証していくことにする。

神話1

ワインとビールをちゃんぽんで飲むと悪酔いや二日酔いする

日本では、ワインとビールをちゃんぽんで飲むと悪酔いや二日酔いする、といわれる。「ちゃんぽん」とは、ビール、ワイン、日本酒、ウイスキー、焼酎など、さまざまな種類のアルコールを飲むことを指す。悪酔いも二日酔いも、飲酒によって頭痛、吐き気、めまいなど、気分が悪くなるのは同じである。細かいことをいえば、二日酔いは酒を飲んだ翌日の状態を指し、悪酔いは酒を飲んだ当日も含まれる。

同じちゃんぽんでも、欧米ではより詳細に、ちゃんぽんにする酒類の順番まで気にしていて、ワインの前にビールを飲むと二日酔いしない、との言い伝えがある。

科学的検証

ウソである。

アルコール類を飲む順番は二日酔いに影響しないだけでなく、二日酔いの程度にも影響しないという明確な回答が、2019年、ドイツとイギリスの共同チームによって報告された[(1)]。

友人たちが久しぶりに集まってパーティが開かれた。最初にビール、次にワイン、そして焼酎またはウイスキーのオンザロック。杯を重ねるうちに、つい飲み過ぎてしまう。私たちの多くが経験することである。問題は、楽しかった夜の翌日である。頭がガンガンし、気分が悪く、汗が出る。寝床でもう二度と酒を飲まないと誓う。この嫌な二日酔いを防ぐ方法があれば、どんなに素晴らしいことか。

日本では、ワインとビールをちゃんぽんで飲むと悪酔いや二日酔いするといわれる。欧米ではより詳細に、「ワインよりビールを先に飲めば、二日酔いしない」などといわれてきた。欧米人もまた、二日酔いに悩まされてきたことがわかる。しかも歴史をたどれば、欧米の格言は中世からいわれているので、きっと真理が含まれている、と思う人は多い。だが、これが間違いであることがドイツのグループの研究によって明らかとなった。

古代から二日酔いはあったにちがいないが、今でもナゾが残っている。ナゾというのは、二日酔いはアルコール飲料の飲み過ぎによるのだが、その症状があらわれるのは、血中アルコール濃度がゼロになってからである。二日酔いの主な症状は、頭痛、吐き気、疲労感である。その原因は、おそらく、脱水、代謝、免疫系の応答やホルモン系の混乱によると考えられる。

二日酔いによって私たちの生産性は著しく低下する。週末ならベッドやソファで横になる。気分が悪く、外出することもなく、ネットフリックスやYouTubeを見て過ごす。平日ならたとえ出勤したとしても能率が落ちること、この上ない。当然、二日酔いを軽減する、あるいは防ぐ方法を模索する。

だが、二日酔いへの有効な対策は存在しないので、どうしても言い伝えに頼ることになる。これが賢い選択となることもあるが、そうでない場合もある。

ビールを先にワインを後に飲むと二日酔いが軽減される、という言い伝えの真偽を検証するために、ドイツで真面目に実験が行われた。被験者は19〜40歳の健康な大人、90人。そして被験者をランダムに3グループに分けた。(1)

グループ1は、まず、ビールを飲んだ。どこまで飲むかというと、呼気のアルコール濃度が0・05％に達するまで。次に、ワインを濃度が0・11％になるまで飲んだ。これだけ飲んで運転したら、アルコール規制の緩いアメリカでも酒酔い運転で捕まる。

グループ2は、まず、ワインを濃度が0・05％に達するまで飲み、次に、ビールを濃度が0・11％になるまで飲んだ。そしてグループ3は、ワインまたはビールを濃度が0・11％に達するまで飲んだ。

1週間後、同じ実験をくり返した。ただし今回は、グループ1とグループ2のメンバーを交代した。だから、ワインやビールを飲む順番が最初のものと入れ替わった。グループ3ではワインを飲んだ人はビールを、ビールを飲んだ人はワインを提供された。どのグループも、性別、体格、飲酒習慣、二日酔いの頻度は似ている。

そして、被験者に症状（ノドの渇き、疲労感、頭痛、めまい、吐き気、胃痛、動悸、食欲不振）を申告してもらい、「急性二日酔いスケール」という基準にしたがって二日酔いを評価した。

「ビールが先か、ワインが先か」研究で明らかになったこと

言い伝えによると、「ワインより、まず、ビールを飲むと、二日酔いになりにくい」。この格言の一般的な説明は、最初にワインを飲み、次にビールを飲むと、ビールに含まれる二酸化炭素によってワインのアルコールが迅速に吸収され、酔いと二日酔いが深刻化する、と。

だが、この研究で明らかになったのは、そういうことではない。ワインだけ飲むとか、ビールだけ飲むとか、あるいはビールとワインを飲む順番を変えるとかは、二日酔いの頻度や症状とはまったく関係がなかった。驚くことはない。

重い二日酔いであることを示す最もわかりやすい指標は、飲んだ翌朝にどう感じるか、または、飲んだ後におう吐したかである。アルコールはビール、ワイン、日本酒、ウイスキー、焼酎など、どんな形式で摂取しようと、効率よく、迅速に体内に吸収されるから、ちゃんぽんで飲んだとか、ワインやビールだけ飲んだとかいうことで、二日酔いになりやすさに違いはない。

私がこの論文を読んで思ったことは、おそらく読者も同じように感じておられるだろうが、この研究は優先順位の上位にランクされるものなのか、という疑問である。おそらく、「遊

び心」での研究だろう。
それより大事なことは、アルコール飲料を飲む際に、どれを飲むかという選択や順番に関係なく、飲んだら運転しないこと、飲酒をストップするタイミングを誤らないことである。

神話2

少しの飲酒はまったく飲まないよりも健康にいい

科学的検証

ウソである。

「酒は百薬の長」といわれるように、昔から適度の飲酒が健康によいという考えがある。たとえば、カゼを引いたときに酒を温め、これに鶏卵を入れて飲む「卵酒」。「卵酒」の起源は不明だが、民間療法として江戸時代にはすでに利用されてきたようである。では、酒は健康にいいのか？

今でも、酒が健康によいという主張がテレビや新聞といった古いメディアだけでなく、インターネットといった新しいメディアでも喧伝されている。巷では、赤ワインがスーパーフードと称する食品リストに掲載されているのを目にする。グレープの皮に含まれるレスベラトロールという物質が心臓の健康にいいと主張する。確かに、1杯の赤ワインが心臓の健康に効果的であるという考えを支持する多くの論文が発表されてきた。それなら、心臓を守るために赤ワインを飲み始めようか？　やめたほうがいい。もし、今、あなたが飲酒していないなら、よりよい健康を求めてわざわざ飲み始める必要はまったくない。

これまでは、飲酒に健康効果はなくとも、少しの飲酒なら害にはならないと思われてきた。たとえば、アメリカでは「よりよい健康を求めて酒を飲むべきではないが、適度な飲酒（女性は1日1杯、男性は1日2杯まで）なら害にならない、あるいは有益かもしれない」と主張されてきた。これは、アメリカ人のためのダイエットのガイドラインに明記され、「アメリカ心臓学会」や「アメリカがん学会」といったアメリカを代表する権威ある学会も支持を表明してきたものである。これらの主張は正しいのか？

2018年、これらの主張を真っ向から否定する研究結果が「ランセット」という一流医学雑誌に発表された。(2)

図表4-1：飲酒による健康リスク

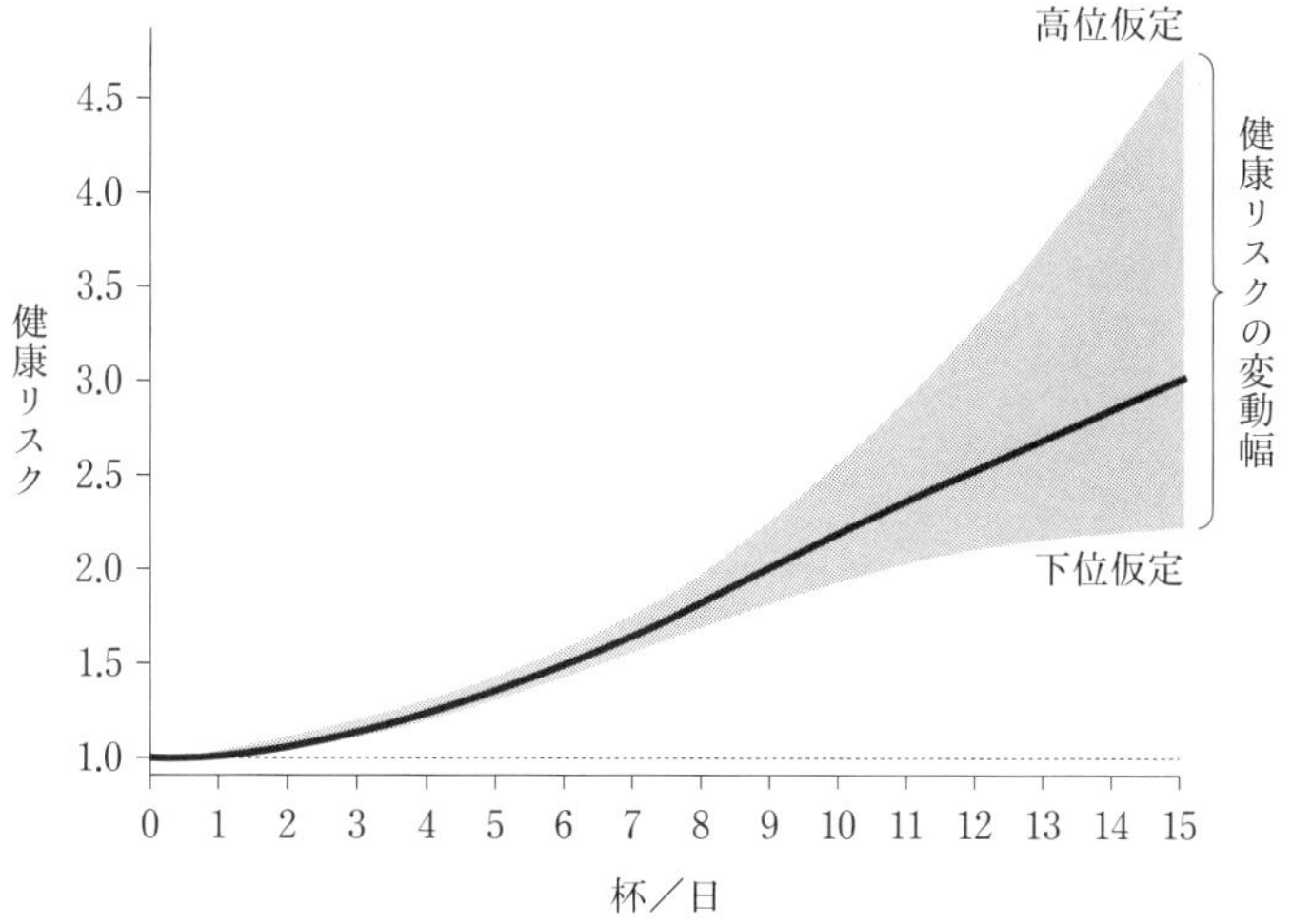

健康へのリスクを最小化する飲酒量は1日0杯。
健康リスクは1日の飲酒量の増加とともに単調に上昇した。

出典：Lancet, 2018 Sep 22;392

結論は、あまりにも明らかで、健康によいアルコール摂取量というものは存在しない、すなわち、アルコールは摂取量にかかわらず有害である、というもの（図表4－1）。飲酒に健康効果があるとの主張を完全に否定し、飲酒は有害であると主張するものである。しかも、この論文の信頼性は極めて高い。その理由を次に述べる。

この論文は、ワシントン大学医学部のエマニュエラ・ガキドウ教授のグループが中心になり、アルコールの世界への影響を調査した結果をまとめたものである。この調査では、1990～2016年に発表された、195ヵ国からのデータが掲載された約600の治験論文を集めて分析を行った。このように複数の治験データを集めて分析することを「メタ分析」と呼んでいる。メタ分析の信頼性は高いため、発表された論文の信頼性も高く、評価の高い学術雑誌に掲載されることが多い。この論文が掲載された「ランセット」は超一流医学雑誌である。

この論文のポイントは、こうだ。適度な飲酒は心臓をごくわずかに保護するかもしれないが、この利益を相殺する、がんやその他の病気を引き起こすリスクを格段に高めることを発見したので、アルコールは摂取量に関係なく有害であること、加えて、政府機関に対しアルコール飲料の消費に関するガイドラインを改訂するように提案している。

この結論は、飲酒を適度に楽しんでいると考える人々（中程度の飲酒者）にとって驚きであり、彼らを落胆させるものである。先に述べた通り、公衆衛生の専門家たちは長年にわたり、「適度な飲酒は害にならない、あるいは有益かもしれない」と主張してきたからである。

この論文は、2016年に全世界の男性39％、女性25％が日常的に飲酒していたこと、アルコールが280万人に死をもたらしたこと、アルコールは早死の第7番目の原因であり、全男性の死の6・8％、全女性の死の2・2％はアルコールによるものであることを明らかにした。

加えて、飲酒量が増えるにしたがい、健康リスクは直線的に増加することから、飲酒量と健康リスクには因果関係が成り立つ。すなわち、飲酒が健康を損ねる原因となっている。では、飲酒はどれほど健康を損ねるのか？

ノンドリンカー（まったく飲まない人）にくらべ、1日1杯飲む人はがんや糖尿病などアルコールに関連する23もの健康問題のリスクが0・5％高くなる。わずか0・5％。このレベルの飲酒量であればリスクの上昇は非常に小さい。この研究によれば、10万人当たり増加する死者はわずか4人である。たいしたことはない。

しかし、1日2杯飲む人はノンドリンカーにくらべ、健康リスクが7％も上昇する。そして1日5杯飲むと健康リスクは37％も上昇する。こうなるとたいしたことがある。

これまでの研究で明らかになったことは、次の通りである。

(a) アルコールは健康にはマイナスである。だから、飲まないのがベスト。
(b) あなたが、今、飲酒していないなら、よりよい健康を求めて飲み始める必要はない。
(c) あなたがすでに飲酒しているなら、適量を超えて飲むべきではない。

健康を考えるなら、アルコールを飲まないのがベストであるが、付き合いもあることだし、まったく飲まないのは辛いというのであれば、適量を飲むようにしたい。適量というのは1

日1杯である。

神話3

二日酔いには「迎え酒」が効果的

酒をつい飲み過ぎてしまう。二日酔いしてしまい、翌朝、頭痛、食欲不振、吐き気、おう吐、疲労感といった不快な症状に襲われる。この症状を緩和しようと、翌朝、ベッドから起きて一杯の酒を飲む。これが「迎え酒」であるが、本当に効果はあるのか？

科学的検証

ウソである。

二日酔いになると、頭痛、食欲不振、吐き気、疲労感といった不快な症状に襲われる。二日酔いの原因はまだ解明されたわけではないが、脱水、アセトアルデヒド、メタノールなど、いくつか考えられる。

脱水によって頭痛、だるさ、吐き気、食欲不振が起こりやすい。しかもアルコールは利尿作用が強いため、飲酒で摂取した水分よりも失われる水分が多いので、脱水が起こりやすいことがわかっている。

アセトアルデヒドは、アルコールが肝臓で代謝されてできる毒物である。アセトアルデヒドはさらに酸化されて酢酸になると無害となる。だが、日本人は遺伝的に、この化学反応を促進するアセトアルデヒド脱水素酵素の働きが弱い。このため、アルコールを分解した後もアセトアルデヒドが体内に残り、二日酔いになる、と。

二日酔いへの対処法のひとつが「迎え酒」で、一定の支持を得ている。「迎え酒」説を支えるのは、翌朝に一杯飲むと症状が軽減するという経験に基づく逸話である。

この主張の根拠を見ていこう。アルコール飲料の主成分はエタノールであるが、ここに有毒なメタノールが微量だが含まれている。エタノール（エチルアルコール）とメタノール（メチルアルコール）はどちらもアルコールで、名前は一文字しか違わないが、分子構造が異なるため、性質は異なる。エタノールの分子構造は CH_3CH_2OH で、メタノールは CH_3OH である。メタノールは有毒で、大量に摂取すると目に障害があらわれ、失明し、死亡する。これは、メタノールが体内で代謝されて非常に有毒なホルムアルデヒドができるからである。アルコール飲料に含まれる微量のメタノールからできる、微量のホルムアルデヒドは、二日酔いを引き起こす要因のひとつとなっている。そしてメタノールからホルムアルデヒドへの代謝が速い人ほど、二日酔いに苦しむ。「迎え酒」が効果的なのは、翌朝の一杯（エタノールの摂取）によってメタノールからホルムアルデヒドができる代謝が妨げられ、メタノールはそのまま排泄される、という主張である。(3)

アルコール飲料には発酵のプロセスで生じる有毒なメタノールが微量だが含まれている。メタノールは微量でもだるさや疲労を起こす。メタノールが酸化されてできたホルムアルデヒドはさらに有毒で、頭痛、腹痛、吐き気を起こす。

メタノールとホルムアルデヒドによる二日酔いの症状を解消するために、エタノールを飲む「迎え酒」は「毒をもって毒を制する」荒療治なのか。

確かに、「迎え酒」によってメタノールからホルムアルデヒドができる代謝が妨げられるので、症状は軽減する可能性がある。だが、依然としてメタノールは体内に残ったままであるから、問題の先送りに過ぎない。また、症状が軽減するのは「迎え酒」による酔いによって、感覚が麻痺し症状が隠れるだけなのかもしれない。二日酔いに「迎え酒」は効果的ではない。

迎え酒が二日酔いの対処法としてお勧めできない理由は他にもある。迎え酒によって不健康な習慣が身に付いてしまうと、アルコール依存症にもつながるからである。
では、科学的な裏付けのある、よい対処法はないのか。ある。それを紹介しよう。

❶よい朝食を摂る

よく知られる二日酔い対策のひとつは、栄養豊富なよい朝食を摂ることである。よい朝食は、キャベツ、トマト、ニンジン、ウメなどを使ったサラダ、マメ類、シジミ、鶏肉などを使ったスープなどがよい。よい朝食は血糖値を安定化し、二日酔いの症状を軽減する。血糖値が安定化することによって、イライラ、不安などの悪い気分がなくなる。低血糖は必ずしも二日酔いの原因ではないが、低血糖になると、吐き気、おう吐、疲労感、そして気分が落ち込む。これは、二日酔いの症状と一致する。

よい朝食には利点がもうひとつある。過剰なアルコール摂取によって失われたビタミンやミネラルを健康的な朝食が補給してくれる。

それから、飲酒で胃の調子が悪くなったなら、スムージーを飲むとよい。液体は固体よりも胃に滞在する時間が短いので、それだけ胃に負担がかからないからである。スムージーは、野菜、ベリーやバナナなどの果物、これにヨーグルトやアーモンドミルクを加えてもいい。

このスムージーは抗酸化物質が豊富なので、アルコールによる炎症を抑える効果もある。

❷十分な睡眠をとる

これは、すべての人に当てはまるわけではないが、ある人はアルコールによって睡眠が妨げられる。睡眠が浅くなる、途中で目覚めるなど、睡眠の質が低下する。睡眠不足が二日酔いを引き起こすわけではないが、二日酔いの症状を悪化させることは確かである。たとえば、疲労感、頭痛、イライラは二日酔いの症状であり、睡眠不足によって悪化する。飲酒の翌日は十分な睡眠をとりましょう。

❸水分を補給する

アルコールを飲むと、体内から水分が奪われる。これにはふたつのしくみが働いている、オシッコの回数が増えるのと、おう吐によるものである。オシッコの回数が増えると、水分とナトリウムやカリウムなどの電解質が大量に排泄されるので、代謝が順調に進まなくなる。こうして生体の機能が低下する。免疫力が低下し、病気になりやすくなる。

また、アルコールを過剰に摂取すると、おう吐することがある。おう吐もまた脱水を引き起こす。脱水は、ノドの渇き、疲労感、頭痛、めまいを引き起こす。水分補給によって、これらの症状を軽減できるかもしれないし、場合によっては、防げるかもしれない。

では、どう対処すればよいのか。経験的にわかっているのは、飲酒する際には、1杯の水と酒を交互に飲むことである。これによって脱水を完璧に防げるとは限らないが、アルコールの摂取量を適度に抑えることができる。飲酒の翌日、ノドが渇いたら、二日酔いの症状を軽くするために、十分に水分補給するとよい。

神話4

適量のお酒なら休肝日がなくても大丈夫

酒の健康効果が喧伝され、適量を飲むとよいとされてきた。だが、この見解は新しい研究によって完全に否定された。健康によいアルコール摂取量は存在しないことを述べた。だが、アルコール依存症にさえならなければ、毎日、飲酒してもよいと巷では信じられているが、これは本当なのか?

科学的検証

ウソである。

NIH（米国立衛生研究所）のアルコール乱用・依存症部門は、2002～13年にかけて約8万人の成人男女を対象に、飲酒傾向を調査し、結果を報告した。[4] この結果、2002年～13年にかけてアルコール飲用者、ハイリスク飲酒者、アルコール乱用者・依存者の3者が顕著に増加していたことが明らかとなった。

飲酒者の顕著な増加において、とりわけ目立つのは、ハイリスク飲酒者、女性の飲酒者、アジア人や黒人などのマイノリティ、高齢者、貧困層における飲酒者の増加である。

この研究においてハイリスク飲酒者とは、女性では4杯／日以上、男性では5杯／日以上を飲む人を指す。この11年間にハイリスク飲酒者は29・9％上昇した。しかも、女性におけるハイリスク飲酒者は58％増加したが、女性でも高齢者となると65％に達した。

とくに問題なのは、アルコール乱用とアルコール依存である。アルコール乱用は、飲酒によってくり返し問題を起こしてしまうことである。アルコール依存は、飲み始めると飲むのを止められなくなることをいう。ハイリスク飲酒者とアルコール乱用者の総数は2002～

図表4-2：アメリカの飲酒傾向の推移
アルコール飲用者、ハイリスク飲酒者、アルコール乱用者・依存者は大幅に増加している

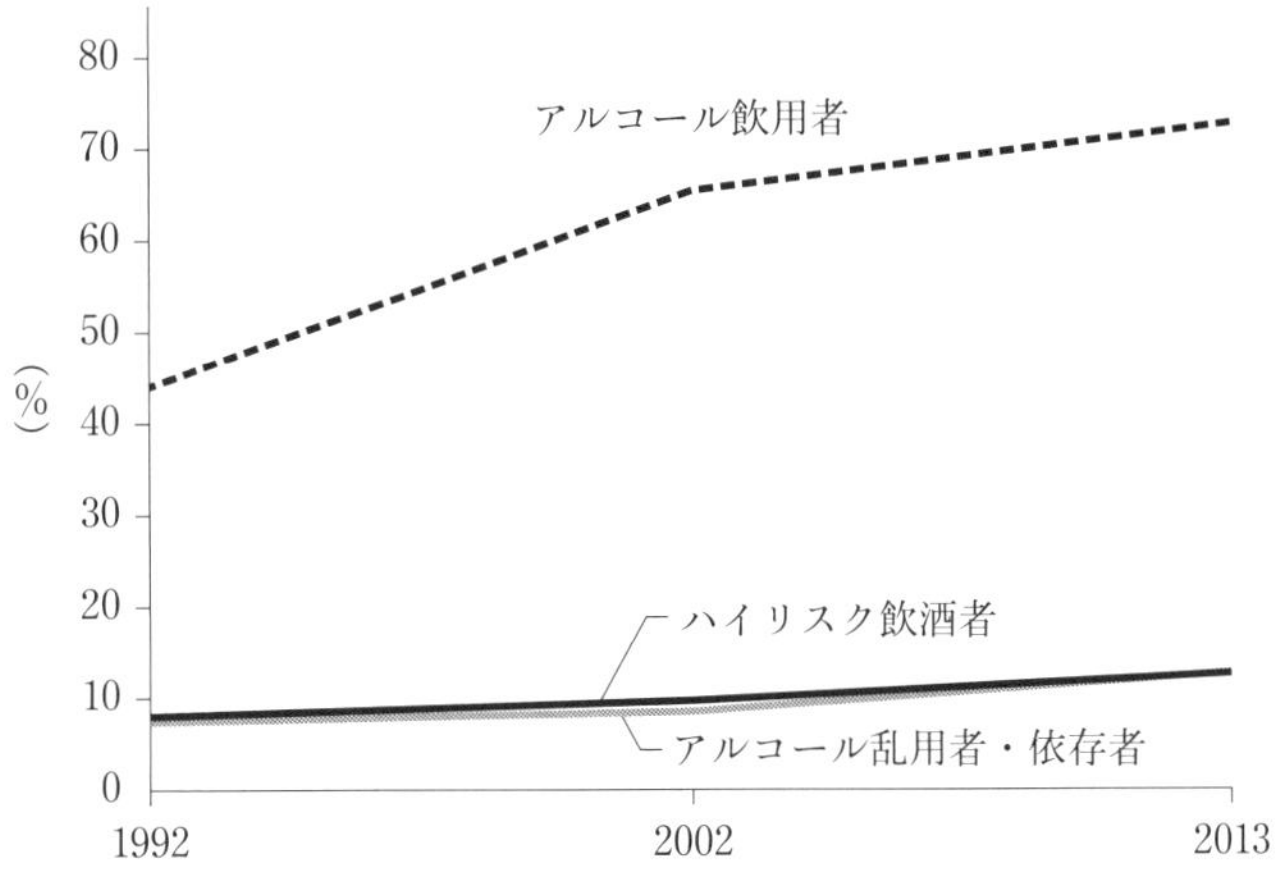

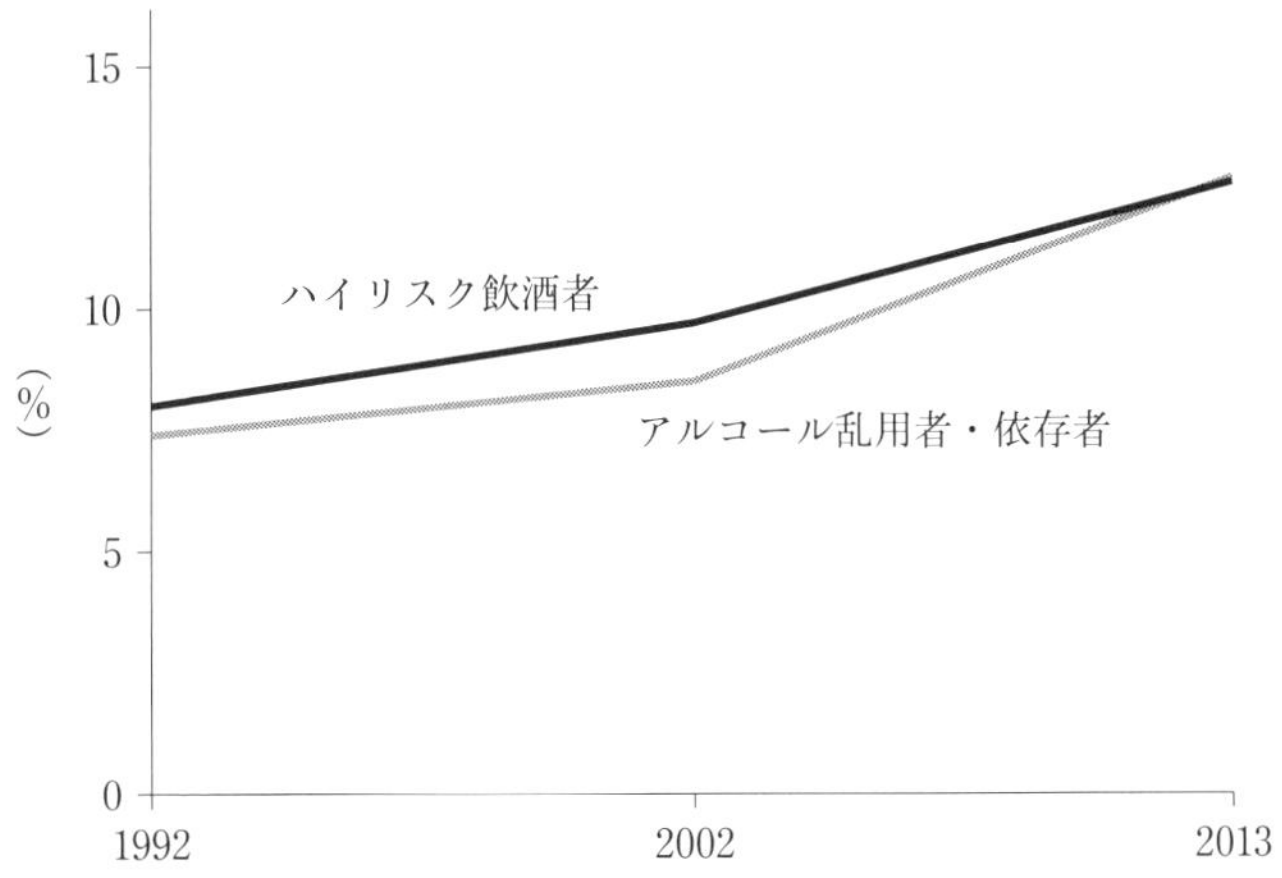

出典：JAMA Psychiatry 2017 Sep 1;74(9):911-923　のデータ及び、
この論文の引用文献をもとに著者作成

13年にかけて著しく増加した。

ハイリスク飲酒者が顕著に増えることは、公衆衛生が危機にあることを予告するものである。なぜならば、ハイリスク飲酒者とアルコール乱用者は、がん、糖尿病、心臓病、そして心の病を含め、あらゆる病気にかかりやすいばかりか、暴力、犯罪、事故に遭遇しやすいという事実も明らかになっているからである。

アメリカにおける女性のアルコール乱用者・依存者は、2002～13年にかけて84％も増加した。深刻な事態であるが、ウエイク・フォレスト・バプチスト・メディカル・センターのローラ・ビーチ教授は、こういう。「ブラックアウト（記憶喪失）しなくても、アルコールを渇望しなくても、飲酒を中断し、なぜ、飲酒するのか、飲酒後にどう感じるかを考えてみましょう。もし、少量であれ、飲んだ後に気分が悪くなる、あるいは、人生の一部分の妨げになるようなら、飲酒の習慣を再考してみましょう」。

日本のアルコール依存症の患者数は、厚労省の調査によると、1996年の4・7万人、2005年の4・3万人、2014年の4・9万人、2017年の4・6万人と、ほぼ横ばいである。

だが、これで安心してはいられない。アルコールは細胞にとって毒物であるから、飲酒は脳と身体に悪影響を及ぼすことは確実である。それから、今回のコロナ自粛によるテレワークのせいでストレスが蓄積し、これまで以上に大量のアルコールを摂取する人が増えている。このストレスのせいで、体重が増えた人も多い。体重が増えると、糖尿病、心臓病、脳卒中、がんなど、さまざまな病気を引き寄せることも明らかになっている。

毎日、酒を飲むということは、毎日、毒物を体内に取り込むことであって、健康にはマイナスでこそあれ、決してプラスにはならないことを、肝に銘じておきたい。

05・ビタミンサプリについての6つの神話

2019年に行われた調査によると、世界におけるサプリの販売は2027年に総額2300億ドル（1ドル150円換算で34兆円）に達する見込みという。健康を目指し、大勢の人がサプリを口に入れていることがわかる。

神話1

ビタミンのサプリを飲んだ効果は証明されていない

わが国でもビタミンは健康の維持に欠かせないことが周知されるようになり、ビタミンサプリを摂取する人が多くなった。2019年の調査によると、アメリカでは5人のうち4人はビタミンをサプリで摂取している。ビタミンサプリを摂取するにしても、しないにしても、何が本当で何がウソなのかを知っておきたい。ビタミンについての言説を検証していこう。

科学的検証

ホントである。

サプリはカクカクの病気、シカジカの病気の症状を改善しないことが報告されている。たとえば、膝などの関節の痛みが改善すると謳って売り上げを伸ばしたグルコサミンやコンドロイチン。だが、グルコサミンやコンドロイチンを毎日飲んでも、関節の動きが滑らかになることも、痛みがなくなることもない。

私たちの関節は、硬い骨と骨が直接接触しないように、その表面を軟骨が覆っている。軟骨を取り囲むのがヒアルロン酸とコンドロイチンである。そこで、ヒアルロン酸の原料であるグルコサミンを補給すれば痛みが改善すると謳った。一見、合理的な話に聞こえるが、そうではない。そもそもヒアルロン酸はブドウ糖から体内で合成されている。しかも私たちは

1日に約300gものブドウ糖を摂取している。ヒアルロン酸の合成のために、せいぜい1日1gほどのグルコサミンをサプリで摂取する必要など、まったくない。

肌に潤いや弾力を与えると謳うコラーゲンを食べても、他のタンパク質といっしょに消化されてしまうので、美肌効果は期待できない。また、強力な抗酸化物質であるβ-カロテンは、この成分を含むニンジンなどの野菜を食べるとがんの発症リスクが低下することが観察されているが、β-カロテンを単独でサプリとして摂取しても効果はない。なぜか？　野菜にはβ-カロテンとそれ以外の栄養素が含まれ、これらが複雑に相互作用して、がんの発症リスクを低下させていたものと考えられる。

このことを知って、ビタミンの摂取をやめるだろうか。もし「水を飲んでも、がんのリスクが低下しないことを発見した」とする報告があれば、あなたは水を飲むことをやめるだろうか。もし別の研究で、タンパク質の1日の栄養摂取量の目標値（RDA値、後述）以上を摂取する人は十分に摂取していない人にくらべ、心臓病のリスクが低下しないと報告されたなら、あなたは食事からタンパク質の摂取をやめるだろうか。

こういった報告や報道がなんといおうと、水もタンパク質も私たちの健康に不可欠であることに変わりはない。あなたは水を飲むし、タンパク質も摂取するはずである。ビタミンもこれと同じである。

ビタミンは「生命を与える物質」という意味である。ビタミンはヒトの生命の維持に欠かせない物質であり、必須栄養素である。私たちは食べ物を摂取し、それを体内で化学反応させてエネルギーを獲得する、新しい細胞をつくる、こうして毎日を健康に生きている。体内で同時に起こっている無数の化学反応を実行するのが酵素というタンパク質である。この酵素の働きに欠かせないのが、ビタミンである。だが、ビタミンは体内では合成されないので、私たちは食べ物から摂取しなければならない。

もし私たちがビタミンを十分に摂取しなければ、不足したビタミンの種類により、さまざまな欠乏症にかかる。その代表は、壊血病《かいけつびょう》、脚気《かっけ》、ペラグラ、悪性貧血、くる病などで、どれも重い病気である。これらの病気は、1000年以上にわたって数えきれないほど多くの人々に苦しみを与え、これまでに数千万人もの死者を出してきた。

出血性の障害が起こる壊血病は、ビタミンCの欠乏によって生じる。神経障害や心不全を起こす脚気はビタミンB_1の欠乏。皮膚の色がどす黒くなり、ツヤがなくなり、顔に赤い発疹《ほっしん》ができるペラグラはナイアシンの欠乏。悪性貧血はビタミンB_{12}の欠乏。そして、くる病（骨軟化症、骨が痛む）は、ビタミンDを含まない食事をするか、皮膚を日光にさらさないことによって発症する。

人類は、このような痛い経験を通してビタミンの重要性を学んだ。研究が進み、これまでに13種類のビタミンが発見されている。大別すると、油に溶けやすい脂溶性ビタミンが4種類（A、D、E、K）。一方、水に溶けやすい水溶性ビタミンはビタミンB群と呼ばれるB_1、B_2、ナイアシン、B_6、B_{12}、葉酸、パントテン酸、ビオチンの8種類と、ビタミンCを加えた9種類。

ビタミンB群は、食べ物をエネルギーに変える一連の化学反応を進める。どれがいちばん大事というわけにはいかない。8種類のビタミンB群のどれひとつが不足しても、代謝が円滑に進まず、健康を維持することができなくなる。また、4種類の脂溶性ビタミンのどれひとつが不足しても、目の不調、骨の発育不全、不妊、血液凝固の不調などの健康被害が発生する。

だから、ビタミンが不足しないように、しっかり補給しなければならない。日本やアメリカでは、それぞれの栄養素ごとに、1日に摂るべき量を定めている。これをRDA値（Recommended Dietary Allowanceの略で、1日栄養所要量）と呼んでいる。これは、健康な人が欠乏によって病気にならないために摂らねばならない最低の量である。

だが、ビタミン欠乏とまではいかなくとも、不足したらどうなるのだろう。明らかな病気としてあらわれないかもしれないが、その人の持っている本来の健康の程度にくらべ、低いものとなることは間違いない。これが多くの人々の健康の実態のように思える。

しかも、人には体質があり、これが遺伝で決まっている。要求されるビタミンの最適レベルは、個人によって大きく異なる。これは、ふたりの人が同じだけのビタミンを摂取しても、ひとりは体の具合が本調子ではないが、もうひとりは一生を通じて健康そのものということが現実にありえることを意味する。すなわち、栄養素の1日栄養所要量とは、病気でない程度に健康を保つのに必要な栄養素の量なのである。

それならばというので、ビタミンのサプリを大量に摂取し、食事を気にかけない人がいる。この人は、毎日、手の平いっぱいのサプリを口に放り込むのを日課にしている。これではいけない。ビタミンのサプリは食事の代わりにはならない。栄養の基本は、正しい食事であり、それを補うのがサプリの摂取であることをお忘れなく。

神話2

食事でビタミンを十分に摂っていれば、サプリを摂る必要はない

健康を高いレベルで維持する基本は、正しい食事をすること、それを補うためにサプリを摂取する。そこで、こんな主張する人がいるかもしれない。私は、1日3食、ふつうに食べているので栄養は十分に摂れているはずだから、サプリを摂取する必要はない、と。

科学的検証

ウソである。

栄養素は食事から摂る、これが基本である。食品にはいくつもの栄養素が含まれているので、きちんと食べることによって、多くの栄養素をひとまとめに摂ることができるからである。だが、たとえ栄養バランスのとれた料理を食べたとしても、このことが必ずしも保証されるわけではない。

どういうことか？　口から入った食べ物は、主に小腸で分解・吸収される。小腸は、栄養素が体に吸収されるための玄関である。小腸に問題があると、腹痛や下痢といった問題が生じる。腹痛があると食べることができない。下痢をすれば、食べても栄養素を体内にうまく吸収できないので、栄養不足になる。小腸の問題にしても程度の軽いものから、重いものまであるが、口から入った食べ物がすべて栄養素として使われるわけではない。要するに、食べたからといって必ずしも栄養素として吸収されるとは限らない。

加齢も栄養素の吸収に影響する。加齢によってビタミンB_{12}の吸収能力が低下する。ビタミンB_{12}はDNAを合成し、赤血球をつくり、神経を発達させるカギである。ビタミンB_{12}が不足すると、貧血、手足の痺《しび》れ、イライラ、不眠など神経障害が起こる。アメリカの調査では、B_{12}不足は、20～39歳では3％、40～59歳では4％、60歳以上では6％となっている。[1]明らかになったことは、B_{12}不足は年齢が進むにしたがって高くなること、健康とされる人でも、多くの人がグレーゾーンにあってB_{12}不足になりかけていることである。

だが、加齢だけがB_{12}不足の原因ではない。B_{12}不足の最大の原因は、ベジタリアンダイエットである。自然界でB_{12}は、肉類、乳製品、貝類など動物性食品のみに含まれているので、動物性食品を口にしないベジタリアンや、これに近い食事をする人はB_{12}不足になりやすい。この不足を補うためにB_{12}のサプリを摂取するというのは合理的である。

そして、アルコールを大量に摂取すると、食べ物をしっかり食べない傾向があるので、ビタミンB_1の摂取不足におちいりやすい。B_1が不足すると、歩行困難、筋肉痛、呼吸困難、記憶障害、そしてウェルニッケ脳症が発生する。ウェルニッケ脳症は、場所や時間、人物がわからなくなる記憶障害、そして目の玉が一点を見つめたまま動かなくなることをいう。

しかも、飲酒によってB_1の腸管からの吸収が妨げられるから、さらに不足しやすくなる。ほとんどのウェルニッケ脳症患者は、アルコール依存症患者であり、みな、ビタミンB_1が不足している。酒を飲むと記憶がおぼつかなくなる人は、ビタミンB_1不足かもしれないのである。

そして糖質の代謝にはB_1が大量に消費されるので、糖質をたくさん食べる人もB_1が不足しやすくなる。それから、激しい運動や発熱、妊娠、授乳、思春期の成長の際にも多くのB_1が消費される。

忘れてはならないのが、B群のひとつ、葉酸である。葉酸は、貧血を防ぎ、赤ちゃんの発育にも欠かせないビタミンである。とりわけ葉酸が大事なのは、妊娠初期である。受精卵が分裂をくり返し、赤ちゃんになる際に、もしお母さんに葉酸が不足すると、貧血になり、このため胎児に酸素と栄養素が十分に届かなくなり、発育不全となる。

もし胎児に葉酸が不足すると、脳や脊髄の形成が円滑に進まない神経管欠損症が起こることも知られている。だが、神経管欠損症は葉酸をサプリで摂取すれば予防できる。

イギリスの調査は、妊娠直前から初期にかけて妊婦が0・4mg／日の葉酸を摂取することによって、神経管欠損症の発症率が7分の1に減少した、と報告している。最近の栄養学の快挙のひとつである。

厚労省も妊活中〜妊娠初期までの女性に、普段も食品から摂るべき0・24mg／日の葉酸に加えて、サプリメントなどから0・4mg／日の葉酸を摂取することを勧めている。

ただし注意すべきことがある。胎児の脊髄は妊娠2ヵ月ころからつくられ始める。多くの人が妊娠に気づくころにはすでに胎児の体はつくられ始めており、その後に葉酸を摂取し始めるのでは遅い。妊娠する予定の女性は、妊娠前から葉酸を摂取すべきなのである。

私たちは、自分ではきちんと食べて必要なビタミン摂取をしているつもりになっていても、実際には摂れていないことがあるので、補助的にサプリを飲むことが大事なのである。

神話3

ビタミンを買う際にブランドを気にする必要はない

ビタミンを製造・販売している会社は数多くあるが、どのブランドを選んでも同じであるという主張は、本当なのか？

科学的検証

ウソである。

体調のよくない人は症状を軽減したい。症状のない人はより健康になりたいという理由で、サプリを探す。そのような人は、情報を得ようとネットを検索する、家族や友人に相談する、あるいはサプリについて書かれた書籍のページをめくる。

彼らの最大の関心事は、サプリの効果と安全性である。だが、その前に投げかけるべき本当の質問がある。ラベルに表示されているのと同じものが本当にボトルに入っているのか、と。この疑問が浮かぶあなたは、正しい感覚の持ち主である。

アラバマ大学で栄養科学を教えるベス・キッチン教授は、こういう。「あるサプリ製造会社のビタミンサプリには、含まれているとされる成分が常に含まれているわけではありません」。ショッキングな証言である。表示されているサプリのビタミン含有量は当てにならない、というのだから。しかも、この証言がネットやSNS上の噂話ではなく、信頼できる大学で栄養科学の研究で実績のある学者の口から飛び出したのである。キッチン教授の言葉は重い。消費者は用心しなければならない。

そうはいっても、問題は容易に解決しない。なぜならば、ラベルに表示されているのと同じものが本当にボトルに入っているのか、との根本的な問いに答えるのは容易なことではないからだ。なぜ、答えるのが容易ではないのか？　たとえば、日本でサプリは食品に分類されているので、ボトルの表示と中身が同じかどうかの判断基準は存在しない。食品といえば、輸入アサリを熊本産と偽る大規模な産地偽装が発覚したことからもわかるように、産地、原材料、消費・賞味期限などのインチキは多い。食品に分類されている日本のサプリは、無法地帯に近い状態に置かれていることがわかる。

では、サプリが大好きなことでは世界ナンバーワンと思われるアメリカは、この問題にどう対処しているのか。アメリカには薬の製造販売を承認するＦＤＡ（米食品医薬品局）という政府組織がある。ＦＤＡは日本の厚労省に相当する組織と思えばよい。ＦＤＡはサプリを薬として認めない立場をとっているので、サプリの効果や安全性にはかかわらない。もちろん、ラベルに表示されている成分が、本当にボトルに入っているかどうかはＦＤＡが保証するものではない。それならＦＤＡはサプリに一切関知しないかというと、そうもいかなくなった。消費者からＦＤＡに届いた、サプリ製品への多くの不満を無視できなくなり、ＦＤＡにとって不本意ながら２０１０年から不満が多く寄せられる商品を市場から撤去する制度を導入したのである。

もちろん、お役所のＦＤＡにばかり頼ってはいられない。民間団体や個人もサプリの品質向上に努力している。そのひとりが、がんの研究で有名なメモリアル・スローン・ケッタリング病院のサイモン・イエング博士である。彼は、統合医療のハーブ部門でデータベースの管理を担当することに加え、アメリカ人がボトルに表示されている内容と同じ商品を入手するのを助ける活動を続けている。

彼は、こうアドバイスする。「高品質で混ぜ物がなく、汚染物質も含まれていないサプリを入手するよい方法は、ＵＳＰ（米国薬局方《やっきょくほう》）またはコンシューマー・ラボといった第三者機関によって検査され、合格したブランドのものを購入することです。合格したブランドには、認証がついてます」。

ＵＳＰ認証のついている商品は、表示された成分が表示された量だけ入っていて、重金属や微生物などが含まれていないことを意味する。(2) これで、サプリの品質は確保されたかに思うが、そうではない。残念なことに、ＵＳＰは主要な企業のよく知られている商品を検証するが、検証される商品の割合はサプリ全体のわずかに過ぎないのである。

一方、コンシューマー・ラボは、いくつかの似たような商品をテストし、品質を比較して評価することを仕事とする会社である。(3) 評価のプロセスには、商品に不純物が混入していないことの確認も含まれている。私企業であるコンシューマー・ラボのサイトに広告が掲載されているので、広告主に配慮した評価を下すかもしれないという当然の疑問が湧いてくる。だが、イエング博士は、コンシューマー・ラボは承認に値しないサプリについては、その旨を報告するので、信頼できる、と述べている。

ドラッグストアも、サプリの品質向上に向けて対策に乗り出している。２０１９年5月、アメリカ最大のドラッグストアであるＣＶＳは、第三者機関によって認証されたサプリのみを販売することを発表した。

ただし重要なことは、どちらの組織がサプリの純度と質を承認したとしても、それがサプリの効果を保証するものではない、ということである。それからもうひとつ、あまり安い商品を購入しないことである。昔から、安物買いの銭失いというではないか。

では、どのようにサプリを入手するか。私の意見を述べる。アメリカの商品が日本のものにくらべ、品質で優れている上に、価格も低い傾向がある。このため私はｉＨｅｒｂからサプリを購入することが多い。

神話４

グミ状のサプリでも錠剤のサプリでも効果は同じ

アメリカではグミ状のビタミンサプリが流行している。グミというのは、果汁などをゼラチンで固めたゴム状の食べ物のこと。さまざまな形のグミがあるなか、最も親しまれているのは、熊を形どったグミベアである。このグミにビタミンを含ませたサプリが数多く販売されている。

伝統的にグミ状のサプリは、もともと子ど

も向けに開発されたものだが、今では、グミ状のビタミンサプリ販売の80%を大人の購入者が占めるという。では、グミ状のビタミンサプリは通常のビタミンサプリと同じ効果があるのか?

科学的検証

ウソである。

加齢にともない、唾液の分泌が少なくなると、錠剤やカプセルを飲み込むのが難しくなる。子どもも錠剤やカプセルを飲み込むのに苦労する。そんな人に役立つのが、グミ状のサプリである。だが、それ以外ではグミの使用を控えるのがよい。なぜか?

2017年、コンシューマー・ラボが5つのグミ製品をテストしたところ、4製品が不合格となった。不合格率80%! この不合格率はすべての剤形《ざいけい》のサプリのうち最高である。どういう点で不合格となったかというと、成分量がラベルに記載されたものと異なっている、不純物を含んでいる、など。

もともとグミ状のサプリは錠剤のサプリの代替品である。それが大人気になったのは、錠剤に飽きた人が増えたからである。グミのキャンディはゼラチンが原料だが、今、販売されているグミ状のサプリにはゼラチンの他に蜜蠟《みつろう》、アカシアガム、ココナッツ油なども含まれている。甘くするために、グミ状のサプリにはブドウ糖、砂糖、ソルビトールなどの糖質も含まれている。そして、グミ状サプリはマルチビタミンだけでなく、ビタミンA、B_6、B_{12}、C、D、E、葉酸にも広がっている。

グミ状のサプリについて、いくつかの問題が指摘されている。ひとつめは、砂糖が多いこと。通常、錠剤は砂糖を含まないが、グミ状のサプリ1個には1g以上の砂糖が含まれている。砂糖を摂取すると糖尿病や心臓病のリスクが高くなることが知られている。

ふたつめは、虫歯になりやすいこと。グミに含まれるゼラチンは歯にくっつきやすいので、虫歯になりやすい。それから、子どもは甘みのあるグミ状のサプリをキャンディと捉えるので、食べ過ぎになりやすい。加えて、砂糖の過剰摂取によって血糖値が不安定になる低血糖症を起こすかもしれない。

その上、技術的な問題もある。グミ状のサプリは錠剤のサプリにくらべ、効果を失うのが速い。サプリを製造した後、グミ状のサプリがどれだけの期間、有効なのかを正確に予測するのは難しいため、製造側は、ビタミンを多めに入れておくこともある。

こうした現状に消費者として、どう対処すればいいのか。コンシューマー・ラボの社長トッド・クーパーマン博士は、こうアドバイスする。「まず、第3者機関の認証があるかどうかを調べましょう。そして、できるだけ錠剤かカプセルのサプリを使用しましょう」。

要するに、クーパーマン博士は、グミ状のサプリよりも、錠剤かカプセルを使うことを勧めている。端的にいって、グミ状のサプリの製造は錠剤やカプセルよりも技術的に難しいからである。

神話5
基準量のビタミンを摂取しているから、大丈夫

ある人は、ビタミンが健康に欠かせないことを十分に理解しているし、その摂取量も日本政府が定めた「日本人の食事摂取基準」を満たしているからといって胸を張る。これで大丈夫といえるのか?

ウソである。

科学的検証

日本やアメリカでは、それぞれの栄養素ごとに、1日に摂るべき量（RDA値）を定めていることを先に述べた。そもそもRDA値とは何か？　RDA値は、アメリカの超エリート学者集団である「ナショナル・アカデミー・オブ・サイエンス」に属する米食品栄養局が、「科学的知識を土台に、すべての健康人の栄養要求に適切と考えられる、必須栄養素の摂取レベル」と定義したものである。そして、この基準を日本人に当てはめたのが、「日本人の食事摂取基準」である。権威ある「ナショナル・アカデミー・オブ・サイエンス」の定めたRDA値ではあるが、多くの専門家からいくつもの問題が指摘されている。

そのひとつは、疲労の蓄積した人、ストレスの多い人、病弱な人、病気の人など、栄養素を特別に多く必要とする個人を最初から考慮の対象外としていることである。RDA値は、その主張とは裏腹に、あまり「科学的なもの」ではない。アメリカでは多くの科学者、医師、栄養師たちが、RDA値の科学的根拠や有用性に疑いの声を上げている。

ふたつめは、個人差をまったく無視し、すべてのヒトに単一のRDA値を示していること。

ヒトの個人差はどれくらいあるのか。長年にわたるヒト遺伝子の研究から明らかになったことは、すべて同じ遺伝子を持つヒトはひとりもいないこと、遺伝子の個人差は非常に幅があることである。ヒトは一人ひとり大きく違っているから、本来、ヒトはそれぞれ個体として取り扱わねばならないのである。

今から70年近く前の1956年、パントテン酸の発見で名高い、テキサス大学のロジャー・ウイリアムズ教授は、「単一のRDA値を示すことは不適切である」という意見を、自著『生化学的個人差（Biochemical Individuality）』の中で明確に述べている。(4)

動物の個体差について、ウイリアムズ教授による興味深い実験を紹介しよう。ビタミンC欠乏食をモルモットに8週間与えて壊血病を発生させることにしたところ、あるモルモットは発症したが、別のモルモットは発症しなかった。この実験を通し、同教授は、モルモット個体におけるビタミンCの必要量は、少なくとも20倍の変動幅があると結論づけている。

私たちヒトではどれほどの変動幅なのか？　モルモットは実験用の動物であるため、近親交配させることによって、遺伝子をそろえている。だが、ヒト集団は近親交配を避けるため、モルモット以上に異質性が高いことから、ヒトひとりのビタミンC必要量には、少なくとも

20倍の幅があるはずである。100倍でもおかしくない。だから、RDA値以上にビタミンCを摂取するのが賢明なのである。

RDA値以上の摂取が勧められるのは、水溶性であるビタミンCに限らない。脂溶性であるビタミンDにも同じことがいえる。アメリカやヨーロッパでは、ビタミンDのRDA値を年齢に応じて200〜600IU（5〜15㎍、1㎍は100万分の1g、IUは国際単位）と定めている。ビタミンDに関する多くの治験データを調査したハーバード大学の公衆衛生学科のウオルター・ウイレット教授や他の研究者は、これが低すぎるという意見を発表した(5)。彼らは、健康でいられる最低限の血中ビタミンD濃度は30ng／㎖で、それには1000IU／日（25㎍／日）を経口摂取すべきである、と主張している。

ちなみに、日本人の食事摂取基準（2020年版）では、ビタミンDの1日の摂取基準値は18歳以上の男女で340IU（8・5㎍）と定めているが、この数値は、かの研究者たちの推奨量にくらべ3分の1に過ぎない。今が、日本でもビタミンDの1日推奨量を再考するチャンスだろう。

ところで、ビタミンDを摂取し過ぎると、毒性があらわれるのでは、という疑問が生じるかもしれない。どれだけビタミンDを摂取したら、どんな毒性があらわれるのか。

ビタミンDは消化管においてカルシウムの吸収を促進するので、ビタミンDを大量に摂取し、血液中のカルシウム濃度が12mg/dℓ以上になると、高カルシウム血症（カルシウム濃度の正常値は10mg/dℓ）をもたらす可能性がある。これによって、吐き気、おう吐、食欲不振、脱水、喉の渇き、腎臓結石などが起こるかもしれない。

だが、このような毒性があらわれるのは、10000IU/日（250μg/日）以上を摂取した場合と考えられる。「ナショナル・アカデミー・オブ・サイエンス」内の食品栄養委員会は、このことを認めているのだが、一応、ビタミンD摂取の上限を発表している。それによると、4〜8歳は3000IU、9〜18歳は4000IU、19歳以上も4000IUである。だから、1日1000IUのビタミンDを摂取しても毒性があらわれることを心配する必要はない。

神話6

水溶性ビタミンは排泄されてしまうから、たくさん摂っても意味がない

水溶性ビタミンはB群とCである。毎日、RDA値以上のビタミンB群とCを摂っている人を指して、オシッコとして流れ出るだけ、と批判する声が聞こえる。この批判は正しいのか？

科学的検証

ウソである。

水溶性ビタミンはB群とCである。水溶性ビタミンの代表として、最もよく研究されているビタミンCを例に説明する。栄養学について世界にはたくさんの専門家がいて、ビタミンCの1日に摂取すべき量についても、いくつもの異なる意見を発表している。

たとえば、ビタミンCのRDA値は、成人の場合、日本では男女ともに100㎎。アメリ

カでは男性90mg、女性75mgである。だが、アメリカの有力なビタミンC研究者であるNIHのマーク・レビン博士はビタミンCのRDA値を200mgにするように主張し、NIHも公式に健康な若い成人におけるビタミンCのRDA値を200mgにするように提案した。

専門家は、他の専門家と異なるさまざまな意見をいう。それが専門家の仕事であるから、当然である。埒《らち》が明かない。彼らの議論の決着を待っていたのでは、一生が終わってしまう。1日に経口摂取すべきビタミンCの量を「専門家の意見」に頼るのではなく、事実に基づいて科学的に決定したいものである。そこでイギリスのスティーブ・ヒッキー博士とヒラリー・ロバーツ博士は、ビタミンCの吸収と排泄に関する生科学的データを公表されている論文をもとに書籍にまとめた(6)。

ビタミンCの吸収と排泄は、個人差、健康状態、年齢、性差によって大きく変わるはずであるが、実際に入手できたのは少数の健康な成人を対象にしたデータのみである。年少者、高齢者、病人におけるビタミンCの吸収と排泄については今もって不明のままである。

ヒッキーとロバーツ両博士が収集した健康な若い成人を対象にした、ビタミンCの吸収と排泄に関するデータを私が書籍から抜き出して表にまとめた(6)(図表5－1)。

表を見ながら説明しよう。ビタミンCは経口摂取量が60mgまでなら、100%吸収される。

図表5-1：経口摂取されたビタミンCの吸収と尿中への排泄

経口摂取量 (mg)	吸収量 (mg)	吸収率 (%)	尿中排泄量 (mg)	尿中排泄率 (%)
～60	60	100	0	0
100	80～90	80～90	10～20	10～20
1000	750	75	250	25
2000	880	44	1120	56
3000	1172	39	1828	61
4000	1099	28	2901	72
6000	1560	26	4440	74
12000	1920	16	10100	84

ヒッキー&ロバーツ書籍をもとに著者作成
出典：Hickey and Roberts, Ascorbate, The Science of Vitamin C (2004)

摂取量の増加にともない吸収される総量は増加するが、吸収率は低下していく。摂取量100mgでは、吸収率は80～90%とかなり高いが、1g（1000mg）になると75%、2gでは44%、3gでは39%、6gでは26%、12gでは16%というように徐々に低下していく。

このデータでは、1度に12gを経口摂取すると1・9gが吸収され、10・1gはそのまま尿中に排泄される。このように「1回での大量摂取」には限界がある。

これを別の角度から見ていくと、最初の60mg摂取までは尿中にビタミンCは検出されないが、100mgを超えると尿中に排泄されるビタミンC量が急激に上昇することがわかる。

まるで、体がビタミンCでいっぱいになって、余分のビタミンCが尿中に排泄されたかのようだ。ビタミンCを100mg以上摂ることは、ビタミンC豊富で高価なオシッコをつくるだけのように思えてくる。こうして、かつてはビタミンの専門家でさえ、100mgのビタミンC摂取で体の組織は飽和すると考えていた。アメリカと日本におけるビタミンCのRDA値が約100mgとされた理由が理解できる。これがそもそもの間違いであることを示そう。

血中ビタミンC濃度は3倍以上にハネ上がる!

ビタミンCの錠剤(または粉末)を1g飲むと、腸管から吸収されて血液に入り、血中ビタミンC濃度は約140マイクロモル(血液100mℓ中2・4mg、2・4mg/dℓ)に上がる。だが、ビタミンCは尿といっしょに排泄されるため、この濃度は徐々に下がっていき、4時間後には健常人の基準値である70マイクロモル(1・2mg/dℓ)に戻る。

1回に数グラムのビタミンCを飲んでも、血中ビタミンC濃度は一時的に高まるものの、30分の半減期で数時間後にはもとの値(70マイクロモル)に戻ってしまう。

ビタミンCの血中における半減期は短いから、ビタミンCを1回だけ飲んでも、血中濃度

図表5-2：摂取量の違いによる血中ビタミンC濃度の時間ごとの変化

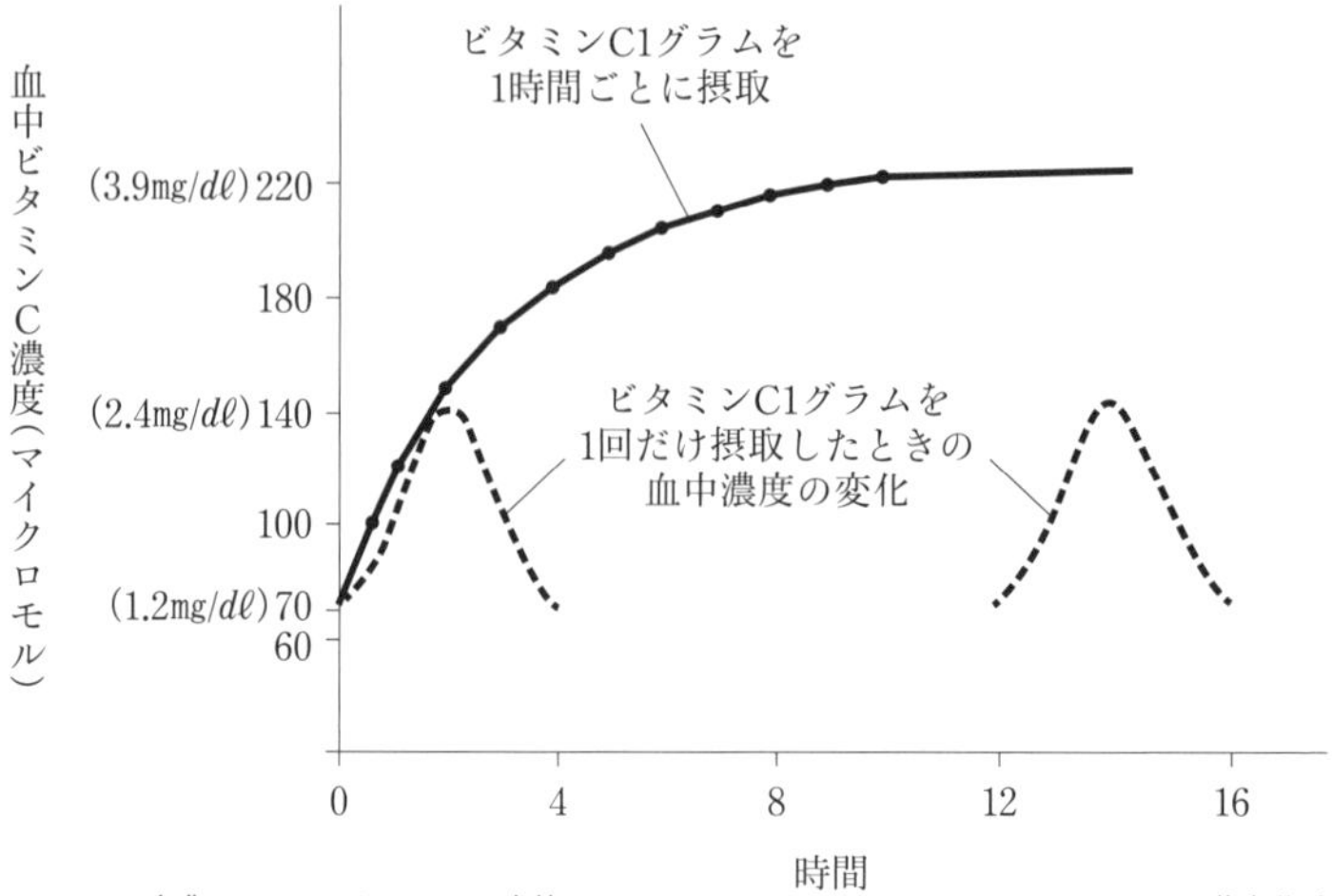

出典：ヒッキー＆ロバーツ書籍とAnn Intern Med. 2004;140:533-537. をもとに著者作成

をほんの数時間高めるだけである。このことが、NIHとレビン博士がビタミンCのRDA値を200mgと推奨する科学的根拠となっている。それなら、ビタミンCをこれ以上摂取するのは、無意味なことなのか。No。決してそうではない。

ビタミンCの経口摂取を1回でなく、何回もくり返せば、ぜんぜん違った結果が得られるからである。最初に摂取されたビタミンCが排泄される前、すなわち、4時間以内に次の摂取を行えば、ビタミンCの血中濃度は少しだが上昇する。そして3回目の摂取を4時間以内に行えば、濃度はさらに上昇することになる。

もっと間隔を短く、経口摂取を1時間ごと

にくり返せば、血中ビタミンC濃度は約220マイクロモル（3・9mg／dℓ）まで緩やかに上昇を続ける。これは、健康人の基準値である70マイクロモルの3倍以上である。ビタミンCを1回だけ摂取するのではなく、短時間に何回も摂取する（連続摂取）のが、ポイントだ。こうして、1日200mgを摂取すればよいというNIHとレビン博士の主張した科学的根拠は、完全に崩れた。

このように、ビタミンCをRDA値以上にくり返し経口摂取すると、高濃度を維持できることがわかる。水溶性ビタミンは排泄されてしまうから、たくさん摂っても意味がないというのは大いなる誤りであることがおわかりいただけただろう。

06・砂糖についての5つの神話

老若男女を問わず、私たちは甘いものが大好きだ。駅の周りや繁華街を見渡すと、チョコレート、ドーナツ、ケーキ、アイスクリーム、コーラなど甘いものが溢れている。甘さの代名詞が砂糖である。アメリカでは、砂糖が肥満、糖尿病、高血圧、がんのリスクを高めることが知られ、「新しいタバコ」とまで称されている。

神話1

甘味料にはアガベシロップ、メープルシロップ、ブラウンシュガー、

甘いものに目のないあなた。砂糖は健康に悪いことが周知され、避けられるようになった。だが、ある種の砂糖は健康にいいと聞け

ふつうの砂糖などがあるが、ある種の砂糖は健康によい

ば、うれしくなるだろう。だが、本当なのか？

科学的検証

ウソである。

アガベシロップ、メープルシロップ、ブラウンシュガー、そして卓上に置いてあるふつうの白砂糖は、どれも「砂糖」である。どれも大量に摂取すると健康に悪影響を及ぼす。さて、砂糖は甘みのある調味料のことだが、日本語では「白砂糖」を指すことが多いようだ。本書では、断りがない限り、砂糖は白砂糖に限らず、アガベシロップ、メープルシロップ、ブラウンシュガーなどを含めた総称として用いることにする。

白砂糖を英語でテーブルシュガー（ｔａｂｌｅ ｓｕｇａｒ）という。だが、アメリカでシュガー（ｓｕｇａｒ）というと、これより広い意味で使われ、甘みのある、単糖類と二糖類を指すことが多い。

単糖類は分子中に糖の単位が1個だけ存在するものを指す。その代表は、ブドウ糖、果糖、ガラクトースである。白砂糖はブドウ糖と果糖がつながったもので、糖の単位が2個あるので、二糖類と呼ばれる。白砂糖は化学的にはスクロース（ショ糖）という。

白砂糖は、サトウキビやテンサイの絞り汁を高度に精製してつくられる。アガベシロップは、テキーラという洋酒の原料アガベという植物を絞ってつくられる。メープルシロップはカエデの樹液を煮詰めてつくる。ブラウンシュガー（粗精糖）は、サトウキビの絞り汁から不純物を取り除いて得られた粉である。この粉から不純物を徹底的に取り除くと、白砂糖になる。白砂糖はまさに白い粉で、ビタミン、ミネラル、食物繊維などの栄養素が完全に取り除かれたスクロースという化学物質そのものである。

アガベシロップ、メープルシロップ、ブラウンシュガー、白砂糖など、砂糖を大量に摂取すると、肥満、糖尿病、高血圧、がんにかかりやすくなることが、多くの研究によって示されている。臨床研究では、健康人が砂糖の多い食事を3ヵ月間続けると、心臓病のリスクが高くなることが示されている。(1)

しかし、白砂糖を擁護する人々は非常に多い。砂糖メーカーからカネをもらっている学者、広告会社などは、もちろんそうである。ある人は、砂糖の種類によって血糖値を上昇させるスピードが異なることに着目して、砂糖の種類が異なれば健康への影響も違ってくると主張する。だが、その違いはわずかで、無視できるほど小さい。白いとか、黒いとか色の違いを主張したところで、白砂糖（スクロース）という本質は変わらない。

食品が血糖値を上昇させるスピードを数値化したものが、グリセミック・インデックス（グリセミック指数、GI値）である。それぞれの食品のGI値は、ブドウ糖を基準100として数値で示される。メープルシロップのGI値は54、白砂糖のGI値は68である。アガベシロップのGI値は19と低いのはいいのだが、果糖が多く含まれていることが状況をさらに悪化させる。果糖は、メタボリックシンドロームや高血圧を引き起こす原因と考えられるからである。

私たちは砂糖をさまざまな形で口にする。卓上の砂糖をコーヒーに入れる、ブドウ糖果糖液糖、ハチミツ、メープルシロップ、ブラウンシュガーを食べ物に入れる、など(2)。だが、砂糖の種類や、それにともないGI値が違うとしても、その違いはわずかである。あなたが砂糖や果糖を口に入れていることに変わりはない。

なぜ、砂糖や果糖が問題なのか。砂糖はショ糖（スクロース）である。ショ糖はブドウ糖と果糖からできている、ほぼカロリーだけの食品である。だが、カロリーなら他の食べ物からも得ている。砂糖からカロリーを摂って何がいけないかというと、次の2点で特別なのだ。

ひとつめは、砂糖は私たちを太らせる。砂糖はブドウ糖と果糖がつながったものだが、この結合が小腸で切断され、ブドウ糖と果糖となって吸収される。ブドウ糖は血液に溶け、血糖となり（血糖値を上げる）、体内で代謝され、エネルギーとして利用される。

一方、果糖の一部分はエネルギー源として使われるが、大部分は肝臓で処理されるため、血糖値を上げることはない。果糖のGI値は23とかなり低いため、かつては健康によいと考えられていたが、後に脂肪を蓄積し、ヒトを太らせることが示された。今では、果糖は危険な糖質であることが明らかになっている。

ふたつめは、砂糖の持つ強い依存性である。このことは甘いものに目のない人があまりに多いことからも明らかである。そこで依存から脱却しようと、砂糖を大量に含んだ甘いものを食べるのをやめると、直ちにイライラ、気分の落ち込み、怒りなどの離脱症状（禁断症状）があらわれる。砂糖がその人を呼び戻そうとするのだ。だから、家の近くにドーナツ屋、ケーキ屋、ベーカリーなどができると、毎日のように食べてしまうのである。

神話2

砂糖は摂取しないほうが体にいい

砂糖が健康に有害であることはよく理解できた。それなら砂糖を大量に含んだあらゆる食べ物を完全にやめてしまえばいいのか？

科学的検証

ホントである。

もし、健康に有害な食べ物を摂取しているのであれば、完全にやめるというのは、論理的には正しい。しかし、そのまま実践するとなると無理があるように思える。どういうことか？

甘いもの、すなわち砂糖や糖質を大量に含んだ食べ物は生き物のエネルギー源である。このことをヒトは生物進化の歴史の中で学んできた。甘いものへの欲求は、知識というより私たちの本能に深く刻み込まれている。

その証拠に、大人よりも本能に正直である赤ちゃんや幼児は、甘いものを強く欲しがる。赤ちゃんや幼児ほどではないにしても、私たちもまた甘いものが大好きである。大好きな甘いものを健康に悪いからという理由で完全に取り除こうとすると、ストレスがかかる。こんな我慢の日々を続けるうちに、ストレスはますます強くなって、ある日、突然、限界がきて爆発する。この結果、甘いものをドカ食いする。

そういうわけで、無理のない現実的な対応策が求められる。それは、砂糖が摂取カロリーの大部分を占めるようではいけないが、砂糖が酒やタバコのような嗜好品であることを十分に認識した上で、少量を摂取する、というもの。アメリカは肥満の激増、それにともなう糖尿病、関節炎、がんなど慢性病の蔓延に苦しんでいる。そこでUSDA（米農務省）は、甘いもの由来のカロリーを摂取カロリー全体の10%以下に抑えるように推奨している。だが、これでさえ実践するのは容易なことではない。私たちは、知らず知らずのうちに大量の砂糖を口に入れているからである。

砂糖は、サラダドレッシング、パスタのソース、ヨーグルトなど、私たちがぜんぜん予測しない食品にひっそりと混入されている。私たちは、知らないうちにかなりの量の砂糖を口にしているのである。だから、私たちは普段から砂糖を避けるように意識しなければならない。食品表示を見ることも対策のひとつである。インスタント食品や加工食品には砂糖が大量に含まれるので、これらの食品を避けるのが得策だ。

それから、健康に有害な砂糖の摂取をやめるのは大きな前進であるが、急にやめると、イライラ、怒り、気分の落ち込みなどが起こるから、要注意。その理由を次項で詳しく述べる。

ただし一時的に元気を出す、あるいは、頭を冴えさせることが目的であれば、脳のエネルギー源であるブドウ糖を供給する甘いものを摂取するのは得策といえる。

神話3
砂糖には依存性がある

甘いものを食べ続けていた人が、砂糖の有害さに気づいたのは一歩前進、甘いものをやめるのはさらなる前進である。だが、急にやめると、イライラ、怒り、気分の落ち込みなどが起こる。こういった症状は、モルヒネ、コカイン、ヘロインなどの麻薬をやめたときによく見かけるものである。これは、もしかして、砂糖には依存性がある証拠ではないか、と疑いたくなるが、本当のところどうなのか？

科学的検証

ホントである。

アメリカ、カナダ、ヨーロッパの科学者たちは、動物を使った実験で、デザートや甘くてうまいものが依存を引き起こすことをいくつもの論文として発表している。ここでは砂糖の持つ強い依存性を証明したプリンストン大学のバート・ホーベル教授の研究を紹介する。(3)

こんなことが観察された。実験を担当していた大学院生（以下、院生）が、ネズミに毎日2〜3時間砂糖水を与えたところ、ほんの2〜3日のうちに、パブロフのイヌのような条件反射が起こった。院生が部屋に入ると、砂糖水を飲めることを知っているネズミが、興奮し、いっせいに砂糖水をとりに、カゴの前方にモーレツな勢いで走ってきた。そして院生が砂糖水の入った容器のノズルをカゴの前に並べると、興奮したネズミは、容器からノズルを引きちぎり、あたり一面は砂糖水でびしょ濡れになった。

異常行動はこれだけにとどまらなかった。食べ物と砂糖水を同時に与えると、ネズミは食べ物には目もくれず、砂糖水ばかりを飲んだ。ネズミは1日24時間、ずっと砂糖水を飲み続けた。

いくつもの疑問が湧いてくる。なぜ、ネズミが砂糖水を異常なまでに好むようになったのか？　ネズミが砂糖依存症になったのか？　ネズミの脳内で生化学的な変化が起こっているのか？　もしネズミが砂糖水を飲めないなら、依存症の証拠である離脱症状があらわれるのか？

砂糖は脳内麻薬をつくらせる

まず、12時間何も食べずに、しかも朝食抜きという私たちのおちいりやすい食事パターンをネズミで再現した。そして次の12時間で食べ物と、10％または20％の砂糖水を飲ませた。その結果、砂糖水があれば、ネズミはそれをガブ飲みし、代わりに、食べ物の摂取量は減った。これは、多くの女性やある種の男性の食習慣とよく似ているではないか。朝に飢餓におちいり、それでもなお食事を抜き続け、最終的に大食いしてしまうパターンである。これが摂食障害である。

次に、脳内でモルヒネ受容体をブロックするナロキサンという薬を投与した。ヒトでもネズミでもモルヒネ依存症やヘロイン依存症になっていれば、ナロキサンを投与してすぐに離脱症状があらわれる。興味深いことに、ナロキサンを投与して30分後、ネズミは歯をガチガチ鳴らし、頭を前後に揺さぶり、前足はピクピク震えていた。しかも迷路テストをすると、普段は好奇心旺盛で迷路を動き回るネズミが、不安に怯え、あまり動かず、むしろ縮こまっていた。これらの症状は、どれもモルヒネやヘロイン依存症の離脱症状にほかならない。こうしてネズミが砂糖依存症になったことが実験によって証明された。砂糖は脳を刺激して、脳内麻薬（脳内モルヒネ）をつくらせるのである。

砂糖は法律でこそ禁止されてはいないものの、依存性の強い薬物である。欧米では、砂糖に依存する人のことをシュガーホーリック（Ｓｕｇａｒｈｏｌｉｃ）と呼んでいる。以上のことから、砂糖の摂取量を減らすのは健康のために大変よいことである。ただし、砂糖を急激にやめたり、いっきに減らしたりすると離脱症状が起こるので、それを避けるために、少しずつ減らすのが得策である。

神話4

健康のためには

清涼飲料水は栄養素が少ない。だから、清涼飲料水の代わりに果汁のジュース、しかも１００％

清涼飲料水よりも100％果汁のジュースを飲むほうがいい

果汁のジュースを飲むのは健康にいいという主張がある。だが、この主張は本当なのか？

科学的検証

ウソである。

清涼飲料水とジュース、どちらも健康に悪い。

清涼飲料水は「清くて涼しい飲み水」と書かれているので、これを飲めばきっと健康にプラスになると思いやすいが、本当は、砂糖がいっぱいの「不健康ドリンク」である。

清涼飲料水に含まれる砂糖の量を調べてみた。350㎖中に含まれる砂糖は、コカコーラだと39g、ペプシコーラで42g、ドクターペッパーで39gである。ジュースはというと、

240㎖中にオレンジジュースやアップルジュースでも約25gの砂糖が含まれている。

健康に気を配る人は肥満防止のために運動に励んでいる。暑い日には汗をたくさんかくので水分補給が欠かせない。そんな場合だけでなく、スポーツドリンクは日常飲む「健康飲料」と喧伝されている。そこで健康に良かれと思い、スポーツドリンクに手が伸びる人も多い。

たとえば、あるスポーツドリンクの表示には「製品100㎖当たり炭水化物6g」と記載されている。砂糖が入ってないから安心だ、と思うかもしれないが、それは大間違いだ。どういうことか？　まず、炭水化物、糖質、糖類、砂糖の関係を説明しよう。炭水化物という名称は包括的である。単糖類や二糖類（砂糖はここに含まれる）が糖類、これにデンプンや糖アルコールを含むと糖質、さらに食物繊維を含むことで炭水化物となる。アメリカでシュガー（sugar）といえば、単糖類と二糖類を指すが、これは日本では糖類に相当する。

砂糖と堂々と明記すればいいものを、なぜ、わざわざ、わかりにくい炭水化物と表示しているのか。「砂糖が主成分」であることを消費者からできるだけ隠しておきたいという会社側の心理であろうが、不誠実さを感じるのは私だけではないだろう。

先のスポーツドリンク500㎖中には砂糖30gが入っている。砂糖だけで、カロリーは120kcalに達する。他のスポーツドリンクにもだいたい同じくらいの量の砂糖が入ってい

図表6-1：砂糖を多く含む飲み物

	容量(mℓ)	砂糖(g)
コカコーラ	350	39
ペプシコーラ	350	42
ドクターペッパー	350	39
ファンタオレンジ	350	42
オレンジジュース	240	24
アップルジュース	240	26
C.C.レモン	350	35
バニラフラペチーノ	610	58
ネクターピーチ(不二家)	250	28
オロナミンCドリンク	120	28
ファイブミニ	100	13
アミノサプリ	500	33
スーパーH2O	500	16
レモンウォーター	500	28
DAKARA フレッシュスタート	500	21

著者調べ、小数点以下は四捨五入

ると思っていい。スポーツドリンクは決して健康にいい飲み物ではない。

それどころか、砂糖とがんの関係が強く疑われている。たとえば、フランスで10万人以上の成人を対象にした調査では、100%果汁のジュースやコーラ、レモネード、エナジードリンクなどの甘いドリンク100㎖／日、以上を毎日飲む人は、そうでない人にくらべ、がんの発症率が18%、そして乳がんの発症率が22%上昇することが示されている。(4) また、別の研究では、ソーダや果汁のジュースを飲むと総死亡率が上昇することが報告されている。(5)

これらの研究や他の多くの研究からわかったことは、砂糖入りのドリンクや果汁のジュースを飲むと、がんのリスクと総死亡率が上昇することである。

ただし、これらの研究は観察した事実を発表したものであって、砂糖ががんを発生させる原因であると主張するものではない。このことを熟知する論文の著者たちは、因果関係を明らかにするために、さらなる研究が必要である、と口を揃えて述べている。この用心深い態度は、科学者がわが身を守るためには正しい。だが、読者は誤解してはならない。

砂糖ががんに関係することは疑う余地のない事実である。砂糖は肝臓や膵臓《すいぞう》といった重要な臓器の周りに脂肪（内臓脂肪）をつけるだけでなく、血糖値を上昇させ、炎症を発生させる。このどれもが、がん発症率を高める因子なのである。そういうわけで、アメリカの専門家はジュースを240㎖／日、以上飲んではいけない、と強く警告する。

ジュースがダメなら、何を飲めばいいのか。いちばん健康にいい一杯は、「水」である。景気づけには、オレンジかレモン2〜3切れを水の入ったコップに入れるといい。砂糖無添加、しかもフルーツの味がする。もし、どうしてもジュースが飲みたいなら、オレンジジュースやリンゴジュースをお勧めする。少なくとも、栄養素が入っているからだ。ただし、グラスは小さなものを使用したい。

神話5
ケーキ、チョコレートなどの甘いものをやめればニキビが消える

ケーキ、大福餅、アイスクリームなどの甘いものについ手が出てしまう。多くの日本人が、美味しいから、つい、うっかり甘いものを口にしてきた。この甘いものがニキビや肌荒れの原因だというから、聞き逃すわけにはいかない。

科学的検証

ホントである。

ケーキ、チョコレート、大福餅などは美味しいが、砂糖が大量に含まれている。これまでの研究で、砂糖や精製デンプンを大量に含む甘いものをたくさん摂取すると、ニキビやシワが増えることが明らかになっている。

これまで皮膚科の医師は、食べ物がニキビの原因であることを認めてこなかった。きちんと洗顔して皮脂をとる、ニキビ用の基礎化粧品でケアさえしていれば、ツルツル肌になると信じられてきた。だが、この考えは正しくない。

ある30歳代の女性は顔に7~10個ものニキビができたが、3年たっても治らない。そこで皮膚科を訪れたのだが、医師は、ニキビが食べ物と関係があることを頑なに認めなかった。

しかし彼女は10年以上も毎日欠かさず食べていたチョコレートや他の甘いものをやめてみた。するとニキビが消え、肌がツルツルになった。じつは、甘いものをやめればニキビが消えるという昔からの言い伝えの正しさは、科学的に証明されている。

2002年、ニキビと食事の関係についての画期的な研究結果がコロラド州立大学のローレン・コーデイン教授のチームによって発表された。[6] コーデイン教授はこの分野のパイオニアで、20年以上にわたり加工食品があまり浸透していない世界のさまざまな地域に出向き、現地人の食事と、その健康に及ぼす影響を調査してきた。

こうした骨の折れる研究を長年にわたり続けたところ、驚くべき結論が得られた。それは、砂糖や加工食品に含まれる高度に精製されたデンプンがニキビを発生させるというもの。しかも、彼は世界の異なる地域を訪れて調査したが、どの地域からも同じ結論が得られた。それは、砂糖に代表される現代食を食べない人には、ニキビがない、というもの。それなら、文明の発達していない地域の人々の食事から、私たちは多くのことを学ぶことができるはずである。そこで劇的であり、説得力のある研究結果を紹介する。

コーデイン教授のチームは、7週間にわたり、南太平洋の独立国パプアニューギニアのキタヴァン島民の1200人の食事と皮膚の関係を調べた。その結果、十代の若者300人を含め、誰にもニキビはなかった。先住民が食べていたものは、単に、魚、野菜、果物、ココナッツ、根菜だった。そして彼らが口にしていなかったものは、シリアル、ケーキ、チョコレートなど、砂糖や高度に精製されたデンプンである。

コーデイン教授のもうひとつの研究は、狩猟採集生活を営む南米に位置するパラグアイのアチェ族の食事を2年間にわたって調査したものである。アチェ族の食事は、野生鳥獣、トウモロコシ、玄米、キャッサバが中心である。パプアニューギニアの場合と同じように、パラグアイのアチェ族における精製された穀物や乳製品の摂取カロリーは、食事全体の8%と低かった。

彼らの肌を観察すると、美しく、弾力性があり、ツルツルだった。具体的には、15〜25歳の若者15人を含め、調査した115人のうちニキビは1件も発見されなかった。良質のタンパク質と野菜を中心とした食事がツルツル肌の源だったのである。

ニキビは西洋文明の病気である

この画期的な結果は、2002年「ニキビは西洋文明の病気である(a disease of Western civilization)」というタイトルの論文として発表され、世界から大きな注目を集めた。(6) ニキビは西洋文明以外ではあまり見られないという驚くべき結果を、野菜やタンパク質を多く摂取すべきであると主張する人々は強く支持したが、しかし、当然ながら、チョコレートやケーキの愛好家たちからはかなりの批判を浴びた。

こうしてコーデイン教授や他の科学者の研究結果は、食事はニキビの原因ではないと主張してきた皮膚科の主流派と真っ向から対立することになった。しかし、食事が直接または間接にニキビを引き起こすという有力な証拠は、いくつもある。

なぜ、砂糖や高度に精製されたデンプンはニキビを発生させるのか？　そんな食事を続けると、高血糖になり、高血糖を下げるためにインスリンが連続して放出される。この大量に放出されたインスリンが、組織をどんどん成長させ、毛穴をふさぐため、皮脂が毛穴から出られなくなる。毛穴にはアクネ菌という細菌が住んでいて、皮脂をエサにして生きている。皮脂は分解されて脂肪酸になり、脂肪酸が空気中の酸素によって酸化され、炎症を起こす。こうして皮膚の悪魔、ニキビが誕生する。

また、過剰なインスリンは男性ホルモンを放出させる。この男性ホルモンは、アクネ菌のエサとなる皮脂をたくさんつくらせ、ニキビを悪化させるのである。

それから、食事がニキビの原因であることを支持する強固な証拠がある。ポリネシア人や南アメリカのインディオはツルツル肌であるが、彼らが故郷を離れて都会に移住し、砂糖や高度に精製されたデンプンの多い現代人の食事をするようになると、ニキビができるのである。同じことが、イヌイットが西洋食を食べても起こっている。きれいな肌になるには、高額な化粧品を塗るよりも、甘いものをやめるのが、安価で、より効果的なのである。

07・人工甘味料についての5つの神話

自動販売機の前で悩んでいる人がいる。ダイエットソーダにするか、それともレギュラーにするか？　できるだけカロリーを摂りたくないようだ。それなら、カロリーが実質ゼロの人工甘味料で甘みをつけたドリンクを飲めばいいのか？　だが、人工甘味料についてはさまざまな噂が流れている。そこで、この噂を検証していくことにする。

神話1

人工甘味料は「ニセ砂糖」である

人工甘味料は、食べ物やドリンクを甘くするために砂糖の代わりに用いる低カロリーまたはゼロカロリーの物質のことである。人工甘味料は砂糖より数百倍も甘いので、ごく少量で十分な甘みが出る。だから、人工甘味料のカロリーは極めて低い。そういうわけで人工甘味料は「ニセ砂糖」であるといわれることがあるが、本当なのか？

科学的検証

ウソである。

甘いものの代表が砂糖である。砂糖が大量に含まれている食べ物をたくさん食べると、カロリー過剰になって太る。ヒトを太らせる砂糖は美容を損ねるだけでなく、糖尿病を引き起こす強力なリスク因子にもなっている。砂糖は万病の元と名指しされている。甘さは欲しいが、カロリーはいらない。矛盾した要求としか思えない。現代人は、そんな都合のいい甘味料を求めてきた。

この求めに応じて世に出てきたのが、砂糖に似た甘さがあってカロリーはほぼゼロ、と謳う「ゼロカロリー甘味料」である。「ゼロカロリー甘味料」を「ニセ砂糖」と呼ぶのは正しいのか？

No．ゼロカロリー甘味料は「ニセ砂糖」ではない。たとえば、FDAは、ゼロカロリーの甘味料を「ニセの何々」というのではなく、「砂糖代替物」と定義している。代表的なゼロカロリー甘味料は、サッカリン、アスパルテーム、アセスルファムK、スクラロースなどで、これらは人間が化学工場で合成したものなので「人工甘味料」や「合成甘味料」とも呼ばれる。

サッカリンはいちばん古い人工甘味料だが、日本ではあまり人気がない。なぜか？　こんな経緯があるからだ。1973年、ラットを使った実験で、サッカリンに発がん性があるとの情報がアメリカから日本に入ってきたため、当時の厚生省（現、厚労省）が使用を禁止した。だが、発がん性を証明する実験が杜撰《ずさん》だったことが指摘されたことから、後にサッカリンの発がん性は否定された。現在、サッカリンはアメリカで頻繁に使われているが、日本では今でも当時の悪い印象が残っているせいか、あまり使われない。ただしサッカリンには独特の苦味があることから、新しい人工甘味料が開発されるようになった。

ゼロカロリー甘味料は砂糖にくらべ、文字通り、桁違いに甘い。たとえば、サッカリンは砂糖の500倍、アスパルテームは200倍、アセスルファムKは200倍、スクラロースは600倍の甘さがある。だから、原理的には、人工甘味料、すなわちゼロカロリー甘味料は、カロリーがないため、体重を増やすことなく、甘さを堪能できるはずである。

人工甘味料を使えば、甘さを堪能しつつ、体重を減らせる、つまりやせられるはずである。これは本当なのか？　それを次項で検証していこう。

神話2
ゼロカロリー甘味料を使えば、太らない

私たちが甘いものに目がないのは、甘い物が生き物のエネルギー源であることを本能で知っているからである。甘さとカロリーは固く結びついている。食料が不足していた古代なら、カロリー豊富な甘いものは大歓迎されたが、飽食の現代、人は、甘さだけ欲しいが、カロリーはいらない、といい出す。この無茶な要求に応じて世に出てきたのが、ゼロカロリー甘味料である。ゼロカロリー甘味料で甘くすれば、カロリーがないのだから太るはずがないと謳うが、

本当にそうなのか？

科学的検証

ウソである。

ゼロカロリー甘味料は、カロリーがないため、体重を増やすことなく、甘さを堪能できるように思える。しかし、２０１７年、カナダにあるマニトバ大学医学部のメガン・アザド教授のグループは、真実はこの反対であることを発表した。(1)

この研究は、人工甘味料を使った体重管理について発表された37の治験論文をメタ分析したものである。この分析では、合計40万人以上の被験者を約10年間にわたって追跡調査している。しかも、37論文のうち7論文は「二重盲検試験」を採用していることから、この分析の信頼度は高いと思われる。

「二重盲検試験」は、どの被験者が人工甘味料を使ったのか、使わなかったのかを本人にも観察者にも知らせないで行うことで、人工甘味料の効果を客観的に判定しようとする試験法である。

結果はこうだ。人工甘味料は、体重を減少させる助けにはならなかった。その代わり、人工甘味料の入った飲み物を1日1杯以上摂取する人は、すなわち、普段、人工甘味料を使用している人は、使用していない人にくらべ、体重増加、肥満、糖尿病、心臓病のリスクが高くなった。人工甘味料を使用すると、喧伝されている効果や私たちの期待とは裏腹に、太ることが明らかとなった。

論文の著者のひとりアザド教授は、こういう。「多くの人々はカロリーゼロなら、健康被害ゼロと思い込んでいます。しかし、この研究を通して、私は、体重管理はカロリーだけではない何かがあることを認識しました」。つまり、体重管理は、私たちが考えている以上に複雑なしくみで行われているようである（後述）。

この新しい研究によって、人工甘味料は体重管理を解決するための特効薬や「魔法の弾丸」ではないことが明らかになった。同じく人工甘味料の研究を続けるパーデュー大学心理学科のスーザン・スウィザース教授は、この論文にかかわっていない中立の立場で、こう慎重に述べている。「残念ながら、体重を落とすことを目的とした人工甘味料の有効性を支持する有力な証拠は存在しません」。これは学者らしい慎重な言い回しであるが、要するに、人工甘味料にやせる効果はない、と断言しているのである。

それどころか、人工甘味料は人を太らせる。この理由は何か。じつは、人工甘味料にはふたつの問題がある。ひとつめは、人工甘味料が私たちの味覚を鈍くすること。人工甘味料の甘さに慣れると、非常に甘いものでないと満足できなくなり、それまで以上に甘いものを求めるようになる。甘みを受け取る甘味センサーが、人工甘味料の強い甘さに適応するのである。しかも、甘味センサーは舌だけでなく、胃、腸、膵臓にも存在する。胃の甘味センサーが甘みを感知すると、グレリンというホルモンが放出される。グレリンは、脳の視床下部にある摂食中枢を刺激し、食欲を湧き出たせる。しかも人工甘味料の刺激は砂糖よりも格段に強いため、食欲が極度に刺激され、大食いして太る。

ふたつめは、人工甘味料がインスリンを放出させること。そもそもインスリンは、人を太らせるホルモンである。なぜか？　血液中に溶けているブドウ糖は筋肉でエネルギー源となって消費されるか、脂肪組織に取り込まれて体内に蓄積する。どちらの道に進むかを決定するのが、インスリンの量である。インスリンが少なければ、ブドウ糖は筋肉に行って消費されるが、インスリンが多ければ、ブドウ糖は脂肪組織に取り込まれて体内に蓄積するので、太る。

砂糖はインスリンを大量に放出させるので、人を太らせる。だが、砂糖だけでなく、人工甘味料もまたインスリンを放出させ、太らせることが報告されている。(2)

アメリカがん協会からの資金提供を受けて行われた7万8000人の女性を対象にした研究でも、サッカリンを使用することによって体重が増えることが報告されている。ネズミを使った実験でも、人工甘味料を加えたヨーグルトを摂取したネズミは、プレーンヨーグルトを摂取したネズミにくらべ、食事全体の摂取量が多く、体重も増加していた。

人工甘味料で体重を落とすという目標は、達成できなかった。それから、人工甘味料は安全性に心配があるので、使用を避けるのが賢明な選択、と私は思っている。やせたいなら、コーラやジュースを飲むのではなく、水を飲むといい。

アザド教授は、もう人工甘味料を使用していない、という。「毎日、私はコーヒーに人工甘味料のスプレンダを入れて飲んでいたのですが、今は、ミルクに代えました」。

神話3
人工甘味料は虫歯ができにくい

経験的に知られていることだが、アイスクリーム、チョコレート、ケーキなど砂糖が大量に入った食べ物を日常的に食べると虫歯ができやすい。甘いものを食べたいが、虫歯が恐い。虫歯は砂糖

が原因だとすると、人工甘味料を使えば、虫歯ができにくくなるのか？

科学的検証

ウソである。

虫歯は、プラーク（歯垢《しこう》）の中に住む細菌がつくる酸によって歯が溶ける病気である。砂糖を例にして、どのように虫歯ができるのかを説明しよう。歯の表面や歯と歯ぐきの境目、歯と歯の間には、白いネバネバした塊が付着している。これをプラークと呼んでいる。プラークの中にバイ菌が住んでいる。名前を虫歯菌という。虫歯菌は砂糖をエサにして生きているが、このときに「酸」ができる。この酸によってプラークのpHが低下する。これが何を意味するのか。

pHは、水溶液がどれだけ酸性が強いか、または弱いかを示す物差しで、水素イオン濃度ともいう。pHは1～14まであり、中性は7、酸性は1～6、アルカリ性は8～14である。pHは指数で表記されるため、pH５・０の水素イオン濃度は、pH７・０の中性よりも１００倍も高い。たとえば、０・１％の砂糖水を10㎖飲むと、プラークのpHは５・０以下になる。唾液の

pHは通常6・8～7・0であるから、砂糖水は、プラークの酸性の度合いを100倍も高めることがわかる。

一方、歯の表面を覆うエナメル質は、リン酸カルシウムでできていて、pH5・5以下になると急激に溶け出す。だから、砂糖を食べると、歯のエナメル質が溶け出し、虫歯になりやすい。しかし、経験から私たちは、そう簡単に虫歯にならないことも知っている。この酸は唾液によって中和されるだけでなく、溶け出した歯の表面が唾液によって修復されるからである。うまくできたものである。だが、砂糖の摂取を続けると、唾液による歯の修復が間に合わなくなり、虫歯になる。

それなら、虫歯菌のエサである砂糖を含まないソフトドリンクなら虫歯ができない、と思うかもしれない。だが、残念ながら、そうはいかない。

人工甘味料の入ったソーダやスポーツドリンクなどには、砂糖こそ入ってないものの、口内を酸性にしやすい。なぜならば、砂糖を含んだドリンクにも砂糖を含まないドリンクにも、クエン酸とリン酸が大量に含まれているからである。クエン酸もリン酸も立派な「酸」であるため、虫歯をつくる原因となる。

要するに、酸の多いドリンクは虫歯菌という虫歯の媒介者を除外しているに過ぎない。砂糖を大量に含んだドリンクを飲めば、細菌が砂糖をエサにして酸をつくるが、人工甘味料の入ったソーダやスポーツドリンクを飲めば、歯全体が「酸」にドップリ浸かることになる。この酸が歯のエナメル質を溶かし、虫歯をつくる。

虫歯の初期段階では、歯のエナメル質が侵食によってはがされる。さらに奥の象牙質まで侵食が進むと、甘いものや冷たいものがしみるようになる。

シュガーフリーを謳うエナジードリンクやスポーツドリンクは、ソフトドリンクよりも歯にいいかというと、そうではない。アメリカの調査では、エナジードリンクの酸性度（pH3・2）はスポーツドリンクの2倍も強かった。通常、唾液のpHは6・8〜7・0で中性であり、これらのドリンクによって低下したpHが元に戻るのに約30分かかる。

この30分間、歯は酸に浸されている。大抵の人は、エナジードリンクやスポーツドリンクを飲んだときに、以下に示す適切な行動をとらない傾向にある。このため3人に1人の子どもは虫歯を持ち、しかもエナメル質が傷つくと、虫歯菌が付着しやすくなるため、虫歯がさらに進行しやすくなる。

では、虫歯を防ぐにはどうすればいいのか。

明らかな解決策は、酸を大量に含んだ甘いドリンクを一切飲まないことである。だが、甘いドリンクを飲んでしまった人、あるいは、飲むことをやめられない人のために対策を紹介しよう。

- もっと水を飲む。もっと水を飲むことによって、エナジードリンク、スポーツドリンク、ソフトドリンクの摂取量を減らす。
- 素早く飲む。早く飲み終えるほど、酸が口の中にとどまる時間を短縮できる。唾液のpHをより迅速に中性に戻すことができる。
- ストローを使う。ストローを使うことで、歯が酸に浸る時間を減らす。
- 口を水で注ぐ。酸を大量に含んだドリンクを飲んだ直後に、歯を磨く前に口を水で注ぐ。
- 歯を磨く。酸を大量に含んだドリンクを飲んだ後に、口を水で注ぎ、歯を磨く。

それから、寝る前に酸を大量に含んだドリンクを飲まないことも忘れないでほしい。そうしないと、酸が一晩中あなたの歯を侵食することになるからである。

神話4

人工甘味料の摂り過ぎは、がんを引き起こす

人工甘味料は多くの飲み物や食品に含まれている。たとえば、ドリンク、デザート、加工食品、インスタント食品、ケーキ、チューインガムなどである。頻繁に使われる人工甘味料は、アスパルテーム、アセスルファムK、サッカリン、ソルビトール、スクラロース、キシリトールなどである。もし人工甘味料ががんを引き起こすという主張が本当なら、大変なことである。

科学的検証

真相は不明である。

各国政府は、人工甘味料に発がん性はないと発表している。だが、この発表をそのまま信じるわけにはいかない。いわば、大本営発表であるからだ。人工甘味料に発がん性があるという疑いは、政府への不信感に由来する。その代表が、アスパルテームの承認をめぐるドタバタ劇である。人工甘味料の代表としてアスパルテームを取り上げ、発がん性の有無につい

ての議論を見ていこう。

アスパルテームの安全性について、動物実験が行われた。初期の結果は、発がん性ありというもの、その反対に発がん性なしというものもあり、結論は出なかった。しかも、ＦＤＡによるアスパルテームの承認において理不尽としか思えないことがいくつも起こり、大論争となった。

そもそもアスパルテームとは、どういうものか。バージニア工科大学のモーガン・サイクさんの「アスパルテーム論争、あまり甘くない人工甘味料の隠れた真実」という記事と『スイート・ポイズン』（ジャネット・スター・ハル著）という書籍を中心に、アスパルテーム問題を紹介しよう。(3)(4)

１９６５年12月、サール製薬の化学者ジェームズ・シュラッター博士が胃潰瘍治療薬のテストをしているときのこと、実験中に偶然フラスコが吹きこぼれて、中味が手にかかってしまった。この手をなめたら、甘かった。「おお、甘い。この胃潰瘍治療薬は甘いぞ」と彼はいったと伝えられている。アスパルテームの甘さが発見された瞬間である。同社はアスパルテームを当初の目標であった胃潰瘍治療薬ではなく、食品添加物として販売することにした。

安全性を調べるために、動物実験が開始された。１９７０年、ワシントン大学のジョン・

オルニー博士は、アスパルテームを投与されたマウスの脳に穴があくという実験結果を同社に示した。これはまずい。そこで同社はアン・レイノルズ博士を雇い、オルニー博士の実験を追試したところ、同じ結果が得られた。再現性があるので、この結果の信頼性は高い。ますます、まずい。だが、同社はレイノルズ博士の結果に言及することなく、「オルニー博士の研究は動物に何ら健康問題を提起するものではない」と主張した。この主張は明らかに虚偽である。

そして1973年、同社は、アスパルテームをあらゆる食品に使えるようにFDAに申請した。翌年74年、FDAのアレキサンダー・シュミット長官は、アスパルテームは乾燥食品にのみ食品添加物として使用することを承認した。同社のレイノルズ博士の実験で、アスパルテームを投与されたマウスの脳に穴があいたにもかかわらず、FDAはアスパルテームを承認したとは、どうしたことか。

じつは、同社は、不都合なデータをシュミット長官がアスパルテームを承認する前に提出しなかったのである。オルニー博士の研究結果を届け出なかっただけでなく、同社が行った類似の研究結果も提出しなかった。だが、この隠蔽工作が暴露され、アスパルテームの安全性に関する疑惑が浮かび上がった。

この疑惑は深刻である。1975年、FDAは調査のための特別チームを結成した。調査は数ヵ月に及んだ。そして特別調査チームは、1万5000ページにわたる文書に80ページを超える要約をつけたレポートを提出した。要約には、こう記載されている。

「特別調査チームは、質の高い動物実験を実施するはずのサール製薬の誠実性、並びにニュートラスイート（アスパルテームの別名）の潜在的な毒性を正確に特定するはずのサール製薬の能力に、深刻な欠陥があることを明らかにした。……（動物実験は）……杜撰に計画され、軽率に実施された上に、不正確な解析と報告が行われた。不適切な動物実験が多々あったことを我々は見出した」。

FDAの特別調査チームは、サール製薬は信用できないし、アスパルテームの毒性を正しく調査する能力も持ち合わせていないことを正式に発表したのである。

その後も、アスパルテームが動物に脳腫瘍を引き起こすことが何度も示されたため、ついに1980年9月、FDAはアスパルテームの承認を取り消した。だが、これで終わりではなかった。

それから4ヵ月が過ぎた。1981年1月20日、ロナルド・レーガン氏がアメリカ大統領に就任した。その翌日、なんと、サール製薬はアスパルテームの承認をFDAに再申請したではないか。だが、ＦＤＡのジェレ・ゴーヤン長官は、この再申請を拒否した。長官はアスパルテームの問題を知っていたからである。

だが、サール製薬の経営トップはドナルド・ラムズフェルド氏であった。彼は、盟友であるレーガン大統領にゴーヤン長官をクビにすることを提案すると、直ちに、そうなった。同年4月、アーサー・ヘルズ・ジュニア氏がＦＤＡ長官に任命された。彼には食品添加物に関する知識も経験もなかったが、ラムズフェルド氏とはかつて国防省の化学兵器部門の同僚だった仲である。要するに、ラムズフェルド氏は自社の利益のために友だちのレーガン大統領を使い、友だちのアーサー・ヘルズ・ジュニア氏をＦＤＡ長官に据えたのである。

就任して2ヵ月後の6月、彼は、「より詳細な動物実験を実施して（アスパルテームによると考えられる）脳腫瘍問題を解決するまで承認すべきではない」という公式調査委員会の勧告を却下した。そして7月、彼はアスパルテームをニュートラスイートとして乾燥食品に使用すること、これを砂糖代替品イークアルとして販売することも承認した。このご褒美に彼は、後に、アスパルテームを所有するサール製薬で職を得た。

このような事情があるので、アスパルテームの安全性への強い疑惑は当初から存在していたが、今も存在するのである。もともと薬のはずだったアスパルテームは、１９８１年に

FDAが食品添加物として承認した結果、サール製薬は継続的な安全監視から免れることとなって現在にいたる。

人工甘味料に発がん性があることを裏付ける研究がいくつか発表されている。そのひとつは、2022年3月24日、パリ第13大学の科学者が、10万人以上を約8年間にわたって調べた疫学調査の結果を有力国際医学誌「Plos Medicine」に発表したものである。(5)

それによると、アスパルテーム、アセスルファムK、スクラロースの3種類の人工甘味料の消費量が多い人は、消費しない人にくらべ、がんになるリスクが13%増加していた。アスパルテームだけに限ると、日常的に消費している人は、がんになるリスクが15%も高く、乳がんのリスクにおいては22%も増加していた。

人工甘味料を摂取するとがんリスクが高くなることが明らかとなった。

しかし、これでも人工甘味料ががんを引き起こすとはいいきれない。というのは、これをいうには、人工甘味料が細胞にがんを引き起こすことを証明しなければならないからである。そういうわけで、人工甘味料の摂り過ぎは、がんを引き起こすという命題の真偽は不明のままである。消費者の防衛策は、予防原則にしたがうことである。すなわち、できるだけ人工甘味料を使わないこと、人工甘味料の使われている食品を購入しないことである。人工甘味料の使われている食品に、コーラ、チューハイ、ガム、ヨーグルトなどがあるので、表示を見てから購入するのがよい。

神話5
政府が承認した人工甘味料は安全である

政府が私たちを守ってくれる。安心・安全は国のいうことにしたがうことから始まる。政府が人工甘味料を承認したのだから、害などあるはずがない。もし有害なら、政府が発売を許すはずがない。日本では、こう信じて行動する人が多い。それで、あなたは自分自身や家族の健康を守ることができるのか?

科学的検証

ウソである。

確かに、アメリカ、イギリス、EU諸国、オーストラリア、日本の各政府は、人工甘味料は安全であると結論し、販売を承認している。

食品添加物の安全性について、アメリカや日本にくらべ、より厳しい目を向けているのは、オーストラリアとEU諸国である。EU諸国で承認されているすべての人工甘味料は、食品に使用が認められる前に、EFSA（欧州食品委員会）によって安全性を厳しく評価されている。評価基準のひとつがADI（Acceptable Daily Intake、1日摂取許容量）である。ADIは、生涯にわたり毎日食べ続けても健康に被害が出ないと推定される体重1kg当たり、1日に摂取してよい最大量のことで、人々は、ADI以下の摂取量におさめるように指導されている。

2006年、欧州ラマジニ財団は、ラットを用いた実験でアスパルテームの消費量が増えると、がんのリスクが高くなることを報告した。(6)これに関してEFSAは、未発表のデータを含むすべてのデータを提出することを同財団に要求し、自らが再評価を行った。そして2013年、EFSAは、この結果を発表した。(7)

結論は、アスパルテームとその分解産物は、一般の人々が、通常、使用する分においては安全であるというもの。すなわち、ADI（40mg／kg／日、体重1kg当たり1日40mgを摂取という意味）以下の摂取を守るならアスパルテームは安全という表明である。

では、オーストラリアの人々は、どれだけのアスパルテームを摂取しているかを調査したところ、平均的な消費者はＡＤＩの６％を、高消費者はＡＤＩの15％を摂取していた。オーストラリア人のアスパルテーム摂取量は、有害作用があらわれる基準値よりはるかに低いことがわかる。

だが、油断してはいけない。ＡＤＩには落とし穴がある。ＡＤＩは、単一の食品添加物や残留農薬の使用についての安全性を示したものである。日常、私たちが摂取するのは、数種類の食品添加物や残留農薬であり、これらを含んだいくつもの食品を同時に摂取しているのであるから、たとえＡＩＤの範囲内であるからといって安全であるという確証にはならない。

人工甘味料の健康への影響は、懸念されるところであるが、残念ながら、十分なデータは世界のどこにも存在しない。しかし、断片的なデータならいくつか存在する。人工甘味料が細胞のインスリン抵抗性（インスリンの効きが悪くなる）を高めるとするデータが存在するが、別のデータは、天然甘味料のステビアが血糖値を安定化させることを示す。

また別のデータは、アスパルテームのような人工甘味料は、ある人には偏頭痛の引き金となるが、ふつうの人に頭痛を引き起こさないとも主張する。そういうわけで、人工甘味料の健康への効果や危険性は、いまだに決着がつかないままである。

商売第一VS.予防原則

今回の神話もそうであるが、安全性と危険性をデータだけから判断できない場合がある。というより、そんな場合がかなりある。それどころか、十分なデータさえ存在しない場合が多い。そんなとき、アメリカでは、危険と証明されないものは基本的に安全なことにして、販売を認める傾向にある。

まず、商売を優先させ、もし人の健康に被害が出たら、そのときに考えましょう、という方針である。たとえば、遺伝子組み換え食品の安全性など、まったく証明されていないにもかかわらず、アメリカでは堂々と販売されている。アメリカのやり方は、「とっても危ない」のである。

一方、EU諸国は保守的で、遺伝子組み換え食品を販売するのはかなり難しい。それは、被害を避けるために未然に規制を行う「予防原則」に立っているからである。EU諸国は、人の健康を守るために安全運転を心がけている。

そんなわけで、EU諸国はアメリカ産の遺伝子組み換え食品を輸入しない。両者の間で貿易摩擦が起こるのは当然である。国民の命と健康を守るという観点に立てば、アメリカより

ＥＵ諸国のほうが正しいように私には思える。アメリカの行動原理を要約すると、カネ儲け第一主義ということになる。

多くの人々の懸念にもかかわらず、人工甘味料が人にがんを引き起こすとか、健康に害をなすことへの確たる証拠は存在しない。それは、たとえ健康被害が生じたとしても、人工甘味料の摂取から表面化するまでに時間がかかるため、証拠が見つかりにくいからである。それはそうとして、人工甘味料はがんを引き起こさないということで、一応の決着はついた。しかし、これは政府の発表、すなわち大本営発表であることを、忘れてはならない。人工甘味料を使用する人は、体重増加、肥満、糖尿病、心臓病のリスクが高まるなど、がん以外の問題については未解決のままである。

人工甘味料が入っている食品は、加工の程度が非常に高い。オーストラリアで発行されている「健康な食生活ガイド」では、「そもそも人工甘味料が入っている食品を大量に摂取すべきではない」と警鐘を鳴らしている。

とくに子どもの健康を考える親は、果物や野菜といった食品表示のついていない食品を選ぶように心がけるべきである。こうすることで、過体重や肥満を防ぎ、多くの慢性病にかかるリスクを減らすからである。

08・水についての5つの神話

人体の60％は水でできている。だが、この無色の物質について私たちの知識は十分ではないため、いくつもの噂が流布している。そこで、水についての神話を解明しておこう。

神話1

ペットボトルの水は水道水よりも美味しくて体にいい

外出先でノドが渇いたときに飲むミネラルウォーターは、冷たくて美味しく感じられる。ペットボトルのラベルには「何とかの名水」「しかじかの天然水」「かくかくの氷河」など、原始の氷河や名山から湧き出た特別な水などと記載されているから、なるほど、うまくて、

健康にいい、と思うが、本当なのか？

科学的検証

ウソである。

ペットボトルに入れられた水がミネラルウォーターとして販売され、毎年、消費量が右肩上がりで伸びている。日本ミネラルウォーター協会によると、日本国内におけるミネラルウォーターの国内生産量と輸入量の合計は、過去40年間、増加を続けてきた。その合計は、1982年に8・7万トンだったが2020年に418万トンへと、なんと50倍近くも跳ね上がった。国民ひとり当たりの年間消費量も、2005年の14・4ℓから2020年には33・3ℓへと2・3倍に伸びた(1)。

ペットボトル入りの水（ミネラルウォーター）は、1本500mℓが約100円で販売されている。一方、家庭で蛇口をひねれば出てくる水道水はほぼ無料である。それでも人々は嬉々としてペットボトル水を購入する。驚くほど鷹揚《おうよう》な態度である。普段は5円、10円高いか安いかで大騒ぎするほど価格に敏感な人々が、いったいどうしたのだろう。

ペットボトル水は水道水よりも、本当に美味しいのか。実際に、2017年、東京都水道

図表8-1：ミネラルウォーター類の国内生産、輸入合計の推移

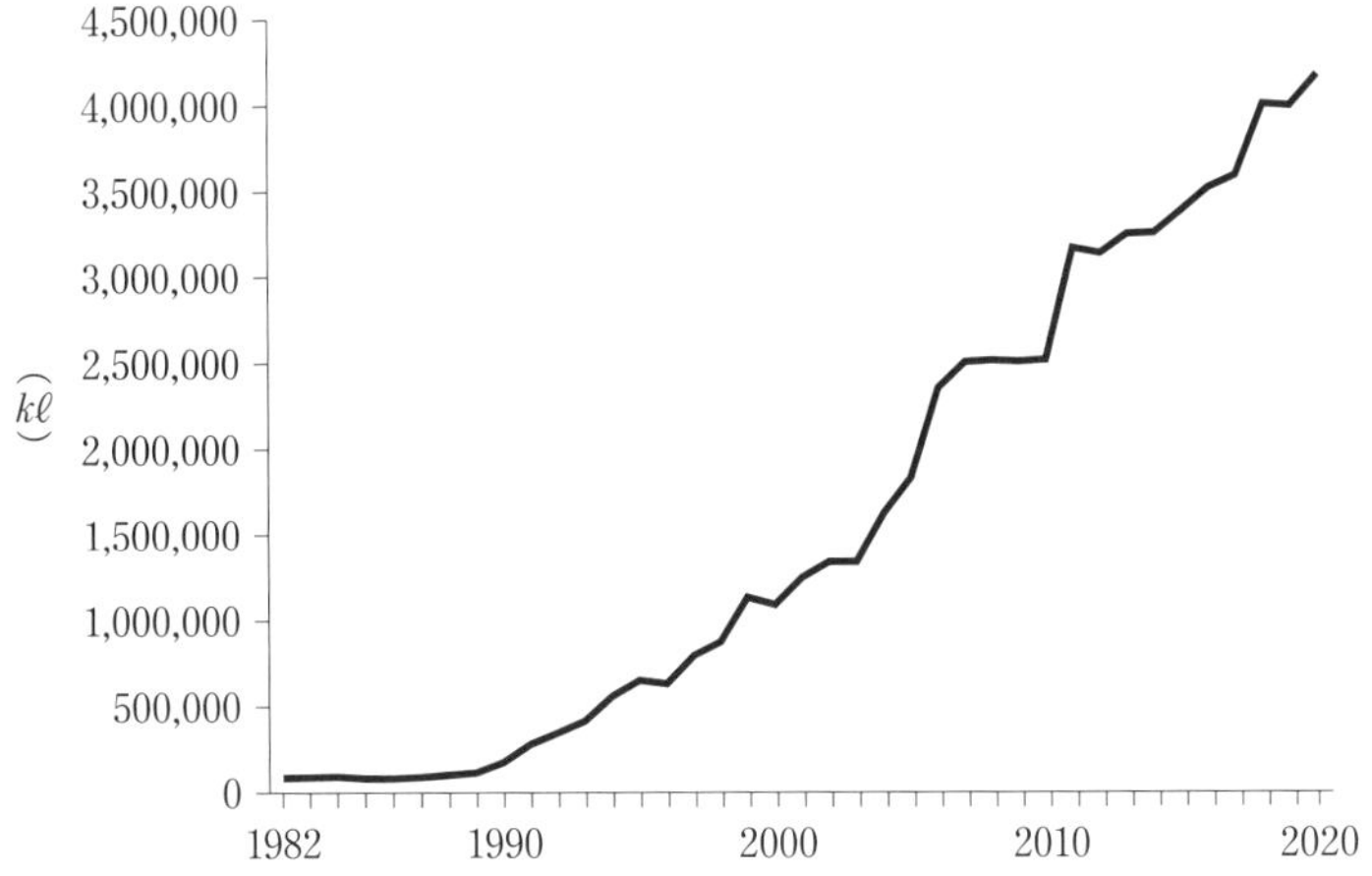

出典：輸入資料（財務省関税局 日本貿易統計）

局が約3万人を対象に目隠しテストを行ったところ、ペットボトル水（ミネラルウォーター）のほうが美味しいと答えた人は41％、水道水のほうが美味しいと答えた人は39・1％、どちらも美味しいと答えた人は19・8％であった。(2)東京都の人々が出した結論は、ペットボトル水（ミネラルウォーター）と水道水の美味しさは同じ程度、ということ。

では、ペットボトル水は、水道水よりも健康にいいのか。多くのペットボトル水は、湧水《ゆうすい》、井戸水、温泉水、氷河、地下水などの飲料水であるが、その源は川や沼の水を浄化してつくられた水道水と変わらない。すなわち、ペットボトル水も水道水も、その源は同じ、川や沼の水である。水を研究するアメリカの非営利団体パシフィック研究所

図表8-2：ミネラルウォーターと水道水の味は、変わらない

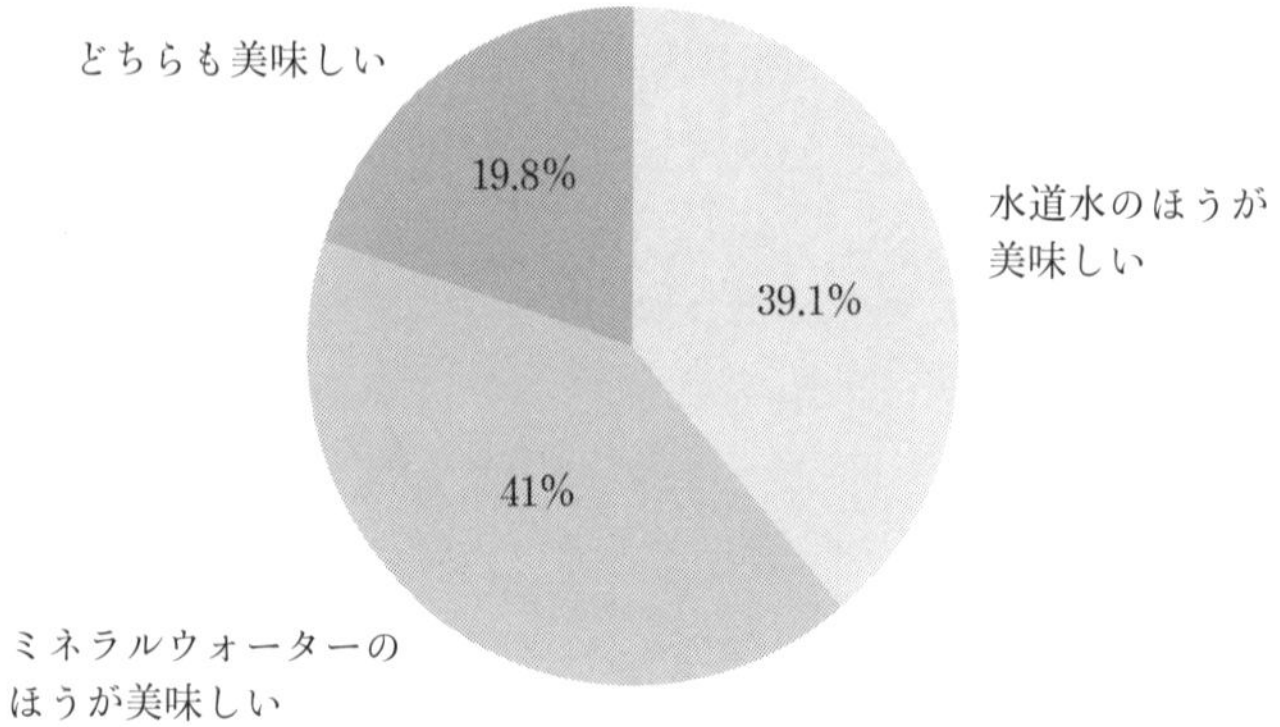

出典：東京都水道局「東京水飲み比べキャンペーン」2017年度実施結果（30613人に聞き取り）

の所長ヒーザー・クーリー氏は「ボトルに入った水は精製されたものかもしれないが、やはり水道水である」と明解に述べている。

水道水はペットボトル水より基準が厳しい

水道水は、川や沼の水を塩素で殺菌してつくられる。日本と同じようにアメリカでも水道水は公営事業である。アメリカで水道水とペットボトル水は異なる機関で規制されている。水道水はＥＰＡ（米環境保護庁）の管理下にあって、水質を検査するのはＥＰＡである。一方、ペットボトル水はＦＤＡが管理しているものの、水質を検査するのは業者自らである。当然、安全性のチェックは、ＥＰＡが検査する水道水のほうが、業者自らが検査するペットボトル水よりも厳しい。また、水道水の汚染が発生した場合は、国民にすみやかに公表しなければならないが、ペットボトル水にはこれが当てはまらず、汚染が発生しても多くの場合、公表されない。

日本ではどうか？　日本の水道水は、厚労省が「水道法」で管理している。一般細菌、大腸菌、カドミウム、水銀、鉛、六価クロムなどの重金属、シアン化物、ジクロロメタン、トリクロロエチレン、ベンゼンなど51の有害物質を対象に基準値が定められている。この厳しい基準をクリアしないと水道水として認められない。

一方、ペットボトル水は、フィルターで除菌や加熱殺菌などの処理をしてペットボトルに詰められた水である。ペットボトル水の基準を定めているのは「食品衛生法」で、清涼飲料水という大分類の下に入っており39の水質基準項目がある。

水道水とペットボトル水は、どちらがよりクリーンか。水道水は「水道法」で、ペットボトル水は「食品衛生法」で管理されている。どちらが、より厳しいのか。

水質基準の対象となる有害物質は水道水の51項目、ペットボトル水の39項目。水道水のほうがペットボトル水よりも厳しい。両者で共通する項目は鉛、ヒ素、フッ素、ホウ酸、亜鉛、マンガンで、その基準値をくらべると、どの基準値でも、水道水はペットボトル水よりも厳しい。そういうわけで、ペットボトル水は水道水よりも健康にいいというのは間違いである。

日本のミネラルウォーターは、味においても、健康面においても水道水に優っているわけではない。それでも、私たちが５００mℓにつき約１００円を支払ってミネラルウォーターを購入する理由は、便利さはもちろんであるが、ボトルに入っているとより安全という安心感にあるのかもしれない。

神話２

水をたくさん飲むほど皮膚が健康になって、肌がきれいになる

すべすべした肌に関心のある人なら、体内に潜む毒素を洗い流し、肌を健康に保つために、たくさん水を飲むように、との熱心な勧めを聞いたことがあるに違いない。

科学的検証

ウソである。

人体は水でいっぱいである。赤ちゃんは75％、つまり大部分が水でできている。それが、

成人だと65%、老人だと50%というように、歳をとるにつれ、体から水分が減っていく。歳をとると、人体からみずみずしさが失われていくのは、まぎれもない事実である。それなら、たくさん水を飲んで、みずみずしくなろう、そう期待したくもなる。

たくさんの水がどれくらいを指すかは、人によって異なる。アメリカを発信地とするアドバイスは「1日8杯の水を飲む」であるが、より気温の高い地域に住む人々は、汗をより多くかくので、これを補うためにより多くの水分を摂取するように、と親切なアドバイスが加わる。

しかし、飲むべき水の量は別として、このアドバイスの基礎となる原理はどれも同じである。すなわち、さらなる水分補給によって、肌に水分を加えるというもの。水が加湿剤として働くという論法である。よく耳にする考えであるが、驚くことに、これを支持する科学的根拠は存在しない。

水が加湿剤として働くという考えが正しいのか、それとも間違っているのか、研究すればいいではないか。しかも、この実験は簡単であるから、すでに多くの実験が行われたに違いない、と多くの人は思うだろう。

実験の手順は、こうだ。まず、人々をふたつのグループに分ける。ひとつは1日中、水を積極的に飲む。もうひとつは、ふつうに水を飲む。1ヵ月後、両グループの肌の滑《なめ》らかさをくらべれば、より多くの水分を摂取すれば、より滑らかな肌になるかどうかを判定できる。

だが、このような研究が行われることは、まずあり得ない。理由のひとつは、水はパテント化（特許を取得すること）できないから、新薬や新化粧品の販売に結びつかないためである。研究に必要な資金を新薬や新化粧品の販売によって回収できないので、資金を提供するスポンサーが存在しないのである。

だが、とても珍しいことが起こった。イスラエルにあるキャプラン医学センターのロニ・ウルフ医師が、長期にわたり水分を摂取したときの肌への効果を調べるための文献調査を進めるうちに、ドイツの科学者によって、この問題について書かれた論文をひとつだけ見つけたのである。(3)

だが、結果は矛盾するものであった。論文によると、被験者にミネラルウォーターか水道水を4週間飲んでもらい、両グループをくらべた。結果は、ミネラルウォーターを飲んだグループは肌密度が低下していたが、水道水を飲んだグループは肌密度が上昇していた。(4) しかし、どちらのタイプの水を飲んだかにかかわらず、肌のシワや滑らかさに差はなかった。

これは、脱水が肌に影響を及ぼさないという意味ではない。水分が少なすぎれば、肌に悪いことは確かであるが、だからといって、平均以上に水を飲めば改善されるという意味でもない。食べ物が不足すると栄養失調になることから、その反対に、過食すれば健康にいいという意味でもない、のと同じ理屈である。

皮膚科医でもあるウイスコンシン大学医学部のアップル・ボドマー教授は、こういう。「水をガブ飲みしてもあなたの肌はみずみずしくならないし、きれいにもなりません。どんなタイプの水でも摂取すれば、皮膚細胞を膨らますことができますが、それでも皮膚細胞の内側に潤いを与えることはできません」。

では、肌を守るための最善の策は何か。ボドマー教授は、シャワーの後に保湿剤を塗るとよい、とアドバイスする。ローションが肌の表面にある水を保持し、この水が肌を乾燥から守ってくれるという。

さらに同教授は、こうもアドバイスする。「美しさは体の内側から生じます。水分をしっかり摂る、適度な強度のエクササイズを日課とする、よい睡眠を確保する、よい友人を持つ、趣味の時間を持つ、人生を楽しむ。これらのことを日常的に実行すれば、人生は大きく変わるでしょう」。

神話3

レモン水は健康にいい

ここ数年、コンビニ、スーパーマーケット、ネットなどで頻繁に見かけるのが「レモン水」である。レモン水は、体にいい、デトックス効果、ダイエット効果、美肌効果があるなどと謳って販売され、大人気となっている。

科学的検証

ホントである。

水は、人体で最も多い栄養素であって、若い人ほど水分が多いことは事実である。しかも、レモンはビタミンCが豊富でさわやかなイメージが浮かぶ。このふたつを組み合わせた「レモン水」は、健康にいい、という明確な印象を私たちに与える。

ここでいう「レモン水」とは、コップに入れた水に、切ったレモンを浮かべたもの、あるいは、レモンを絞ったものである。いわゆる市販されているレモン水、たとえば、無果汁のレモン水や人口甘味料などの添加物が入ったレモン水は対象から除外している。ちなみに、毎朝、私は、コップ1杯（100㎖）の水にレモン1個を絞り器で絞り、自家製レモン水をつくって飲んでいる。私見ではあるが、これだけで頭が冴え、スッキリする。

「レモン」の受け止め方は、日本とアメリカでかなり異なる。日本で「さわやか」という印象があるレモンだが、アメリカでは「酸っぱいもの」「欠陥品」という意味で使われることが多いため、初めのうち私はレモンに好印象を持てなかったが、今では自家製レモン水を楽しんでいる。

レモンはとても酸っぱい。あの酸味はどこから来るのか。てっきりビタミンCによるものと思われがちだが、梅の酸味と同じでクエン酸によるものである。レモン果汁100g中にビタミンC 50mg、クエン酸6000mg、そしてポリフェノール類のひとつヘスペリジン8・9mgが含まれている。レモン果汁には、クエン酸がビタミンCの120倍も多く含まれている。

クエン酸は、分子の中にカニのツメに似た部分があり、このツメで多くの有毒物質や重金属を捕らえ、体外に排泄する。このようにクエン酸にはデトックス効果がある。加えて、レモンにはヘスペリジンという抗酸化物質ポリフェノール類が豊富で、細胞を酸化から守っている。

では、レモン水にどんな効果があるのか。

まず、水を飲むことそれ自体に効果がある。水分が不足すると体内における化学反応が遅くなり、頭が冴えなくなるが、これを解消するのに、レモン水による水分補給がピッタリである。朝起きてコーヒーを飲むことを習慣にしている人は多い。カフェインが脳を興奮させ、頭が冴えるからである。だが、レモン水を飲めば、その酸っぱさとさわやかさで、カフェインに頼らずとも、いっきに目覚める。

レモン水にはダイエット効果があるとも主張されている。これを検証していこう。健康について大衆受けする新しい情報は、とかく「脂肪を燃やす奇跡の何とか」といったものになりやすいから、注意しなければならない。

今のところ、レモン水にダイエット効果があることを示す説得力のある研究結果は存在しない。しかし、だからといって、この主張を完全に否定するものでもない。単に、さらなる研究が必要であるようにも思える。

ヒトの臨床試験ではないが、マウスの実験でレモンによる体重を落とす効果を示唆する結果が報告されている。[(5)] 内容は、高脂肪食を摂取したマウスにレモンの成分ポリフェノール類を与えたところ、体重が顕著に低下したというもの。高脂肪食は特別な食事ではない。たいていの人の食事は、本人は認めないかもしれないが、高脂肪食に分類されるからである。

水溶性食物繊維のペクチンとポリフェノール類はレモンに含まれる、体重減少と食欲低下にかかわる成分である。ペクチンは他の水溶性食物繊維と同じように満腹感を与えるから、食べるのをやめる、こうしてカロリー摂取が抑えられるという主張だ。話としては理にかなっている。

また、動物実験ではあるが、レモンの成分ヘスペリジンは、肝臓を有害物質から守る効果があることが報告されている。(6) どのように、それを調べたのか？　実験動物はラット、有害物質は四塩化炭素が用いられた。四塩化炭素は19世紀中ごろに麻酔薬として用いられていたが、クロロホルムよりも麻酔作用が弱く肝臓に有毒なため、麻酔薬としての使用は途絶えた。

四塩化炭素を摂取すると、肝臓がこの有害物質を分解するプロセスで、活性酸素が発生する。この活性酸素が肝臓にダメージを与えるのである。この論文では、あらかじめラットにヘスペリジンを与えておけば、四塩化炭素によって発生した活性酸素をヘスペリジンが分解するため、肝臓をダメージから守ることが示されている。

デトックス効果のポイントは、肝臓の酵素によって有害物質を分解することである。レモン水によって肝臓機能を強化できれば、デトックス能力を高めることにつながる。

それから、レモン水には、食後に発生する高血糖を抑える効果があることが報告されている。同志社大学の八木雅之教授のグループは、ご飯を食べる前にレモン水を飲むことによって、食後の血糖値の上昇を抑えられることを示した。(7)

また、フランスのスティブン・レフェンタン教授のグループは、水や茶ではパン食後の血糖値の上昇を抑えられないが、レモン水でなら抑えられることを証明した。(8)

内容はこうだ。被験者は18～60歳の男女、15人。被験者に食パン100gを食べてもらうと同時に、250㎖の水、茶、レモン水を飲んでもらった。そして食後180分間、血糖値を測定した。結果はこうなった。水や茶を飲んでも血糖値曲線に変化は見られなかった。しかしレモン水は血糖値曲線が最大値を30％低下（2・7→1・8 mmol/ℓ）させ、しかも、最大値に達する時間を35分以上遅れさせる（41→78分）ことができた。このことから、レモン水は、高血糖、低血糖症、糖尿病を防ぐのに、安価で簡単、しかも有効な手段であると考えられる。レモン水に含まれる酸がデンプンを分解する唾液中のα－アミラーゼという酵素の働きを抑え、血糖値の上昇を緩やかなものにしたのである。

ただし、市販されているレモン水には、甘さを出すための砂糖や人口甘味料などが含まれていることが多いため、健康効果を期待して飲むのはやめたほうがよい。ご自分でレモンを

図表8-3：食パンを食べた後の血糖値の変化

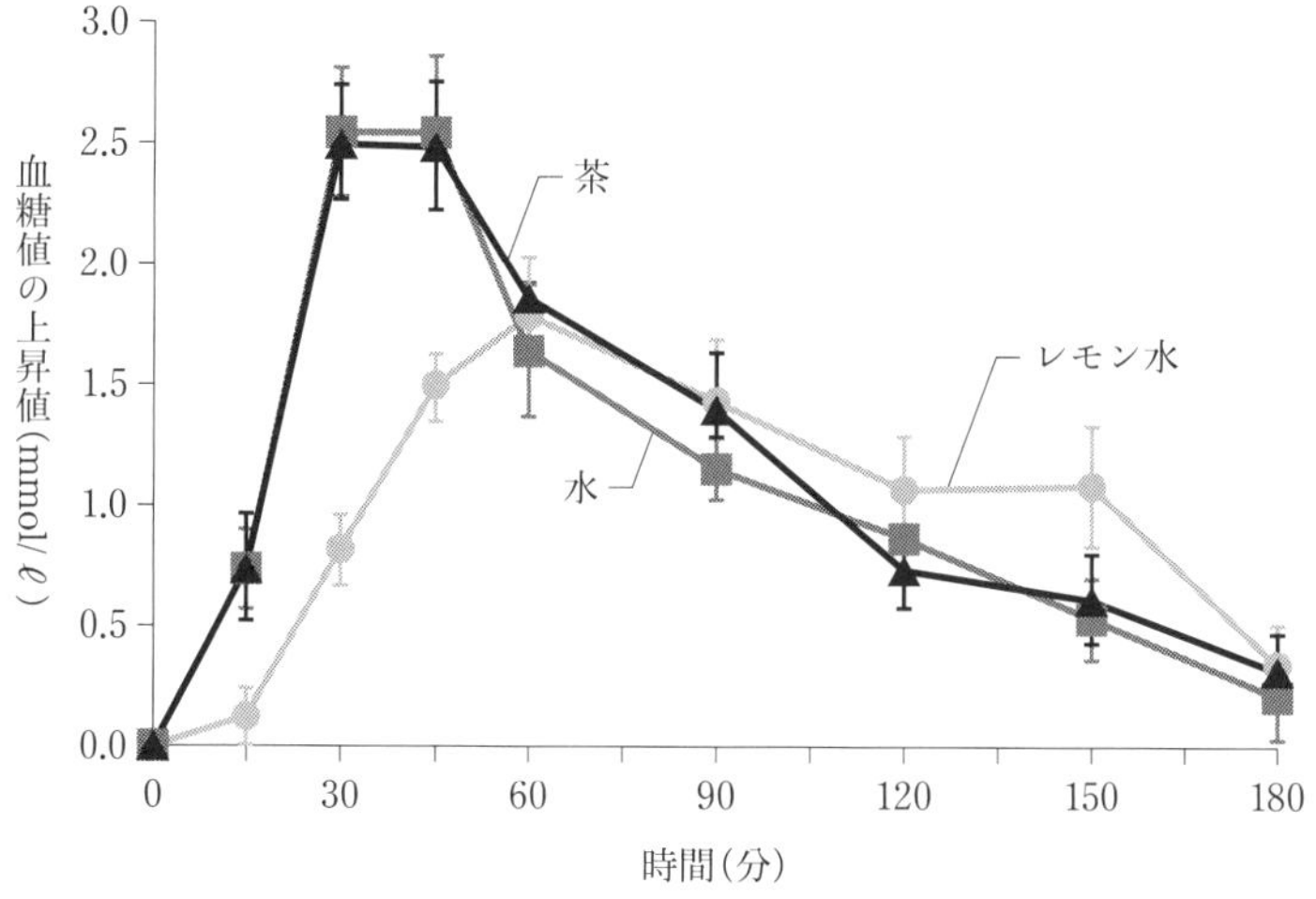

出典：Freitas, D et al. Eur J Nutr 60, 113-122 (2021).

絞ってつくることをお勧めする。

また、レモンにはクエン酸が大量に含まれているため（レモン果汁100g中にクエン酸6000mg）、レモン水を長く口に含んでいると、歯のエナメル質が溶け出しやすくなる。これを避けるため、レモン水を飲んだら、すぐに水を飲んでクエン酸を口中から取り除くとよい。

レモン水を飲んだからといって、やせられるわけではないが、これを飲むことによって血糖値が安定する、コーヒーや緑茶なしで頭が冴えるなどの健康効果が期待できる。

神話4

健康を維持するには、1日にコップ8杯の水を飲むべきだ

毎年、夏になると、脱水症がどれほど危険で、どれほど発生しているかというニュースが洪水のごとく流れる。そんなニュースを目にすると、自分は健康そうに見えても、実際には水分不足ではないかと不安になってくる。水分不足にならないために、1日にコップ8杯の水を飲むべきである、と聞いているが、これは本当なのか？

科学的検証

ウソである。

「1日コップ8杯の水を飲みましょう」という説は、巷にはびこる健康神話の代表である。欧米では「8×8 rule」としても知られている。「8×8 rule」は、1日8オンスの水を8杯飲むことを指す。1オンスは約30㎖なので、1日2ℓの水を飲みましょうという意味になる。

この説は覚えやすいという便利さはあるものの、科学的根拠はない。つまり、1日にコップ8杯もの水を飲むのはムダである。(9)(10)

細胞が正常に働くのに、水は欠かせない。体の中で起こる化学反応は水の中で進むからである。ある人が1日にどれだけの水を必要とするかは、身長、体重、性差、運動量など、いくつもの要因によって大きく変わる。それを、すべての人に同じ量の水を飲むことを勧めるのであるから、少し考えるだけで、この説に科学的根拠がないことがわかる。だから、アメリカ、イギリス、EU諸国のガイドラインは、これだけ大量の水を飲むように推奨しない。

この混乱に拍車をかけるのが、コロナのパンデミックにおいて、ウイルス対策に15～20分ごとに水分補給をしようとの呼びかけである。これにも科学的根拠はない。

1日にどれだけの量の水を飲んだらいいかについて、世に流布している誤った情報は、いったいどこから来たのか。調べてみると、数十年前に発表されたふたつのガイドラインを誤って解釈したことにあることを突き止めた。

ひとつめは、1945年、米医学研究所食品栄養局（FNB）が、成人に食品1kcal当たり1mlの水を飲むように推奨したレポートである。すなわち、1日2000kcalを摂取する女性は2000ml、1日2500kcalを摂取する男性は2500mlを飲むように、と。

確かに、2500㎖の水は、コップ8～10杯分の水量に等しい。だが、ここに重大な問題がある。それは、2500㎖の水分の大部分は、調理済みの食品にすでに含まれているとも、このリポートが指摘していたことである。水は野菜や果物、そしてコーヒー、紅茶などの飲み物に大量に含まれている。

ふたつめは、1974年、『Nutrition for Good Health（M・マクウイリアムス、F・スティア、未邦訳）』という書籍において、ふつうの成人は1日に6～8杯の水を飲むように推奨したことである。しかし、この水には、果物、野菜、茶、コーヒー、そしてビールの水までも含まれることを著者は述べている。

水が人体に重要なのはいうまでもない。成人体重の65％を水が占めているのだから。水は栄養素や廃棄物を運び、体温を調節し、関節を滑らかにし、衝撃を緩和する。加えて、体内におけるすべての化学反応は水の中で起こる。それでいて、私たちは常に水分を汗、尿、呼吸から失っている。

「1日にコップ8杯の水を飲もう」運動によって、私たちは、ノドの渇きを感じた時点ですでに危険なほど脱水が進んでいる、と思い込むようになった。だが、人体の調節機能は非常に優れていて、もし脱水していれば直ちに脳は、これを検知し、体が水を必要とするタイミングと量を示すのである。

タフツ大学で脳と老化を研究するアーウィン・ローゼンバーグ教授は、こういう。「水分調節は祖先が海から陸に上がってからこのかた、ヒトが進化の過程で獲得した最も精巧なしくみのひとつです。私たちには適度な水分を保持するために、多くのしくみが備わっているのです」。

たとえば、健康な人では、脱水を検知した脳が、ノドに渇きを起こし、水を飲むように仕向ける。同時に、バゾプレシンと呼ばれる抗利尿ホルモンが放出され、尿量を減少させる。だから、ノドが渇いたら水を飲めばいい。どれだけ飲むかというと、渇きが癒やされるまでである。

また、あなたが水を十分に飲んでいるかどうかを尿の色からも判定できる。もし薄黄色なら水分の摂取は十分である。もし濃い黄色か褐色ならもっと水を飲むといい。

神話5

水はいくら飲んでも体に悪影響はない

人は食べなくても数ヵ月間生きられるが、水がないと2〜3日で死ぬ。水は大切だ。だから、水をどんどん飲もう。厚労省も「健康のために水を飲もう」と推進運動をくり広げている。健康にいい水だから、いくら飲んでも体に影響はないのか？

科学的検証

ウソである。

1日にコップ8杯の水を飲んでも、体に害はない。だが、体のシグナルが示す以上の水を飲むほうがいいと信じて実践すると、危険に遭遇するので、注意すべきである。過剰な水分摂取が危険なのは、これによって血液中のナトリウム濃度が極端に低下するからである。

通常、血中ナトリウム濃度は136〜143mEq／ℓの範囲内にあるが、135未満に低下することを「低ナトリウム血症」と呼んでいる。[11] 実際のところ、血中ナトリウム濃度が

130以上あれば、これといった症状はないが、これ以下になると、軽い虚脱感や疲労感に襲われる。そして120以下になると、頭痛、精神錯乱、悪心、食欲低下に襲われる。そのまま放置すると、命が危ない。要するに、水を大量に飲むと、命が危険なまでに血液中のナトリウムレベルが低下することがある。

水を飲み過ぎるのは、激しいスポーツの後や大量の飲酒の後が多い。水分の過剰摂取による健康被害で記録されているのは、陸上選手の場合である。スポーツ競技中に水を過剰に摂取したことによって死亡した陸上選手は、最近の10年間で、記録されているだけで、少なくとも15人に達する。

なぜ、水を飲み過ぎたのか？　ロンドン・トライアスロンのスポーツ医であるコルトニー・キップスさんは、こう推測する。理由のひとつは、私たちがノドの渇きをあまり信頼していないこと、もうひとつは、私たちが、脱水を防ぐ思いがあまりに強いため、体が求める以上に水を飲む必要があると考えている、と。

キップスさんは、こう続ける。「病院の看護師や医師は、重い病気にかかっていたり、水分を数日間も摂れなかったりといった深刻に脱水した患者に遭遇します。しかし、こういったケースは、人々がマラソン中に心配する脱水とはまったく異なるものなのです」。

マラソン競技中に大量に水を飲んで「低ナトリウム血症」になった例を紹介しよう。[12] ジョハンナ・パケンハムさん（当時53歳）は、最高気温を記録した2018年、ロンドンマラソンに出場した。しかし、彼女は大会のことをほとんど覚えていない。なぜならば、彼女は、マラソン中に5ℓ近い水を飲んだ結果、水分過剰のために「低ナトリウム血症」を起こし、倒れたからである。

その日のうちに彼女は、ヘリコプターで病院に搬送された。彼女は、こういう。「私の友人と夫は私が脱水していると思い、大きなコップで水をくれました。でも私は激しい発作に襲われ、心臓が止まってしまいました。ヘリコプターで運ばれた日曜日の夕方から翌週の火曜日まで、何も覚えていないのです」。

その後も彼女はマラソン大会に出場を続けたが、彼女の友人もマラソン用のポスターも「たくさん水を飲みましょう」と主張するばかりだった。彼女は、「これほど単純なことが死につながることをみんなに知ってほしい」と訴えている。

09・がんについての6つの神話

日本人の2人に1人ががんになり、3人に1人ががんで死んでいる。がんは日本人の国民病といってもいい。がんを死の宣告と捉えてしまう人もいるが、がんは死の宣告ではない。なぜかというと、がんから生還した人が大勢いるからである。

神話1

がんは遺伝子の病気である

1980年代から私たちは、がんは遺伝子の病気であると思い込んでいる。遺伝子が病気の原因だとすると、食べ物や生活習慣とは関係ないように思えてくるので、努力する気も半減するのではないだろうか。だが、がんは遺伝子の病気というのは、本当なのか？

ウソである。

科学的検証

がんは、体内にがん細胞がたくさんできて、症状があらわれた状態をいう。がん細胞が誕生した臓器の中でどんどん増殖するだけでなく、いろいろな臓器に転移し、そこでも増殖し、体の機能を奪い、災《わざわ》いをもたらす。

では、正常であった細胞はどうやってがん細胞に変身したのか？　最初のがん細胞は、どうやって発生したのか？　これは根本的な疑問である。学者はもちろん、一般人にとっても興味しんしんの疑問であるはずだが、未だによくわからない。がん発生のしくみという、根本の疑問なのである。

それはそうとして、がん発生のしくみについて、最も広く受け入れられている理論は、先に述べた「がんの遺伝子説」である。簡単に説明すると、こうなる。

通常、細胞は早すぎることもなく、遅すぎることもなく、適度なスピードで増殖をくり返している。この増殖スピードをコントロールするのが遺伝子である。増殖スピードを上げるアクセルに相当する遺伝子もあれば、スピードを落とすブレーキに相当する遺伝子もある。

遺伝子に変異が起こると、遺伝子が本来の働きができなくなる。もし、ブレーキやアクセルに相当する遺伝子に変異が起こると、ある場合には、細胞の増殖スピードがどんどん上がり、細胞の増殖に歯止めがかからなくなる。これが、がん細胞の誕生である、と。

説得力のある理論である。それなら、がんは遺伝子で決まっていて、食べ物や生活習慣とは関係ないのか？　科学で最も重要なのは事実であって、意見ではない。まず、事実を見ていこう。

欧米における乳がん、前立腺がん、大腸がんの発症率は、中国や韓国の9倍、日本の4倍にも達する。アジア人が特別なのか、すなわち、アジア人の遺伝子にこれらのがんを防ぐ秘密があるのか。No．決してそのようなことはない。

中国で乳がんを発症する女性は、とても少ない。だが、サンフランシスコのチャイナタウンやハワイに移住した中国人や日本人におけるがんの発症率は、欧米人と変わらない。では、中国在住の女性はがんに抵抗する特別な遺伝子を持っているのか？　No．決してそのようなことはない。

中国で乳がんを発症する女性がとても少ない理由を問われた中国人の医師は、「あれは金持ち女の病気ですよ！」と答えた。冗談のように聞こえるだろうが、そうではない。中国人の医師は、牛乳・乳製品をたくさん食べる富裕層の女性が乳がんになることが多いという観察結果を述べたに過ぎない。

ＷＨＯ（世界保険機関）の事務局長は「がんの80％までは、生活様式や環境などの外部要因によるものと思われます」と述べている。がんは遺伝子の病気と思い込んでいる人は、ショックを受けるに違いない。さらに、事実を見ていこう。

かつて胃がんは日本であまりに多発し、まるで国民病であるかのように思えた。１９５８年、日本人の人口10万人当たりの胃がんによる死亡率は75人だったが、61年後の２０１９年に13人と6分の１に激減した。[1] とりわけ、秋田、山形、新潟といった雪国の人たちに胃がんが多かったのは、塩分を過剰に摂取していたからであるが、今では、胃がんで死ぬ人は格段に減少した。塩分の摂取量を大幅に減らしたからである。

胃がんの大幅な減少については、秋田県がよく知られている。かつて秋田県は脳卒中による死亡率が全国ワーストワンだったので、脳卒中を予防することを目標に県を挙げて減塩運動に取り組んだ。

１９６０年当時、秋田県の男性は22ｇ／日もの塩分を摂っていたが、２００８年には12ｇ／日まで減らした。塩分の摂取量が半減したら、脳卒中による死亡率が半分に減った。目標は見事に達成されたが、それればかりではない。うれしいことに副次的な効果があって、胃がんによる死亡率も3分の1に激減したのである。

隣の国、韓国でも胃がんによる死亡率は半減した。理由は冷蔵庫が普及したことによる。冷蔵庫の普及によって、食べ物に大量の塩分を添加しなくても、保存できるようになったため、塩分の摂取量が減ったのである。

アメリカは今では胃がんの少ない国になっているが、1930年代までは胃がんが多発していた。アメリカでも、冷蔵庫の普及にともない胃がんは激減した。

ここまでの議論で、がんは遺伝子の病気ではないことがわかる。では、何ががんの原因なのか？

神話2

がんの主な原因は食事とタバコである

がんになる、がんにならないは、遺伝で決まっているのではない。では、どんな要因ががんを引き起こすのか。もしかしたら、私たちの努力によってがんを予防できるかもしれないという期待も湧いてくる。

科学的検証

ホントである。

1953年、遺伝子がDNA（デオキシリボ核酸）という物質であることが明らかになり、生命現象を分子レベルで説明する「分子生物学」という新しい学問が誕生した。人生を文学でもなく、哲学でもなく、宗教でもなく、物質レベルで説明しようという試みである。面白いに決まっている。だから多くの分野の科学者がこぞって分子生物学の分野に入ってきた。

彼らは当時、アメリカ人を恐れさせていたがんを遺伝子という視点で追いかけ始めた。

これが、「がんは遺伝子の病気である」説の始まりである。がんを引き起こす遺伝子を追いかけるというのは、いわば、正面攻撃である。正面攻撃はきっと有効であると、当初、多くの科学者たちは信じていた。

1971年、アメリカ政府は「対がん戦争」を全面的に開始した。同年1月、リチャード・ニクソン大統領は、一般教書演説でこう宣言した。「いよいよ時が来た。原子核を分裂させ、月に人類を送り込んだアメリカの次の大事業は、この恐ろしい病の制圧に向かう。目標を達成するため、国家として全力を挙げようではないか！」。

力強い宣言である。しかも、言葉だけでなく、行動もともなっていた。アポロ計画につぎ込んだ大金を、今度は、がん研究に投入したのである。目標は明確、多くの優秀な科学者がモーレツに働く、投資は巨額。きっとうまくいくはず、と誰もが予想し、がんと遺伝子に関連する膨大な数の論文が発表され続けたにもかかわらず、がんを撃退するという目標をまったく達成できなかった。

アメリカのがんによる死者数は、毎年、少しずつ上昇を続けていった。要するに、正面攻撃による対がん戦争の成果はさっぱり上がらなかった。大失敗である。

「対がん戦争」が始まって16年目の１９８６年、医学分野で最高に権威のある「ニューイングランド医学雑誌」に載った記事は、「我々は対がん戦争に敗れた」とはっきりと、しかも正直に認めた。このときまでに、アメリカ政府は「対がん戦争」に当時のお金で1兆ドルを費やしていた。

このころから、ＮＩＨは、がん研究の予算を分子レベルにおける発がんの研究という正面攻撃だけでなく、食事や生活習慣とがんの関係を調べる疫学研究、予防法の研究といった側面攻撃にも分配するようになった。

図表9-1：がんの原因

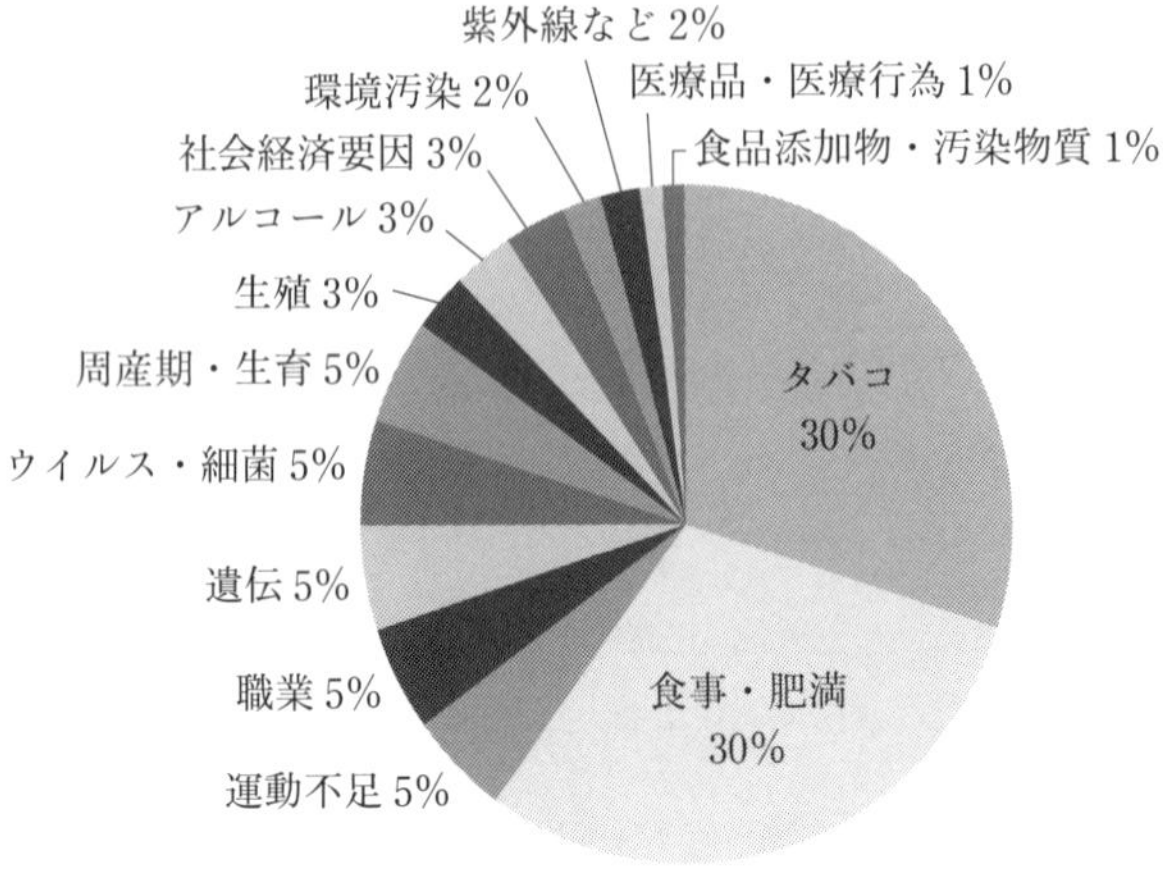

出典：ハーバードレポート、1996

疫学というのは、病気とその原因を統計を使って調べる学問である。疫学は地味ではあるが、医学研究の最も基本となるものである。この疫学研究から目覚ましい発見があった。そのひとつは、1996年、ハーバード大学の科学者がアメリカにおけるがんの原因を調査した結果を報告した「ハーバードレポート」である。(2)

「ハーバードレポート」によると、がんの原因の第1位は「食事・肥満」と「タバコ」で、どちらも30%ずつを占め、両方合わせると60%に達した。以下、運動不足、職業、遺伝、ウイルス・細菌による感染症などが5%ずつ、と続く。

がんの原因を調べる疫学研究は、これ以外にもいくつも行われたが、どれもよく似た結果となっている。たとえば、2019年にWHOがまとめたレポートでも、食事とタバコが、がんの原因の約30％ずつを占めた[(3]。

がんの主な原因は、日常、私たちが口に運ぶ食べ物とタバコだったのである。乳がん遺伝子のせいで、将来、がんになる、などとマスメディアで大騒ぎされている遺伝によるがんは、わずか5％に過ぎない。いったい何を騒いでいるのだろう。遺伝子の検査キットを販売するためか。それよりも、タバコをやめるだけで、がんのリスクを30％も減少できる、また、食事を改善すれば、さらに30％のリスク減少であるから、両方合わせると60％になる。これを朗報といわずして何が朗報だろう。

この疫学研究の結果は驚くことではない。しかも、がんに限定されて適用されるものでもない。どんな民族の伝統医学であっても、病気の進行を抑えるのに、食べ物が必ず用いられてきたのである。その歴史は約5000年にも及んでいる。たとえば、紀元前400年ごろ、古代ギリシアの医師ヒポクラテスは「食べ物で治せない病は、医療でも治せない」と述べている。食べ物で病気を治せるとの主張である。

それから2400年が経過した2003年、韓国の科学者が、野菜や果物に含まれるフィトケミカルががんを抑制することを科学雑誌ではナンバーワンにランクされる「ネイチャー」に発表した[(4)]。論文には、こう書かれている。「野菜や果物は、がんを抑制する非常にすぐれた食べ物です。アメリカ国立がん研究所は、がんを抑制する35種類の植物性食品を指定しました。たとえば、ニンニク、ダイズ、ネギ、ターメリック、トマト、ブロッコリー、キャベツなどです」。

インドのアーユルヴェーダ医学や中国の医学では、食べ物を利用して病気を治すといったことが今でも主流であるが、欧米やわが国では、それを実践する医師はほとんどいない。誠に残念なことである。

神話3

新しく発売された抗がん剤が生存期間を延ばし、QOL（生活の質）を高める

がん医療という巨大ビジネスの発展が目覚ましい。高額な抗がん剤がどんどん開発され、発売されている。これによってがん患者の生存期間やQOL（生活の質）が向上したに違いないと思いたいが、本当はどうなのか?

科学的検証

ウソである。

残念ながら、新しい抗がん剤は生存期間を延ばすことも、ＱＯＬ（生活の質）を高めることもない。わが国だけでなく、アメリカやヨーロッパでも、信じがたいほど高額な抗がん剤が発売されている。わが国で販売されているオプジーボという抗がん剤の価格は、２０１４年７月の承認時に年に３０８０万円と度肝を抜き、２０１８年４月の改訂時に値下げされたが、それでも年に１４５０万円である。これを売って製薬会社は大儲けだ。もちろん、世の中にタダというものは存在しない。必ず、誰かが支払っている。世の中にタダのものがあると思っているのは、自分でカネを払わず、ただ乗りしている人々だけだろう。

日本の医療費は患者負担こそ少ないものの、残りの代金を健康保険と税金で払っている。これを、たとえば、月１００万円を超える高額な抗がん剤の支払いに適用しては、健康保険はもちろん、税金でさえ潰れる。子どもでもわかることだ。

高額な抗がん剤への保険適用をやめるべきである、と私は思っている。高額な抗がん剤を使いたい人は、どんどん使えばいい。ただし、私費で払えばいい。もちろん私は、抗がん剤を使用すべきでない、と主張するものではない。治療法を選択するのは、患者本人であって、医師でも患者の家族でもない。もし抗がん剤の使用を選択するのなら、既存の割と安価な抗がん剤がたくさんあり、保険も適用されるので患者が困ることはない。

それで高額な抗がん剤だが、どれくらい効くかというと、がん患者の生存期間を3ヵ月ほど延ばすだけである。冗談というしかない。効かない抗がん剤が高額で販売されることによって、個人だけでなく、社会全体の財政が圧迫されている。この問題は日本に限ったことではなく、アメリカやヨーロッパも同じ問題を抱えている。がん治療を真面目に考える医療者も研究者たちも非常に心配している。

たとえば、京都大学名誉教授の和田洋巳医師は、長年にわたるがんの研究と臨床経験に基づいて次の意見をPRESIDENT Onlineで発表した。(5)「抗がん剤に『がんを完治させる力』は基本的にない。がん治療医らはその事実をよく知っているが、患者や家族らに正しく説明できていない」。

ひとりの医師の意見ではない。国立がん研究センターのホームページにある、がん情報サービスには、抗がん剤治療の目的は、延命や症状の緩和であること、抗がん剤治療をしなかった場合にくらべて、抗がん剤に効果があった場合には、「数カ月から数年程度の延命が期

待できる」と説明されている。(6)

ヨーロッパも高額な抗がん剤に苦しんでいる。イギリスにあるキングスカレッジのコートニー・デービス教授のグループが、抗がん剤がどれほど効くのかを調査した結果を「ブリティッシュ・メディカル・ジャーナル（ＢＭＪ）」に発表した。(7)内容を紹介しよう。ヨーロッパでは２００９〜13年の４年間で48種類の抗がん剤が承認され、市場に出回った。48種類の抗がん剤は68例の治療に用いられてきた。問題なのは、これらの薬が患者の生存期間を延ばしたという証拠（エビデンス）もなければ、ＱＯＬを改善したという証拠もないことである。にもかかわらず、効かない高額の抗がん剤が販売され続けている。

この論文の内容はショッキングであるが、信頼度は非常に高い。著者は科学者として一流であり、キングスカレッジとロンドン・スクール・オブ・エコノミーというヨーロッパを代表する一流の研究大学に所属し、発表したＢＭＪも一流の医学雑誌である。

研究チームは上記48種類の抗がん剤、68例についてのレポートを分析した。論文の共著者でロンドンスクール・オブ・エコノミクスのフセイン・ナチ教授は、この調査の動機をこう話す。「そもそも、私たちは、すでに市場に出回っている抗がん剤が、患者のＱＯＬを改善する、あるいは、生存期間を延ばすという証拠が存在するのかどうか、これを知りたかったのです」。薬の効き目を問う、根本的な疑問である。不思議なことに、この答えがない状態で、新しい抗がん剤が次々と承認されていたのである。

この調査で何がわかったのか？　薬が承認された時点で、68例中、患者の生存期間が延長したのは24例（35％）であった。生存期間の延長幅は1ヵ月〜5・8ヵ月で、平均2・7ヵ月。QOLが改善したのは68例中7例（10％）に過ぎなかった。

薬が承認されてからのフォローアップ（追跡）で、患者の生存期間の延長またはQOLの改善が見られたのは、68例中35例（51％）、そして不明確だったのは68例中33例（49％）である。

要するに、抗がん剤によるがん患者の生存期間の延びは平均2・7ヵ月、肝心のQOLの改善は10％である。これでは、副作用が甚大で、高額な抗がん剤を使用する意味はない。抗がん剤治療を受ける患者はたまったものではない。

ナチ教授は、こう続ける。「まず私たちが驚いたのは、がん患者の生存期間の延びやQOLを観察する研究は、それほど多く実行されてこなかったということです。その代わり、ほとんどの研究は、薬による生存期間の延長を期待させる手がかりとなるX線やラボテスト

図表9-2：2009〜13年に承認された48種類の抗がん剤の評価

薬の承認時	例数	効果
生存期間の延長	24/68 （中央値2.7ヵ月）	35%
QOLの改善	7/68	10%
フォローアップ（中央値5.4年）		
生存期間の延長またはQOLの改善	35/68	51%
不明確	33/68	49%

出典：Courtney D et al. BMJ, 2017;359,j4530.

（血液検査値）のような間接的なデータ（代用エンドポイント）を追っていることです。[8] 私たちは、製薬会社が患者の生存期間の延びを長期にわたって研究するものと期待したのですが、不幸なことに、製薬会社は薬が市場に出たら、そんな試験には投資しませんでした」。

製薬会社が正しく行動すると思い込んでいる、医療村の住人である医学部の教官は、期待を裏切られたと、お感じのようだ。だが、儲からないことに自ら投資することを製薬会社に期待すること自体、無茶な注文というものだ。まるで八百屋で魚を買うのに等しい行為である。企業は法律で強制されて初めて動くのである。

この論文にかかわっていない中立の立場の専門家の意見も聞いてみよう。オックスフォード大学のカール・ヘネガン教授は、抗がん剤によって患者の生存期間が延びなかったことは失望であると述べ、この対策として抗がん剤を評価するために、さらに厳密な方法を確立すべきである、と主張する。そして、彼はこう嘆く。「臨床において患者に利益をもたらさない薬の半分が承認されたことが、私には理解できません」。

抗がん剤の承認において何が問題なのか？　これまで抗がん剤の多くは、患者の生存期間が延びる、あるいはQOLが改善することを信頼できる方法で予測できなくても、代用エンドポイントを満たすだけで承認されてきた。しかし、がんの大きさ、X線、ラボテストがいくら改善したとしても、死亡率の低下やQOLの改善など患者のメリットにならなければ何の意味もない。法外に思えるほど高価であるが、効かない抗がん剤が不思議にも承認されてきたからくりは、代用エンドポイントの採用にあったのである。

このため、今、ヨーロッパでは、抗がん剤という薬の承認制度そのものに疑いの目が向けられている。臨床的に患者の利益にならない高額な薬が承認され、これらの薬代が、健康保険などの公的資金で支払われている。莫大な利益を得ているのは、製薬会社とその取り巻きである医療村の住人である。このため、患者は非常な不利益を被っている。製薬会社と医療村の住人によって社会における重要な資金がムダになり、公正であるべき医療制度そのものが損害を受けている。

オレゴン・ヘルスサイエンス大学のビナリー・プラサド教授は、こういう。「対照群のない治験や代用エンドポイントの使用は例外であるべきで、通常、用いられるべきものではありません。抗がん剤の莫大な価格と深刻な毒性を考えれば、医師が抗がん剤を患者に処方していいのは、生存期間の延長とQOLの改善を合理的に期待できる場合のみです」。


もし、医師ががん患者になったら、抗がん剤とどう付き合うのか？　30年間にわたり在宅緩和ケアで、がん患者を看取ってきた山崎章郎《ふみお》医師の例を紹介する。内視鏡検査と病理検査で大腸がんと診断された山崎医師は、2018年11月、大腸がんの手術を受けた。術後の病理検査でステージ3の大腸がんと判明した。再発を予防する目的で半年にわたり抗がん剤を服用したが、その副作用は深刻なものだった。辛い副作用に耐えた半年後の2019年5月、CT検査したところ、大腸がんはステージ4へと移行した。抗がん剤の効果はなかった。

山崎医師は患者としてステージ4に対する抗がん剤治療を受ける気持ちになれなかったため、この旨を主治医に話し、同意を得て抗がん剤の服用をやめた。抗がん剤の服用をやめて

1ヵ月が経過すると、副作用が消えた。山崎医師は、抗がん剤ではない方法で、抗がん剤に代わりうる「がんと共存」できる方法を我が身で試しながら、開発中である。(9)

抗がん剤の副作用は強く、患者が苦しむだけでなく、寿命を縮める可能性がある。したがって、ステージ4のがん患者であれば、抗がん剤を止めることも選択肢のひとつであろう。また、がんを敵視して大量の抗がん剤で攻撃するのではなく、少量の抗がん剤と食事療法を併用するなど、がんと共存する作戦を採用することも可能である。

神話4

抗がん剤は新たながんを発生させ、転移を促進する

がんが見つかったら、抗がん剤を服用することが多い。抗がん剤というからには、がんをやっつける薬と思うが、これを服用すると、新しいがんが発生するというのか？

科学的検証

ホントである。

がん患者は抗がん剤治療を受けることが多い。確かに、抗がん剤は、がんを縮小する薬である。がんを縮小する薬が、新たながんを発生させ、転移を促進する、というのであれば、何のために抗がん剤を服用するのか？

まず、新しく開発された抗がん剤は、どのようにしてがんの新薬として認められるのか、ということを説明しよう。その条件は、20％以上の患者でがんの面積が半分以下に縮小し、その効果が4週間以上続くことである。読者はお気づきだろうか。新薬として認められる条件に、患者にとって最も重要な生存期間の延びも、QOL（生活の質）の改善も含まれていないことを。がん治療の有効性を測定するのに、先に述べたように、代用エンドポイントが採用されているのである。

QOLの改善というのは、どうしても主観が入ってしまうので、抗がん剤の効果の議論から外すのはやむをえないが、生存期間の延びを調べることなく、抗がん剤として新しく承認されるというのは科学的な態度とはいい難い。

がん患者が長期間服用して生存期間が延びる効果が証明されている抗がん剤は、エストロゲンの働きを抑えるタモキシフェンだけである。乳がんの術後にタモキシフェンを5年間服用すると、生存期間が延びるが、5年以上の服用によって副作用が大きくなるので服用を中止するのである。

前項で述べた高額の新しい抗がん剤も、既存の抗がん剤も患者の生存期間を延ばすことはない。だったら抗がん剤はいらない、という結論にいたる。驚くのはまだ早い。じつは、抗がん剤が新たながんを引き起こすこと、しかも、このことは、古くからがんの研究者にはよく知られた事実である。[10][11] 初耳だ。狐につままれた気分になるかもしれない。だが、単に、皆さまが知らされなかっただけである。

これまで、たくさんの抗がん剤が開発されてきたが、そのうち、37種ががん患者にもうひとつのがんを発生させることが知られている。抗がん剤を服用するのは、すでにがんのある人、すなわちがん患者である。最初のがんを第1次がんと呼ぶなら、抗がん剤によって発生するのは第2次がんである。

抗がん剤によってがんが発生する可能性については、イギリスがん研究所の所長アレクサンダー・ハッドウ博士と彼の仲間が、1948年に発表した論文で述べている。その後、多くの抗がん剤が開発されてきたが、その毒性もいっしょに研究されてきた。ハッドウ博士が、これらの文献を徹底的に調査したところ、37種の抗がん剤に発がん性があることが認められている。

そのうちの最初のグループは、シクロフォスファミド、メクロレタミン、シスプラチン、セムスチンである。これらの薬は、第2次がんとしてAML（急性骨髄性白血病）を引き起こすことが知られている。

ふたつめのグループは、トポイソメラーゼ阻害剤（トポイソメラーゼはDNAを切ったりつないだりする酵素で、その働きを妨げるのがトポイソメラーゼ阻害剤）として知られるエトポシドである。この薬を最初のがんの治療に2〜3年間服用すると白血病が生じる。

先に述べたタモキシフェンにしても、服用によって乳がん組織は小さくなるものの、第2次がんとして子宮がんのリスクが2倍に跳ね上がる。要するに、タモキシフェン服用の患者はリスクを別のリスクと取引するだけなのである。

では、どのようにして抗がん剤が新たながんを発生させるのか？　このしくみも昔からがん研究者にはよく知られている。抗がん剤はがん細胞を攻撃して殺す。これは患者にとってプラスである。だが、抗がん剤はがん細胞だけでなく、正常細胞をも攻撃して殺す。これは副作用が発生する要因のひとつである。

その上、ある種の抗がん剤は、活性酸素に代表されるフリーラジカルを発生させ、正常細胞の遺伝子にダメージを与える。細胞増殖のアクセルやブレーキに相当する遺伝子がダメージを受けると、細胞増殖のコントロールが効かなくなる。細胞はどんどん増殖して止まることがない。これが第2次がんの引き金になる。

抗がん剤を服用すればするほど、フリーラジカルが増え、第2次がんの発生リスクは高くなる。新しいがんが発生すれば、当然、がんの転移も増える。抗がん剤は新たながんを発生させ、転移を促進するのである。この事実を日本のがん専門医は熟知しているが、抗がん剤の説明時、心配かけまいと第2次がんについてはまったく触れない。一般の医師や患者は、この事実をまったく知らない。

神話5
がんになったので人生、もうお終いだ

がんが日本人の死因のトップになってから、20年以上が経過した。このため、がん＝死の宣告と思っている方も多いようだ。だが、そ

れは本当なのか？

科学的検証

ウソである。

がんになったら、手術、放射線、抗がん剤による標準治療を受けるのがふつうになっている。それでうまくいけばいい。だが、標準治療でうまくいかなかったら、人生、もうお終いだと諦《あきら》めるのか？　ここは、その人の人生観があらわれるところだろう。

手段はいくつもある。そのひとつが食事療法である。食事療法で乳がんを撃退したある女性のエピソードを紹介する。

１９８７年9月、地球科学で世界的に著名なジェイン・プラント博士（42歳）に、乳がんが発見された。通常通り彼女は、手術、放射線、抗がん剤による標準治療を受けた。学問の世界で成功した人なので、主流派の権威筋と政府の指示する方針にしたがうのは、予測された選択といえる。

それで、どうなったか。乳房の全切除と、さらなる3回の手術。そして35回の放射線療法と、12回の抗がん剤療法を受けた。これだけやればもう大丈夫のはずである。彼女もこれで全快すると期待したが、うまくいかなかった。乳がんの再発は4回に及んだ。

いくら標準治療を続けても、がんの再発はおさまらなかった。これが結論である。死なないためにどうすればいいのか。諦めるというのも、立派な選択肢のひとつである。だが、彼女の選択は、そうではなく、科学者としての知識と経験をフル活用し、乳がんの原因を突き止めることを決意した。方法は簡単である。乳がんの文献を徹底的に調査すればいい。

がん研究にかかわる文献を調査していくうちに彼女は、中国人は乳がんにならない、という事実を発見した。これをヒントにさらに調査を進めるうちに、そもそも中国人は乳製品を食べないことに気づいた。

素晴らしいひらめきである。もともと彼女は超一流の科学者である。思考能力が高い。彼女は、さらに乳がんに関する膨大な文献を徹底的に調査し、ついに乳がんの原因は、牛乳・乳製品の摂取であるとの結論に達した。結論が出たらどうするか？　行動するのみである。

1993年、彼女は、牛乳・乳製品を完全に避け、食事を健康的なものにすっかり変えた。たとえば、がんを発生させやすいとされる物質を含む食品を摂取しない、有機的に生産された農作物を新鮮なうちに食べる、食物繊維、ビタミン、ミネラル、フィトケミカルなどが失われている精製された食品（加工食品）、缶詰、保存食品、焼き過ぎた食品をできるだけ摂らない、などである。なお、フィトケミカルは植物に含まれ、私たちの健康を増進するのに役立つ天然物質の総称である。

能書きはいい。興味があるのは、結果である。その結果はというと、新しい食事に変えてから、彼女の乳がんはまったく再発しなくなった。その上、63人の乳がんになった女性に彼女の作成したレシピによる食事を実践してもらったところ、乳がんを再発した人は1人もいなかった。

彼女は専門の地球科学の研究を進めながら、ご自分の体験と乳がんの研究を生かし、がんにならない食事プログラムを作成し、多くの人々を指導し続けた。インペリアル・カレッジ・ロンドンの教授である彼女は、夫のピーター・シンプソン博士との間に3人の子どもと6人の孫に恵まれた。

世界の多くの人々に恩恵と深い感銘を与えた彼女は、2016年3月4日、71歳の素晴らしい生涯を閉じた。乳がんの原因を突き止めるプロセス、乳がん発生のしくみ、乳がん患者の食事療法は、プラント博士がその著書『乳がんと牛乳（原題 Your Life in your Hands）』（径書房《こみち》、佐藤章夫訳）(12)で詳しく述べている。

本書は世界的なベストセラーとなったが、医学界は彼女の著書を完全に無視した。すなわち、医学界は彼女の著書の内容を学問的に批判することなく、彼女の考えを決して受け入れることもなかった。著書の内容について、まともな科学的批判ができなかったようである。

神話6

日本で、がんによる死者数が増え続けている

国立がん研究センターがん情報サービスの発表によれば、2019年のがん死者数は37万6425人であり、この数は、毎年、増加を続けている。先進国の中で、日本だけががんの死者が増え続けている、とマスコミは喧伝する。日本でがんになると、死にやすいように思えてくるが、本当のところ、どうなのか？

科学的検証

部分的にホントであるが、全体的に見るとウソである。

日本やアメリカでがんによる死者数が、年々、増えているのは事実である。このことから、両国における対がん政策は失敗と結論づけていいのか。1986年、アメリカで「対がん戦争」が失敗したことが明らかになったこと、抗がん剤が効かないことを述べた。だからといって、がんになったら人生はお終いとは限らないことも説明した。

では、対がん政策は失敗したのか？　対がん政策の成果を判定するのに、がんの死者数を用いているが、これはやってはいけないことである。どういうことか？　具体例を挙げる。

たとえば、人口10万人のA市は若者が中心の街である。一方、B市は人口1万人で高齢者ばかりとする。そしてA市のがん死者数は2000人、B市は1000人としよう。がん死者数は、A市がB市の2倍になっている。それなら、A市のがん対策がB市より劣る、という結論になるだろうか。ならない。両市を同じ人口当たりで比較しなければならないからである。

それから、年齢も重要な因子である。がんの罹患率は40歳以上で急激に上昇する。がんのリスク因子のうち、加齢は最大のものである。がんは細胞増殖のコントロールが効かなくなることで発生する病気であるから、長く生きるほど、遺伝子や細胞に損傷が増え、細胞増殖をコントロールするしくみが壊れやすくなるからである。これは、新車は故障が少ないが、古くなるほど故障が増えるのとソックリである。

高齢者はがんになる人が多い。高齢者の多いB市は、がんで亡くなる人も多くなるので、年齢を加味した集団をくらべないと、A市とB市、どちらの集団の死亡率が高いのか、判定できない。同じ年齢構成の集団になるように補正したものが、年齢調整死亡率である。人口10万人当たりの年齢調整死亡率は、A市2％（死者数2000人）、B市10％（死者数10000人）である。高齢者の多いB市の年齢調整死亡率は、若者中心であるA市の5倍になっている。このことから、A市のがん対策がB市より劣る、という命題は、間違いであることが証明された。

アメリカで「対がん戦争」の失敗が発表されたのは1986年であるが、じつは、かなり前から、このプロジェクトが失敗したことに関係者は気づいていた。そんなわけで、1970年代から、がんの疫学研究にも力が注がれていた。がんは薬では治らないことが渋々ながら認められ、食事の内容を変えなくてはならないことへの理解が進んでいった。具体的には、喫煙をやめ、野菜を増やし、赤肉を減らす食事が推奨されるようになった。するとどうだろう。1991年からアメリカにおけるがんの死亡率は減少を始め、今も続いているのである(13)（図表9－3）。喫煙をやめ、野菜を増やし、赤肉を減らす食事による抗がん効

図表9-3：アメリカにおけるがん年齢調整死亡率の推移（人口10万人当たり）

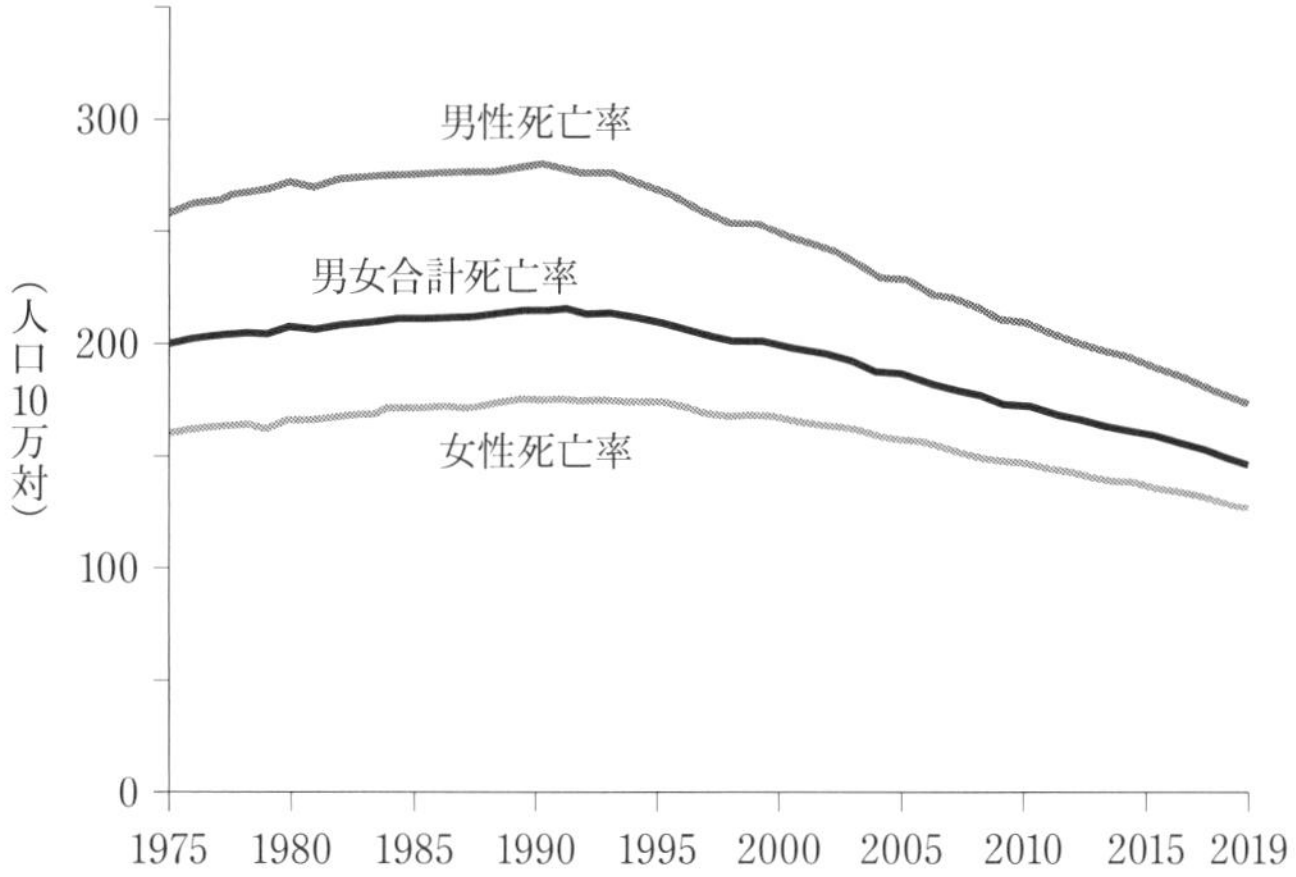

出典：Cancer statistics, 2022

図表9-4：日本におけるがん年齢調整死亡率の推移（人口10万人当たり）

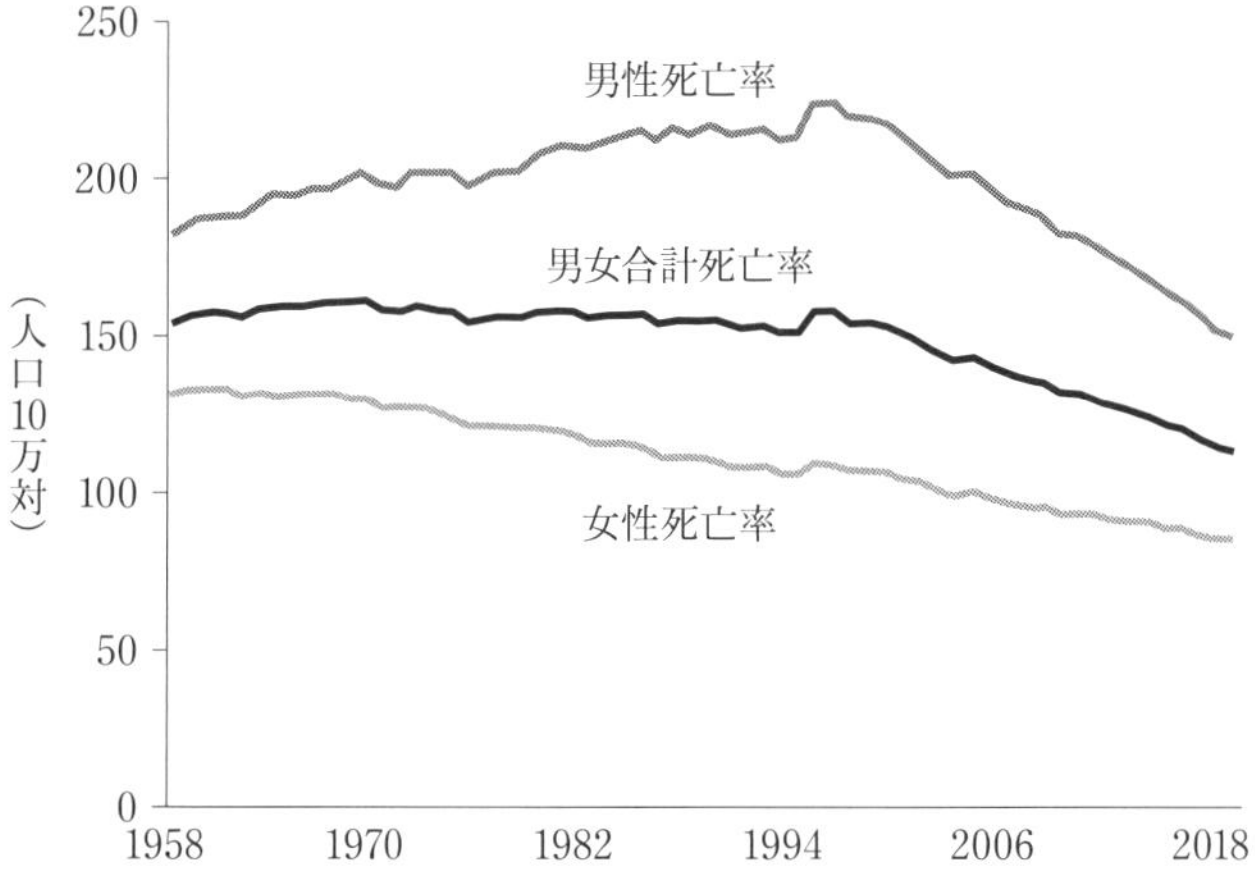

出典：国立がん研究センターがん情報サービス

果が、10〜20年後にあらわれたことがわかる。

同じように、日本でも1997年ころからがんによる死亡率が減り始めた(14)（図表9－4）。そして日本における、食道、胃、肝臓、肺、白血病など主要ながんの5年生存率は、上昇を続けている。がん治療も着実に進歩していることがわかる。

食事を改善し、運動を取り入れたり、ヨガや瞑想によるストレス軽減など、日頃の努力の積み重ねにより、日本でも、がんの死亡率は低下を続けているのである。

10・抗生物質についての5つの神話

１９２８年、アレクサンダー・フレミング医師によって最初の抗生物質、ペニシリンが発見された。ペニシリンは、当時、難病だった肺炎菌、ジフテリア菌、破傷風菌、淋菌による感染症を撃退する特効薬となった。大評判である。その上、梅毒や淋病といったＳＴＤ（性行為感染症）をも退治した。

抗生物質は、ヒト細胞には無害でありながら、細菌だけを殺すという、人類が初めて手にした夢の薬である。そして抗生物質は「魔法の弾丸」とも称されるほどの成功をおさめた。ペニシリンに続き、ストレプトマイシン、クロラムフェニコール、テトラサイクリンなど、多くの抗生物質が市場に導入され、それまで治療困難とされていた多くの感染症を撃退していった。20世紀は、まさに抗生物質の時代であった。

神話1

ある抗生物質は新型コロナウイルスにも効く

中国、武漢を発生源とする新型コロナウイルスが、瞬《またた》く間に世界中に広がった。新型コロナウイルスを撃退するためのワクチンが信じられないほどの短期間で実用化された。このワクチンを打つ、打たないをめぐり、世界では激しい議論が沸き起こっている。また、新型コロナウイルスを退治する薬を開発することを目標に、懸命の努力が続けられている。

ところで、感染症には抗生物質が効くのではなかったのか？　ある抗生物質は新型コロナウイルスにも効くという噂があるようだが、本当なのか？

科学的検証

ウソである。

かつて抗生物質は、微生物がつくり、他の微生物の成長と増殖を妨げる物質のことを意味していた。だが最近では、微生物がつくらなくても、人間が化学的に合成したものであっても、とにかく微生物の成長と増殖を妨げる物質であれば何でも抗生物質と呼ぶようになった。

これは定義の拡大であるが、よくあることだ。たとえば、「有機化合物」という言葉にも定義の拡大が起こった。18世紀まで、有機化合物は、生物（有機体）の体内でしかつくられない化合物とされていたものだが、無機物のシアン酸アンモニウムを加熱すると有機化合物である尿素ができたことから、有機化合物を「炭素を含んだ化合物」と、より広く定義するようになった。

ヒト細胞には無害でありながら、細菌だけを選んで殺すというのは、私たちにとって好都合を通り越して、夢のような話である。それができるのは、細菌とヒト細胞に明確な違いがあるからだ。その違いは、細菌の細胞には膜の外側に細胞壁という硬い壁が存在するが、ヒト細胞にはこれが存在しない。だから、細胞壁の合成を妨げれば、細菌だけを選んで殺すことができる。これが、抗生物質がヒト細胞に無害でありながら、細菌だけを選んで殺すしくみの肝《きも》である。

　だが、抗生物質は、すべての感染症を退治できるわけではない。抗生物質が退治できるのは、細菌が原因の感染症だけであって、ウイルスが原因の感染症にはまったく効果がない。適切に使用して初めて効果が発揮されるというのは、どんな武器にも当てはまることである。なぜ、抗生物質はウイルスに効かないのか？　細菌とウイルスは根本的に異なるからである。その構造が違うので、生きる戦略も異なる。細菌はタンパク質を合成するシステムを持つなど、外から栄養素が入手できさえすれば、独立して生きていける生き物である。

　一方、ウイルスは直径約0・1μ（1万分の1㎜）で、細菌の10分の1の大きさしかない。ウイルスの構造で最も簡単なものは、遺伝子をタンパク質で包んだだけの単純なものである。ウイルスはタンパク質を合成する工場を持たないので、栄養素があっても独立して生きていくことができない。だから、ウイルスは細胞に感染し、タンパク質を合成する工場を乗っ取るのである。抗生物質は細菌の細胞壁の合成を妨げることで効果を発揮するのだが、そもそも細胞壁を持たないウイルスに効果がないのは当然である。

抗生物質はウイルス感染症には効果がないので、使うべきではない。それでも抗生物質の使用を続ければ、抗生物質の効かない細菌である耐性菌が生じる頻度が非常に高くなる。もし耐性菌が社会に広がれば、本当に必要なときに抗生物質が効かなくなる。最悪の場合、社会は、抗生物質が発明される以前の状況に戻るであろう。だから、抗生物質は、必要な場合に限って使用すべきなのである。

ところで、インフルエンザにかかったときに、頻繁に処方されるのが、タミフル（一般名オセルタミビル）である。インフルエンザは、インフルエンザウイルスの感染によって起こるカゼであり、タミフルは抗生物質ではなく、世の中に数少なく存在する、抗ウイルス薬のひとつである。

タミフルはどのように効果を発揮するのか。インフルエンザウイルスがヒト細胞の表面にあるシアル酸を捕まえて、細胞内に入り、大量に増殖し、膜を破って出ていく。インフルエンザウイルスの表面には、ヒト細胞から奪ったシアル酸が付着している。シアル酸は粘着性である。このシアル酸のために、ウイルスとウイルスが長くつながり、身動きできない。だが、このときウイルスは、持っているハサミによって、シアル酸を切断することで、自由の身となり、感染を続ける。このハサミをノイラミニダーゼと呼んでいる。タミフルはハサミに強く結合することによってハサミの働きを抑え、ウイルスの増殖を止めるのである。専門家はタミフルをノイラミニダーゼ阻害剤と呼んでいる。

新型コロナウイルスは、ヒトに感染するコロナウイルスのひとつである。これまでに知られているコロナウイルスは7種類。そのうち4種類はヒトに感染し、カゼの症状を引き起こす。残りの3種類は、「重症急性呼吸器症候群（SARS）」の原因であるSARSウイルス、中東呼吸器症候群（MERS）の原因であるMERSウイルス、そして今回の新型コロナウイルスである。

このように、これまで知られているコロナウイルスは、どれもヒトに感染してカゼの症状を引き起こし、場合によっては重い肺炎、さらには死にいたらしめることもある。WHOは、新型コロナウイルス感染症を「COVID－19」、この原因ウイルスを「SARS－COVID－2」と名づけた。

新型コロナウイルスの構造は単純である。新型コロナウイルスは遺伝子としてRNAを持ち、その周りをタンパク質、さらに外側を膜が包んでいる。この膜に突き刺さっているのが、スパイクタンパク質（S）である。Sの役割は、ヒト細胞にくっつくこと、こうして新型コロナウイルスの細胞内部への侵入を助けている。

抗生物質は細菌を撃退することはできるが、カゼ、インフルエンザ、そして新型コロナウイルスなどのウイルス感染症にはまったく効果がない。ウイルスに細胞壁は存在しないからである。効果のない抗生物質をウイルス感染症に使えば、耐性菌を発生させるだけである。だから、抗生物質をウイルス感染の治療に用いてはならないのである。

神話2
抗生物質は細菌を殺すことで効果を発揮する

抗生物質は、細菌が原因による感染症に効果をあらわす。感染し増殖した細菌を殺すことによってである。だが、細菌を殺す過激な方法よりもっと穏やかな方法もあるのではないのか？

科学的検証

ウソである。

抗生物質は、細菌が原因の感染症、すなわち、細菌がヒトに感染し、増殖して発症する病気の治療に著しい効果をあらわす。細菌は、直径約1μ（1000分の1㎜）ほどの小さな生き物である。しかも、数百兆個もの細菌が私たちの皮膚の表面や腸内に住み着いている。通常、これらの常在菌は無害であるか、あるいは私たちの健康にプラスに働いている。

たとえば、皮膚の表面に住み着いている細菌は、外からやってくる病気を引き起こす細菌（病原菌）に定着するスペースを与えないことによって、結果として、私たちを感染から守っている。また、私たちの腸内に住む無数の細菌は食べ物の消化を助けている。しかし、ごく少数ではあるが、ある細菌は病気を引き起こす。人の世でも大多数は善良な人であるが、悪事をなすものが稀にいるのに似ている。

抗生物質にはふたつのタイプがある。ひとつめは、細菌の成長を抑え、増殖を遅れさせるタイプ。このタイプの抗生物質は、細菌が増えるのを抑えることから、「静菌剤《せいきんざい》」と呼ばれる。その代表は、クロラムフェニコール、テトラサイクリン、スルフォンアミドである。

もうひとつのタイプは、細菌を殺すことから「殺菌剤」と呼ばれる。細菌の細胞壁の合成を妨げるものである。ペニシリン、セファロスポリン、バンコマイシンなどが、「殺菌剤」である。どのタイプの抗生物質を使うかは、細菌の種類によって選択することになる。

このように、抗生物質には、細菌を殺すことで効果を発揮するものだけでなく、細菌の増殖を抑えるものもある。したがって、抗生物質は細菌を殺すことで効果を発揮するという主張はウソである。

ウイルス感染は自然に治る

細菌とウイルスは、その生き方も異なる。細菌はヒト細胞を外側から攻撃するが、ウイルスは細胞に感染し、その内部に侵入し、細胞を乗っ取り、増殖する。細菌と異なり、ウイルスはタンパク質を合成する工場を持たないので、自ら増殖する能力を持たない。だから、ウイルスは細胞を乗っ取るしか生きる道がない、辛い立場に置かれている。

では、カゼを引いたり、インフルエンザにかかったりするなど、もしウイルスに感染したら、どうすればいいのか？　昔からウイルスに感染したら、自然な経過をたどるしかない、といわれてきた。これは、手の打ちようがないということではない。自然に治るという意味である。これは、人体の免疫系が活性化することによってウイルスを撃退するのを待つという意味である。

カゼやインフルエンザにかかると、鼻水、鼻詰まり、ノドの痛み、頭痛、発熱、筋肉痛などの症状があらわれる。そんなときは、水分をたくさん補給し、ベッドで休み、眠るとよい。体力を回復し、免疫系を活性化するためだ。感染症にかかりやすいのは、免疫力が低下したときであり、免疫力が低下するのは疲労が蓄積したときである。このことは、私たちの20%は常にカゼの原因であるライノウイルスに感染しているが、発症するのは、免疫力が低下したときであることからも明らかである。

神話3

感染症の特効薬、抗生物質はこれからも効く

感染症にかかり、症状があらわれたが、処方された抗生物質を飲んだら治った。将来も、同じ感染症にかかったら、同じ抗生物質が効くに違いない。こう期待していいのか？

科学的検証

ウソである。

細菌が原因の感染症の特効薬、抗生物質。これからも効き続けてほしい。私も切にこう願う。だが、抗生物質は使い方が難しい薬でもある。もともと薬というものは、症状を抑える

ために飲むものである。頭痛、胃痛、筋肉の痛みなどの痛みのあるときに、薬を飲み、そして症状がおさまったら、服薬を止める。これが原則である。だが、読者は病院や薬局で抗生物質をしっかり飲みきるようにいわれたことがあるかもしれない。

なぜ、飲みきらねばならないのか？　発熱や耳の痛みが特徴の中耳炎や、オシッコをするときに痛いのが特徴の膀胱炎など、細菌による感染症によって具合が悪くなったとき、抗生物質を服用したら症状が消えたとする。だが、症状がなくなってすぐというのは、まだ、病原菌が残っていることがある。このときに抗生物質の服用を止めると、まだ残っている病原菌が増殖を始める。これが恐い。それは、わずかの細菌しか残っていなくとも、細菌は約20～30分ごとに倍々ゲームで増えるからである。一晩たつと数千万個に増え、朝を迎えるころ、病気がぶり返すかもしれない。だから、抗生物質を5日間飲むように指示されたら、2日で症状がおさまったとしても5日間しっかり飲むのがよい。

抗生物質を服用する期間が短すぎると、感染症が再発する恐れがあることを述べたが、かといって、この期間が長すぎると別の問題が生じるから、悩ましい。それは、耐性菌の発生である。

米国家庭医学会の会長マイケル・マンガー博士は、耐性菌の発生に強い危機感を抱き、こ

という。「たとえ感染症が5～7日で治るにもかかわらず、米国ではほぼすべての抗生物質は10日間処方されているのです」。抗生物質の処方期間が長すぎるという批判である。抗生物質の服用期間をより短くすれば、耐性菌の発生が起こりにくくなるだけでなく、吐き気、下痢、イースト菌感染といった副作用のリスクも低下するという利点がある。

抗生物質について賢い患者でありたいものである。もし、医師があなたの処方箋に抗生物質の名前を記載するなら、それが本当に必要なのかどうかを確認することをお勧めする。あなたが抗生物質を期待しているのではないことを明確にするのである。なぜなら、時々、医師は患者が抗生物質を期待しているものと思い込み、サービス精神から必要でもない抗生物質を処方するかもしれないからである。

なぜ、耐性菌が生まれるのか？　これは根本的な疑問である。

すべての生き物がするように、細菌もまた進化する。絶えず変化を続ける環境に適応するためである。これしか生き残る道がないからだ。これは、もし細菌が抗生物質にさらされ続けるなら、たとえ抗生物質が存在していても生き残れる、抵抗性を獲得することを意味する。

抗生物質によって痛めつけられ、殺される細菌のことを感受性菌という。感受性菌も生き物であるから、抗生物質の攻撃から逃れ、生き延びようとする。細菌は約20～30分ごとに2

倍に増えるが、この際に、遺伝子DNAもコピーされて増える。
DNAをコピーする際に、稀に、エラーが起こる。数十億もの文字をコピーしたら、数個のエラーが出るのは致し方ない。このエラーのことを変異という。この変異によって抗生物質が存在しても死なない耐性菌が誕生する。この一例が、ペニシリンを分解する酵素ペニシリナーゼをつくる遺伝子を持ったペニシリン耐性菌である。

仮に変異は細菌1000万個に1個の割合で起こるとしよう。抗生物質は1000万個のうち、999万9999個の細菌を殺すことができるが、耐性菌に変異した1個の細菌だけは殺すことができない。抗生物質を使うことで、感受性菌が死んで、耐性菌だけが生き残り、これだけが増殖する。すなわち、抗生物質の存在する環境では、耐性菌が適者として選択されて生き残り、これがどんどん増殖し、気がつくと耐性菌だらけということになる。

もし、耐性菌が病原菌や有害な細菌にも広がるとどうなるか？　実際に、耐性菌が耐性遺伝子を感受性菌に与え、感受性菌を耐性菌に変換することもある。耐性菌に感染した場合、私たちは彼らと戦う道具がないため、もはや治療できなくなる。必要でもないときに抗生物質を使うことによって、抗生物質の効果が低下し、このリスクをすべての人々に対して高めることになる。必要のないときに抗生物質を使うのは、ムダであるばかりか、吐き気、下痢、胃腸障害、発疹、イースト菌感染などの副作用を引き起こす。そして、深刻な感染症にかかったときにさえ、抗生物質が効かなくなる。

抗生物質の使用期間は短すぎても、反対に長すぎても深刻な問題を発生させる。使用期間は適切でなければならない。抗生物質の使い方に十分な注意が欠かせないのは、このためである。

神話4

黄色か緑色の鼻水やタンが出れば、細菌による感染なので抗生物質を服用すべきだ

鼻水やタンが出るのは、たまに起こる平凡なことであるが、自分や身近な人の具合が悪くなるまで、普段、あまり考えることがない。突然、鼻から緑色の液体が流れ出た。だが、もし黄色か緑色に変色した鼻水やタンが出たら、抗生物質を飲むべきなのか？

科学的検証

ウソである。

ヨーロッパ13ヵ国の成人3402人を対象にした調査によると、医師は黄色か緑色の鼻水の出た患者に抗生物質を処方する傾向があるが、抗生物質を使っても回復は早まることはない、と報告している。そして論文の著者は、この処方の多くが不要である、と指摘している。(1)

抗生物質の使用に詳しい、オーストラリアにあるUNSW大学の公衆衛生学科のマイケル・タム教授は、黄色か緑色の鼻水が出たからといって病院に行く必要はないと述べている。その理由は、黄色か緑色の鼻水が出るほとんどのケースは、鼻粘膜へのウイルス感染によるからであるという。要するに、鼻水は、ふつうのカゼによるものがほとんどで、抗生物質が効かないのである。抗生物質はウイルス感染には効果がないから、ふつうのカゼにかかって鼻水が出たとき、抗生物質を服用してもムダである。

もちろん、黄色か緑色の鼻水が、細菌によるものである可能性はわずかではあるが、残っている。だが、たとえそうであったとしても、感染が深刻なものでない限り、抗生物質を使用する必要はない。抗生物質が不要であるにもかかわらず使用すると、耐性菌が生じることは前に述べた。

この耐性菌があなたに対してだけでなく、社会全体にも増える。それから、抗生物質には下痢やアレルギーといった副作用があることも忘れないでほしい。アメリカで5歳以下の幼児で緊急外来に運び込まれる80％のケースは、抗生物質が原因なのである。

なぜ、鼻水やタンというもともと無色の粘液が黄色や緑色に変わるのか？　鼻水やタンは嫌なものだが、私たちの健康維持に重要な役割を果たしている。

この粘液が鼻、口、ノドといった気道の粘膜表面を覆っている。粘液のネバネバが外から入ってくるウイルス、細菌、アレルギー物質などの異物を捕えるだけでなく、気道を湿った状態に保っている。カゼを引いたときに、より多くの粘液がつくられるのは、外から入ってきた異物を外に流し出すためである。粘液の成分は、水、塩分、タンパク質、それから、ネバネバしたムチンである。ムチンは、タンパク質にたくさんの糖がくっついた糖タンパク質のことである。ネバネバを発生させるのは、たくさんくっついた糖である。

この粘液の色が変わるのは、炎症が起こり、これによって粘液が酸化されるからである。なぜ、炎症が起こるのか。ウイルスや細菌といった異物が体内に侵入すると、これをやっつけるために白血球が増加する。白血球は活性酸素を放出し、異物を爆撃する。この爆撃によって異物だけでなく、体の組織も巻き添えを被る。巻き添えを被った組織は、赤くなり、腫れ、熱くなり、痛くなる。これが炎症である。

感染症が発生すると炎症が必ず起こるため、老化が進む。肌が荒れるのはこのサインである。昔にくらべて日本人の肌が格段にきれいになったのは、化粧品の質や栄養状態の向上に加え、感染症が著しく減ったことが要因のひとつと私は考えている。

感染が起こると、人体はより多くの粘液を分泌する。このとき、鼻やノドに不快感を覚える。白血球と異物との戦いによって双方に大量の死骸が出る。この死骸を処理するのがマクロファージという免疫細胞である。マクロファージが放出した活性酸素によって死骸が分解される際に、粘液が酸化され、色が変わる。

これと似た化学反応は日常でも起きている。たとえば、切ったリンゴを空気に触れたまま放置しておくと、白い実の部分が酸化されて茶色になる。鼻水の色は、ある種の感染、炎症、時間といった3つの要因がつくり出した結果なのである。

古い血液が茶色になることから、鼻水が茶色というのは、そこに血液が存在したことを意味するが、心配するには及ばない。

神話5

畜産業において健康な動物を病気から守るために、抗生物質をエサに混ぜるのがいい

抗生物質が感染症にかかった動物を助けるのだから、病気になる前にエサに混ぜて食べさせれば、病気を未然に防げるとの主張。理にかなっているように思えるが。

科学的検証

ウソである。

抗生物質が適切に使われないと、耐性菌が生じる。耐性菌が社会に拡散すると、治るはずの感染症が治らなくなる。抗生物質の不適切な使用、つまり乱用は社会に重大な危機をもたらす。抗生物質の乱用と聞いて、読者は、医師による不適切な抗生物質の処方を思い浮かべ

るだろう。

CDCは、抗生物質の使用状況について大規模な調査を行い、2016年に「米医学会雑誌」に発表した。[(2)] 結論は、病院で処方された抗生物質の30%は不要というもの。そして、カゼやインフルエンザなどのウイルス性の感染症にも抗生物質が頻繁に処方されていたことも明らかになった。

だが、抗生物質を乱用してきたのは、病院の医師に限らない。畜産業においては、健康な動物に抗生物質を与えている。じつは、これこそが抗生物質乱用の代表なのである。2015年に報告されたアメリカでの調査で、医学的に重要な抗生物質の70%は畜産農家に販売され、ウシ、ブタ、ニワトリなどのエサに混ぜて与えられていたことが確認された。[(3)]

ある抗生物質は病気の治療に用いられるが、それよりはるかに大量の抗生物質が、健康な家畜の病気を防ぐために与えられている。家畜の幸せを考えるとは、なんと慈愛に満ちた畜産業者かと思うのは、とんでもない誤解である。

家畜たちは劣悪な環境で暮らすことを強いられている。すなわち、家畜たちは、汚い、過剰に密集した飼育場で飼われているため、重度のストレスがかかり、免疫力が低下し、感染症にかかりやすいのである。この感染症を防ぐために、健康な家畜たちに薬を与えている。

それから、抗生物質は家畜たちの成長を促進するためにも与えられている。これには歴史がある。1948年に抗生物質テトラサイクリンが発見されてから、わずか2年後の1950年のこと、おそらく、偶然であろうが、ブタやトリなどの家畜のエサにテトラサイクリンを少し混ぜると病気にかかりにくくなるばかりか、成長が早まることが見つかった。

家畜の体重は、テトラサイクリンを使用しないときにくらべ5%も増えていた。この理由は明らかになってないが、推測してみよう。ストレスのかかった動物たちの腸壁では、細菌感染によって炎症が発生していた。この炎症を抗生物質が抑えた可能性が高い。腸壁で炎症が起こると、栄養素の吸収効率が低下する。抗生物質で炎症が抑えられたことで、栄養素の吸収効率が高くなり、成長が早まった、と。

このニュースは業界内でたちどころに広まった。1950年代の初めには、世界中で抗生物質が家畜のエサに混入されるようになった。今では、テトラサイクリンやペニシリンだけでなく、たくさんの抗生物質がエサに混入されている。

家畜の成長が早まれば、エサ代が減り、コストを削減でき、価格は下がる。消費者は大喜びである。そこで、抗生物質は家畜のエサにどんどん混入されるようになり、アメリカで生産される抗生物質の70%は医療には利用されず、家畜のエサ用となっている。こうなると、抗生物質は薬というより、家畜のエサの一部であるというのがより的確である。

抗生物質は人に過剰に使用される場合と同じように、動物に過剰に使用される場合でも、耐性菌が生じる。これらの耐性菌が直接に、そして間接的に人に伝わる。直接に伝わるのは、動物に接する人に。たとえば、農場で働く人の腸内細菌から、ふつうの人よりもはるかに多くの耐性菌が見つかっている。

間接的に伝わるのは、私たちが口にする食べ物を通して、そして汚染された水によってである。家畜の腸内で発生した耐性菌が、家畜の糞といっしょに土壌に排泄され、土壌が汚染される。土壌が汚染されると地下水が汚染される。この土壌で栽培された野菜や果物もまた耐性菌に汚染されることになる。

この問題が人の健康を脅かす深刻な問題であると認識されるようになったにもかかわらず、世界で使用される畜産農家の抗生物質の総量は、2017年の9万3000トンから2030年の10万4000トンに増える見込みである。(4)

2017年における家畜用の抗生物質の消費では、中国がダントツで世界の45%を占め、以下、ブラジル7・9%、アメリカ7・0%、タイ4・2%、インド2・2%、イラン1・9%、スペイン1・9%と続く。日本が上位10ヵ国に入ってないのは、幸いである。だが、

図表10-1：畜産業において抗生物質を家畜に大量に使う世界の上位10ヵ国

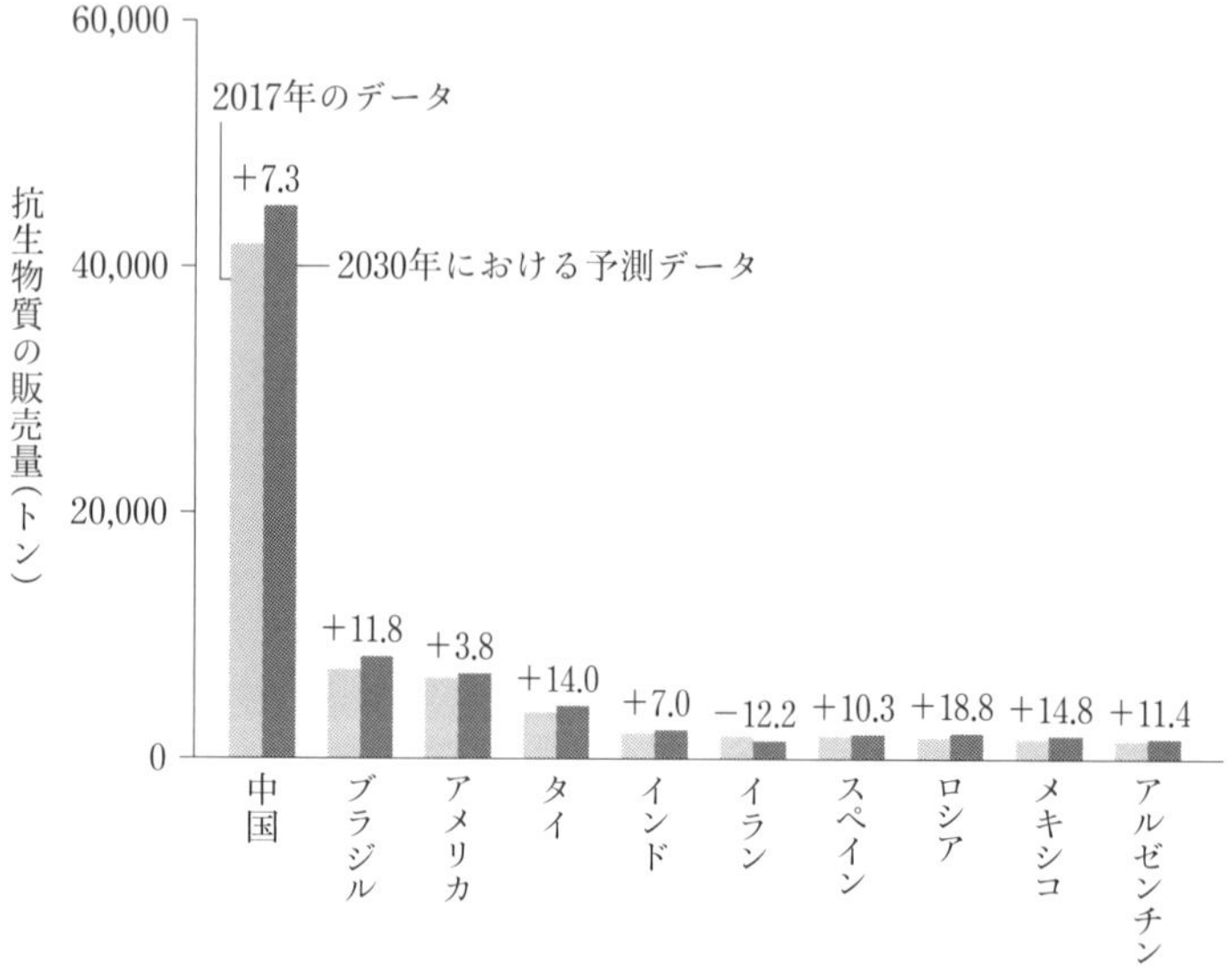

出典：Antibiotics 2020, Dec 9 (12), 918

喜ぶのはまだ早い。家畜から得られた肉類は日本に輸入され、私たちの口に入っている。

読者は、どのように思われるだろうか。抗生物質を家畜に与える畜産業者だけの問題だろうか。安全性を無視し、価格の安さばかりの肉を求める消費者の選択の問題でもあるように思える。考えるべきは消費者の側にもあるようだ。

11・牛乳についての6つの神話

今、牛乳を口にしている子どもから昔を懐かしむ中高年まで、牛乳を健康にいい飲み物と信じて疑わない。牛乳は子どもの背を伸ばし、骨を丈夫にするといわれてきた。牛乳は、タンパク質、脂質、ビタミン、ミネラルを豊富に含み、栄養価の高い完全栄養食品と喧伝されてきた。牛乳は健康にいいから、自分だけでなく、子どもにもどんどん飲ませようと思っている中高年も多い。

そこで牛乳の健康効果について検証していこう。

神話1

昔から日本人は牛乳を飲んできた

学校給食につきものの牛乳。コンビニやスーパーマーケットにはパック入りの牛乳が所狭しと並んでいる。牛乳は日本人の生活に密着した存在である。それなら、日本では昔から牛乳を飲む習慣があったのか？

科学的検証

ウソである。

江戸時代、煎茶はあったが高価なため、まだ普及していなかったこともあり、安価な麦茶は庶民の飲み物として、「麦湯」の名で親しまれていた。麦茶は、大麦を煎って粉にし、湯水で抽出した飲み物である。江戸時代も中期になると、庶民も豊かになり、水茶屋でお茶やお菓子を口にしながら一休みするようになった。

当時、麦茶は庶民の飲み物としてかなりの人気商品だったことは、江戸後期の風習を記した『江戸府内風俗往来』の文章からもうかがえる。「夏の夜、麦湯店の出る所、江戸市中諸所にありたり。多きは十店以上、少なきは五、六店に下らず。大通りにも一、二店ずつ、他の夜店の間に出でける。横行燈《よこあんどん》に「麦湯」とかな文字にてかく。また桜に短尺《たんざく》の画をかき、その短尺にかきしもあり。行燈の本《もと》は麦湯の釜・茶碗等あり。その廻りに涼み台を並べたり。紅粉《こうふん》を粧《よそお》うたる少女湯を汲みて給仕す」。

もともと日本人は牛乳を飲まなかった。このことを示す文章が、幕末の1856年からアメリカ駐日総領事として6年近く伊豆の下田に滞在したタウンゼント・ハリスによる『日本滞在記』（岩波文庫）に残されている。ハリスが下田奉行の井上信濃守《いのうえしなののかみ》に牛乳を提供してほしいと要望を出したところ、奉行は通訳の森山多吉郎を通じて、この要望をキッパリ拒否したのである。

奉行は、その理由をこう述べている。「日本人は牛乳をまったく飲まない。牛乳は子牛の飲むもので、人間の飲むものではない」。この答えから、当時の日本でも農耕・運搬のために牛や馬は飼われていたが、その乳汁《にゅうじゅう》を飲んだり、屠畜して肉を食べるという習慣はなかったことがわかる。(1)

もともと牛乳を飲まなかった日本人が、少しでも飲むようになったのは今から約150年前、明治（元年の１８６８年）になってからである。西洋文化が到来し、街を歩けばレンガ造りの洋風建築、人力車、馬車も見かけられるようになった。だが、人間の生活において基礎となる食習慣はそう簡単に変わるものではない。その食習慣が変わったからには、余程のことがあったのだ。余程のことってなんだ。

当時の日本人も今と同じように好奇心が旺盛で、先進国からやってくる西洋人を注意深く観察していた。まず、図体がでかい。身長が高い。強そうだ。どうすれば彼らのようになれるのか。日本人は考えた。きっと食べ物に違いない、と。彼らは何を食べているのか。彼らは獣肉《じゅうにく》を食らい、牛乳という白い液体をたくさん飲んでいるではないか。

これで明治の人は納得した。彼らのように大きくて強くなるには、肉と牛乳だ。こうして、当時、「文明人は牛肉を食べるべき」「母乳で育てるよりもむしろ健康に育つ」「病気の者や老人などにも良い」などと喧伝されるようになった。これが牛乳神話の誕生である。

それから80年近く経過した敗戦後の日本。日本人は深刻な飢えに苦しんでいた。タンパク質不足、カロリー不足、カルシウム不足である。これを見た駐留軍司令官のダグラス・マッカーサー元帥は、日本人の子どもたちの食生活を改善しようと学校給食を始めた。

１９４９年には、十分なカルシウム摂取量を確保するため、学校給食に脱脂粉乳をお湯に溶かした「ミルク」が加えられた。脱脂粉乳はアメリカがユニセフ（国連児童基金）を通して日本に送った援助物資である。

１９５５年生まれの筆者は、函館で小学生のころ、たいての子どもたちと同じように、脱脂粉乳が大嫌いであった。気分屋の担任は、機嫌がいいと、5ℓほどの「ミルク」を裏山に捨てることを許可し、私を含めた子どもたちが他のクラスに知られぬようにこっそり捨てていたことを覚えている。

１９５４年、文部省（現文科省）は学校給食法を公布し、給食の献立に牛乳を加えることを強制した。給食には毎日、牛乳とコッペパンが出た。学校を休んだ子どもの家庭には、別の子どもがパンと牛乳を届けた。食べ物がこれほど貴重だったのである。学校給食で「パンと牛乳」の味を覚えた子どもたちは、大人になっても「パンと牛乳」を食べる。洋食に慣れることによって日本は、アメリカから小麦製品や乳製品を購入することになった。結果から見ると、マッカーサー元帥の開始した学校給食は、確かに、アメリカによる日本への食料輸出戦略という一面があったようにも思える。

日本人はアメリカの「小麦戦略」に協力する結果となったが、「パンと牛乳」の中心的役割を果たしたのは厚生省だった。当時、日本の栄養行政の推進役だった厚生省で栄養課長をしていた大磯敏雄氏は「コメはだめだ。メシよりパンとミルクだ」と考えて、栄養改善運動を推し進めた。

1954年にはもうひとつ、農水省が酪農を振興するために税金を投入して、酪農経営を援助する酪農振興法を公布した。このように学校給食の牛乳というのは、文部省という一省庁の施策ではなく、国の基本方針であったことがわかる。

こうしてわが国における牛乳・乳製品の消費は著しく増加した。たとえば、国民栄養調査によると、1946年にひとり当たり3・1g／日であった摂取量は毎年上昇を続け、そのピークの1995年に144・4g／日に達した。(2) じつに、47倍の激増である。

日本人が牛乳・乳製品を摂取し始めたのは明治になってからであり、それが本格的に増加を始めたのは1954年であるから、まだ70年弱と日が浅い。昔から日本人は牛乳を飲んできたというのは、真っ赤なウソである。

神話2 牛乳は健康にいい

タンパク質やカルシウムを豊富に含んだ牛乳は、健康にいいという印象がある。ある人は、学校給食で提供されていることが健康にいい証拠である、と主張するかもしれない。だが、学校給食に出ていることが健康にいいという根拠にはならない。重要なのは印象ではなく、信用に値する科学的根拠が存在するかどうかである。

科学的検証

ウソである。

先に述べたように、牛乳を所望したアメリカ駐日総領事タウンゼント・ハリスに、下田奉行はこう答えた。「日本人は牛乳をまったく飲まない。牛乳は子牛の飲むもので、人間の飲むものではない」。正解である。

人間が牛乳を飲むのは、自然の理《ことわり》に反している。下田奉行の答えは情緒的、独善的な意見に聞こえるかもしれないが、答えは正しい。牛乳・乳製品を食べてこなかったのは、日本人に限らない。じつに、ほとんどのアジア人・アフリカ人も口にしてこなかった。その証拠に、この人たちが牛乳を飲むとお腹がゴロゴロする、お腹が痛くなる、おならが出る、下痢をする、などの症状があらわれる。人間が牛乳を飲むのは不自然であることの証拠は、これで十分である。

だが、赤ちゃんが乳を飲むのは、自然の理に則している。どういうことか。牛の乳でもヒトの乳でも、乳汁には乳糖（ラクトース）という特殊な糖が含まれている。乳糖はガラクトースとブドウ糖がつながった二糖類で、自然界で乳糖を多く含むのは乳汁だけである。

なぜ、乳糖が乳汁に豊富に含まれているのか？　哺乳類の子は誕生した直後から急速に成長する。この際に、細胞が爆発的に増殖するが、細胞膜の成分であるガラクトースが大量に必要になる。このガラクトースを入手するために、赤ちゃんは乳を飲むのである。

だが、離乳期を過ぎると、ガラクトースは肝臓でブドウ糖から合成されるようになるため、離乳後の哺乳類は乳を飲む必要はなくなる。

次に、どうして日本人が牛乳を飲むとお腹がゴロゴロするのか、という問いに答えてみよう。

牛乳を飲むと、牛乳に含まれる乳糖は小腸でラクターゼ（乳糖分解酵素）という酵素によってガラクトースとブドウ糖に分解され、それぞれ腸管から吸収されて栄養になる。日本人のラクターゼの働きは、赤ちゃんとして生まれた直後がピークで、そこからどんどん低下していく。そして14〜15歳になると、その働きは、乳児期の10分の1に低下し、それ以後、ずっと低いままである。

では、乳児期を過ぎた日本人が大量の牛乳を飲んだらどうなるか？　すなわち、ラクターゼの分解能力を超えるほど大量の乳糖が摂取されると、何が起こるか？　小腸で分解されずに残った乳糖は、腸内細菌の多い大腸にやってくる。腸内細菌は乳糖の一部を分解して、二酸化炭素などのガスを発生させる。これが、おならである。まだ大腸に残っている乳糖は、その高い浸透圧のために水分を引き寄せる。こうして下痢が起こる。

一般的に、何事も訓練によってある程度能力が高くなる。確かに、日本人の中にも牛乳を飲み続けることによって、牛乳を飲めるように適応した人もいる。適応できた理由はふたつ考えられる。ひとつは、牛乳を飲む訓練によってラクターゼの合成能力が高くなったこと。もうひとつは、腸内細菌が変化することによってラクターゼの分解が進んだことである。ただし適応できたといっても牛乳を大量に飲めば、下痢を起こすことに変わりはない。

では、子どもは牛乳以外に何を飲めばいいのか？　豆乳、アーモンドミルク、オーツミルクを飲んでもいい。夏なら江戸時代から慣れ親しんできた麦茶がいい。そしていちばんのお勧めは、人体に最も必要な栄養素である水である。

アジア人・アフリカ人が牛乳を飲んで、お腹がゴロゴロし、下痢をするのを見て、このようなことを体験したことのない白人は、「乳糖不耐症」と命名した。自分の立場から物事を見て、それが真実であると主張する典型である。

乳糖不耐症というと、まるで病気であるかのごとく聞こえるが、人類の大多数である東洋人や黒人といった有色人種は、白人たちのいう乳糖不耐症なのである。人類の70％は乳糖不耐症であるから、これが正常な状態と考えられる。こちらの立場から見れば、白人こそ「乳糖分解亢進症」なのである。

神話3

子どもが牛乳を飲むと背が高くなる

戦後、日本人は背が高くなったといわれる。牛乳・乳製品メーカーが「牛乳には成長と健康に必要なタンパク質、脂質、糖質、カルシウム、ビタミン、カリウム、リン、鉄などがバランスよく入っています」「栄養満点の完全栄養食」と盛んに宣伝するため、「牛乳を飲むと背が高くなる」というメッセージが国民にくり返し伝えられた。このため国民は背を伸ばすには牛乳を飲むのが当たり前と思うようになったのだが、本当に子どもが牛乳を飲むと背が高くなるのだろうか？

科学的検証

ウソである。

幕末の日本人がアメリカ人を観察し、身長を高くするには、牛乳を飲めばいいと思った。では、子どもが牛乳を飲むとアメリカ人のように背が高くなるのか？ Ｎｏ．決してならない。栄養失調の子どもに栄養を与えれば、背が伸びる。だが、すでに栄養十分な子どもが牛乳を飲んだからといって、背は伸びない。栄養十分であれば、背の高さは遺伝で決まるからである。

牛乳は、子牛を成長させるのに最適の栄養源である。母乳はヒトの赤ちゃんを成長させる

図表11-1：牛乳と人乳100g中に含まれる栄養素の比較

	牛乳	人乳	比率(牛乳／人乳)
タンパク質	3.3g	1.1g	3
カルシウム	110mg	27mg	10
リン	93mg	14mg	7
カロリー	67kcal	65kcal	1

出典：七訂食品成分表、2018年

のに最適の栄養源である。もしヒトの赤ちゃんが牛乳を飲んだら、どうなるか？

生まれたばかりの子牛は体重が40kgもあり、2年後には成牛となり、体重500kgに達する。体重は毎日1kgも増える。ウシの子がこんなに早く成長するのは、栄養素が違うからである。そこで牛乳と人乳100g中に含まれる栄養素をくらべてみよう。タンパク質は牛乳中に3・3g、人乳中に1・1g、カルシウムは牛乳中に110mg、人乳中に27mg、リンは牛乳中に93mg、人乳中に14mgである。そしてカロリーはどちらもほぼ同じ約65kcalである。

牛乳は人乳にくらべ、タンパク質は3倍、カルシウムは10倍、リンは7倍も含まれている。どれも骨を成長させるカギとなる栄養素である。その上、牛乳には成長因子と呼ばれるホルモンが大量に含まれている。牛乳の栄養素と成長因子が子牛を急成長させるのである。

図表11-2：男子と女子、それぞれ5歳と17歳の身長の推移

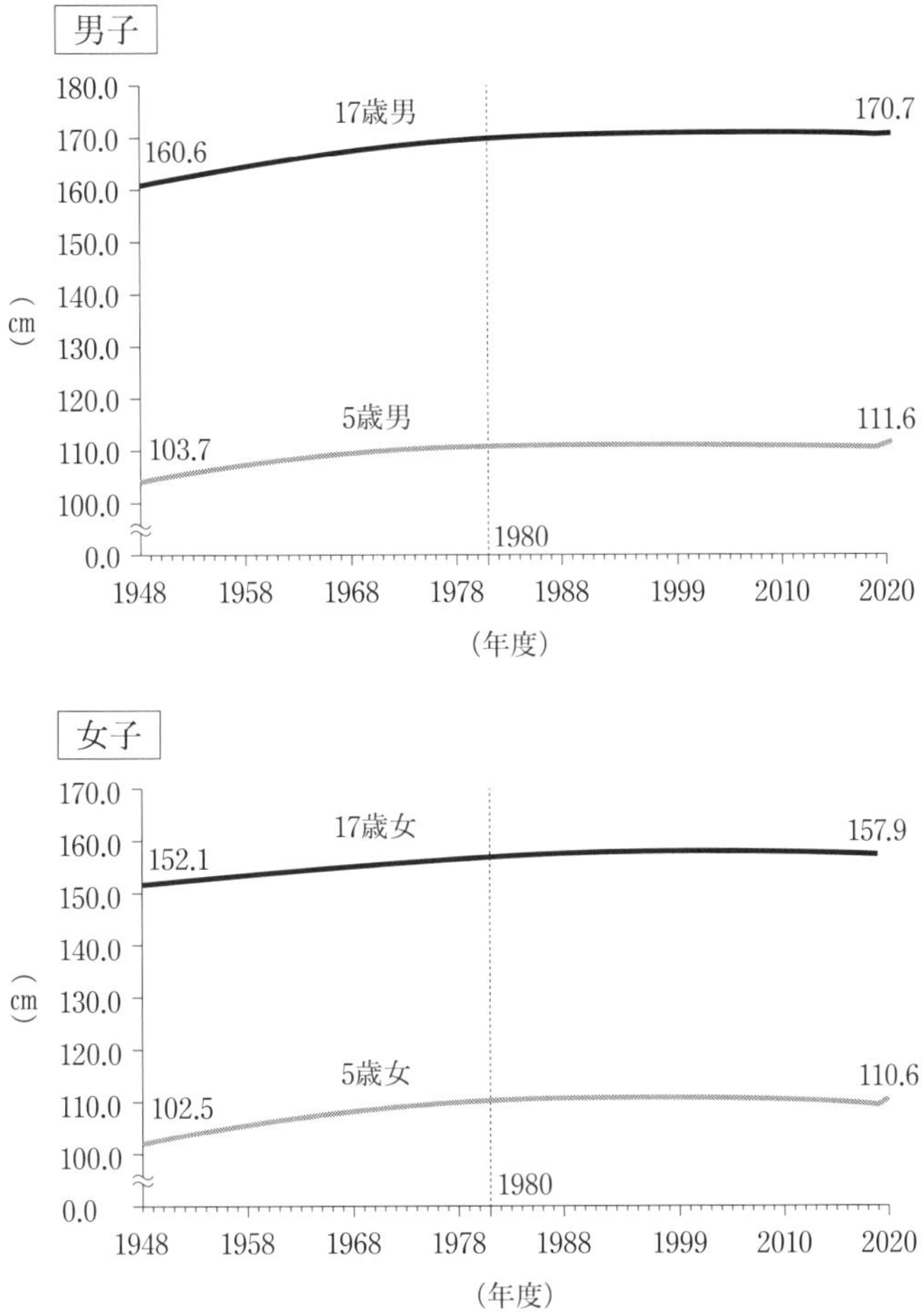

出典：文科省・学校保健統計(1)身長―5歳から17歳の平均身長、親世代との比較

牛乳の最大のセールスポイントは、牛乳を飲むと子どもの背が伸びるという主張であるが、本当なのか？　文科省の学校保健統計調査報告書をもとに、1948年から2020年までの72年間にわたる子どもたちの身長の推移を見ていこう。(3)

身長曲線を見ると、この期間、全体として男子、女子ともに身長が伸びた。たとえば、1948年の5歳男子の身長は103・7cmだったが、2020年には111・6cmへと72年間に7・9cm伸びた。17歳男子の身長も1948年の160・6cmから2020年の170・7cmへと10・1cm伸びた。

女子についても同じ傾向が見られる。1948年の5歳女子の身長は102・5cmだったが、2020年の110・6cmへと8・1cm伸びた。17歳女子の身長も1948年の152・1cmから2020年の157・9cmへと5・8cm伸びた。

だが、身長曲線をもう少し細かく見ていくと、身長が伸びているのは1948年から1980年までで、これ以後は止まったままである。次に、5歳から17歳への身長の伸びを見ていこう。

男子の5歳から17歳への身長の伸びは1948年に56・9cm、2020年に59・1cmである。1948年から2020年までの72年間で伸びた身長差は2・2cm（59・1－56・9）

図表11-3：1948年度と2020年度における男女5歳と17歳の身長の比較

	5歳男子（cm）	17歳男子（cm）	身長の伸び（cm）
1948年	103.7	160.6	56.9
2020年	111.6	170.7	59.1
	5歳女子	17歳女子	身長の伸び
1948年	102.5	152.1	49.6
2020年	110.6	157.9	47.3

出典：学校保健統計調査／年次統計

に過ぎない。

では、女子の5歳から17歳への身長の伸びはどうか。１９４８年に49・6cmだったものが、２０２０年には47・3cmに縮んだ。驚くことに、１９４８年から２０２０年までの72年間に5歳から17歳への身長の伸びは２・３cm（49・6－47・3）縮んだのである。このデータと、その分析からこんな結論が得られる。

1．戦後、日本人は男女ともに背が伸びたが、この伸びは主に5歳までの幼児の期間に達成されたもので、その後の伸びはたいしたことはない。

2．日本人の身長の伸びは１９８０年以降、止まった。

基準とした１９４８年当時は、１９４５年の敗戦からわずか3年が過ぎたばかりで、国民は極貧生活であり、食うや食わずの状態だった。１９４８年に5歳だった子どもは終戦2年前の１９４３年生まれである。栄養状態はかなり悪かったし、牛乳・乳製品なども口にできなかった。一方、2020年に5歳の子どもは食べるものが豊富な時代に育った。

この結果、5歳の男子を見ると、2020年は1948年にくらべ、身長は7・9㎝（111・6—103・7）も伸びた。では、この身長の伸びは牛乳によるものかというと、そうではない。敗戦後の日本は食べるものがなく、カロリーが少なかったのである。だから、牛乳・乳製品に限らず、肉類でも魚介類でも穀類、マメ類でも、カロリーになるものなら何でも食べさえすれば、栄養が満たされ、身長が伸びたのである。

それから、1980年以降、日本人の身長の伸びがピタリと止まったのは、すでに十分な栄養が与えられていたので、最終的な身長は遺伝で決まっている以上には伸びないからである。日本人にいくら栄養を与えたとしても、白人ほど背が高くはなれないのである。

神話4

牛乳は骨を丈夫にし、

できるだけ避けたいことのひとつは、高齢になって寝たきりになることである。その原因のひとつとされるのが、骨粗しょう症である。骨粗しょう症は、骨からカルシウムとコラーゲンが過度に流出することによ

骨粗しょう症を防ぐ

って起こる。牛乳・乳製品メーカーは、マスコミを通じて、日本人は欧米人にくらべ、カルシウム不足だから、牛乳でカルシウムを補って骨を強くしましょうと喧伝する。これを信じた多くの中高年の女性がせっせと牛乳を飲んでいるが、本当に、牛乳は骨を強くするのだろうか？

科学的検証

ウソである。

牛乳は栄養価の高い飲み物である。栄養学ではカルシウムとビタミンDをいっしょに摂取すると、骨が健康になると謳われてきた。USDA（米農務省）は、牛乳が健康を増進し、骨密度（単位面積当たりの骨量）を上昇させると主張し、1日3杯、牛乳を摂取するように勧めてきた。さらにUSDAは、これを実践すれば、骨折に関連するアメリカの医療費を少なくとも20％削減できる、とアメリカ国民に檄を飛ばしている。

もし、牛乳を飲めば、骨が強くなるという主張が正しいのなら、より多くの牛乳を飲む国や地域は骨が丈夫で骨折が少ないはずである。だが、データを見ると、その反対なのである。1986年、この衝撃の事実をハーバード大学のマーク・ヘグステッド教授が「カルシウムと骨粗しょう症（Calcium and osteoporosis）」という題名の論文で発表した(4)。

同教授は「アメリカ、ニュージーランド、スウェーデン、イスラエルなどのカルシウム摂取量の多い（すなわち乳製品の摂取量の多い）国は、シンガポールやホンコンといったカルシウム摂取量の少ない（すなわち乳製品摂取量の少ない）国にくらべ、大腿骨《だいたいこつ》（太ももの骨）骨折がより頻繁に発生している」ことを示した。しかも、大腿骨骨折は、乳製品が日常的に消費され、カルシウム摂取量が増えるほど、より頻繁に発生するとも述べている。

この報告から7年が経過した1993年、鳥取大学医学部の山本吉蔵教授のグループは、世界各地域の大腿骨骨折の発症率を報告した(5)（図表11－4）。35歳以上の人口10万人当たりの大腿骨骨折の発症率は、女性について、ロッチェスターの230人、マルモの199人、オックスフォードの202人、オスロの351人と高いが、日本は新潟の62人、鳥取の90人と低いのである。注目すべきは、日本女性の大腿骨骨折の発症率は、欧米女性の3分の1以下であることだ。

牛乳・乳製品の消費量が多いということは、カルシウムや動物性タンパク質の摂取量も多

図表11-4：骨粗しょう症による大腿骨骨折の年齢調整発症率（年齢35歳以上、人口10万人当たり）

地域	男性	女性
ロッチェスター、USA	79.2	230.1
マルモ、スウェーデン	68.4	199.2
オックスフォード、イギリス	80.6	202.1
オスロ、ノルウェー	150.0	350.9
ホンコン	48.8	71.2
新潟、日本	23.8	61.7
鳥取、日本	34.4	89.8

出典：Yamamoto K et al. Osteoporosis Int. 1993 :3 Suppl 1 S48-50.

いことを意味し、豊かな国であることの証《あか》しでもある。豊かな国ほど骨粗しょう症が多いというのは皮肉なことではあるが、このことを示す論文は、これ以外にもいくつも報告されているから、この結論の信頼性は高い。(6)

牛乳の摂取量と骨折の関係では、毎日、牛乳を大量に飲み、乳製品をたくさん食べる欧米の高カルシウム摂取民族は、その高齢者に骨折が多く、アジア諸国の低カルシウム摂取民族ではむしろ骨折が少ない、と結論できる。牛乳は骨を丈夫にし、骨粗しょう症を防ぐというのは、真っ赤なウソである。

神話5

1日3杯以上の牛乳を飲むと死亡率が高くなる

前項で牛乳・乳製品の摂取量の多い欧米先進国は、牛乳・乳製品を少なく摂取するアジア諸国よりも高齢者に骨折者が多いことを述べた。それどころか、むしろ牛乳・乳製品が骨折や死亡率を高めている、という疑いさえ生じている。

科学的検証

ホントである。

牛乳を飲む高齢者に骨折が多発することから、今や牛乳が健康にプラスにならないことは、世界の多くの科学者の同意を得るにいたった。その上、2014年、1日3杯以上の牛乳を飲むと、骨折の予防にならないだけでなく、死亡率が2倍になることが、スウェーデンにあるウプサラ大学のカール・マイケルソン教授のグループによる研究で明らかになった(7)。

こうして牛乳の健康へのマイナスの影響が強く疑われる事態となった。しかも、マイケルソン教授は、牛乳を大量に摂取すると、酸化ストレスが増し、骨折と死亡のリスクが高まるという仮説まで提出した。

この仮説には根拠がある。牛乳に含まれる乳糖は、ブドウ糖とガラクトースからできている。このガラクトースが問題なのである。たとえば、マウスにガラクトースを連続して注入する、あるいは、エサとして大量に摂取させると、酸化ストレスが増し、炎症が起こり、結果として、老化が進む。これは事実である。何しろ、ガラクトースの注入は、老化を研究する際のモデル動物の作製法になってさえいるからである。(8)

なぜ、ガラクトースが老化を引き起こすのか？　これまでの研究から、老化は細胞内でエネルギーをつくり出すミトコンドリアという器官が働かなくなること、あるいは酸化ストレスによって老化が促進することが明らかになっている。ここにガラクトースが関係していると推測される。すなわち、ガラクトースが細胞に酸化ストレスを与え、ミトコンドリアを不活性化し、慢性炎症、神経障害、免疫力の低下を引き起こす、と。

この仮説を検証するために、マイケルソン教授のグループは、次のふたつの集団を対象に、牛乳消費量と骨折や死亡率の関係を調査した。ひとつはスウェーデンの女性集団で、マンモグラフィーによる乳がん検査の受診者6万1433人（1987−90年当時、年齢39−74歳）。もうひとつは、スウェーデンの男性集団で、4万5339人（1997年当時、年齢

45－79歳）。被験者は食事内容や生活についての96項目にわたる詳細な質問に答えた。たとえば、食べ物については、牛乳、ヨーグルト、チーズなどの乳製品を含む飲み物の消費量。生活については、身長、体重のデータが集められ、教育レベル、結婚の状況も考慮に入れられた。そしてスウェーデン政府に登録されている個人の骨折と死亡についてのデータも活用された。結果は、こうなった。

女性集団を20年間にわたり追跡調査したところ、死者1万5541人、骨折者1万7252人、そのうち股関節（足の付け根の部分にある関節）の骨折者は4259人だった。牛乳を多く飲んでも骨折リスクは低下しなかった。その上、牛乳を1日3杯以上飲む女性（平均680㎖）は、1日1杯以下の女性（平均60㎖）にくらべ、死亡率が2倍になった。

そして男性集団を11年間にわたって追跡調査したところ、死者1万112人、骨折者5066人、そのうち股関節の骨折者1116人だった。女性集団ほど顕著ではないが、男性集団もまた牛乳の消費量が増えるにつれ、死亡率が高くなった。

さらに分析を進めると、牛乳の摂取量が増えるにつれ、酸化ストレスと炎症のバイオマーカーであるCRP値が上昇していた。CRPはC反応性タンパクといい、血液中のCRP値が上昇すると、体に炎症が起こっていることを意味する。これは、牛乳を大量に摂取すると、酸化ストレスが増し、骨折と死亡リスクが高まるという彼らの仮説を支持する根拠となっている。対照的に、ヨーグルトやチーズといった発酵した乳製品は、酸化ストレスを引き起こさなかったばかりか、とりわけ女性において寿命が延びることに加え、骨折リスクも低下した。要するに、牛乳は寿命を短くするが、ヨーグルトとチーズは寿命を延ばすのである。牛乳と、ヨーグルトとチーズでは何が違うのか。ヨーグルトとチーズは、発酵によって乳糖が分解したため、骨折リスクと寿命における好結果に結びついた、と推測できる。

この論文の結論は、こうだ。牛乳をより大量に摂取することによって男女とも、骨折リスクは低下しないだけでなく、死亡率は上昇していた。牛乳に含まれるラクトースとガラクトースが死亡率の上昇に関係している、と推測できる。

これまで骨折を防ぐために牛乳をたくさん飲むように推奨されてきたが、この研究結果によってその有効性に大いなる疑問が投げかけられた。

ただし、この研究結果の解釈には注意が必要である。牛乳が死亡率を上昇させるという結論は、スウェーデンだけでなく、牛乳摂取量の異なる他国でも追試し、確認されなければならない。それから、この研究は牛乳、骨折、死亡率に相関関係があることを示すものであるが、牛乳が骨折と死亡率を高めるという因果関係を示すものではない。

ニューヨーク市立大学のメリー・スクーリング教授は、こういう。「牛乳・乳製品の消費量は、経済の発展と動物性食品の消費の増加にともない、地球的規模で増加する傾向にあることから、牛乳と死亡率の関係を明らかにしなければならない。しかも、直ちに」。

今、欧米を中心に、牛乳・乳製品の摂取量についてのガイドラインを見直す議論が巻き起こっている。

神話6

牛乳はある種のがんの発症を防ぐ

牛乳は健康にいい飲み物とされ、USDAはアメリカ国民に1日3杯の牛乳を飲むように、熱心に勧めている。ある研究では、乳製品に含まれるカルシウムが大腸がんや乳がんを防ぐというが、別の研究では、そうではなく、むしろ、がんの発症リスクを高めるという。いったい、どちらの主張が、本当なのか？　牛乳はある種のがんを防ぐという主張は正しいのか？

科学的検証

ウソである。

牛乳が下痢、アレルギー、アトピー性皮膚炎などたくさんの健康問題を引き起こすことは周知の事実であるが、いちばん恐いのは、牛乳が乳がんの原因となっていることである。通常、がんという命にかかわる病気は、結婚して子どもを生み育て終わった老年期に発生する。要するに、がんは、生殖年齢を超えた個体を襲う病気である。だが、乳がん、卵巣がん、子宮がんは、生殖可能で社会の第一線で活躍している女性を襲う。これら女性特有の病気が発症するのに、ホルモンが深く関係している。

国立がん研究センターによると、2018年に新たに診断された女性のがんでいちばん多かったのは9万3858例の乳がんで、女性のがん全体の22・2%を占めている。乳がんが日本女性を襲う時代になったのである。日本女性10万人当たりの乳がんの発症率と死亡率の年ごとの推移をグラフにした(図表11－5、11－6)。発症率と死亡率は右肩上がりである。

乳がんの発症率は、1975年の19・6人から2019年の150・0人と、7・7倍に増えている。乳がんによる死亡率もまた、1965年の3・9人から2021年の23・5人と、6倍に増えている。日本では2016年以後、毎年1万4000人以上の女性が、乳がんで死んでいる。

次に、アメリカ、日本、中国、インド、韓国、フランス、ドイツ、イギリス、オーストラリアにおける乳がんの発症率を見ていこう（図表11－7）。国際がん研究機関（IARC）には、世界各地で発生したがん患者のデータが登録され、このデータに基づいて日本の研究者が乳がんの発症率をくらべた(9)。

乳がん発症率を年齢層別（0〜59歳、60〜74歳、そして75歳以上の3つ）と国別に分けて見ていこう。各国ともに0〜59歳の年齢層から60〜74歳へと年齢が上がるにつれ、乳がん発症率が急激に上昇することがわかる。国別に見ていくと、アメリカ、フランス、ドイツ、イギリス、オーストラリアの乳がん発症率は、日本（広島、大阪）、中国、インド、韓国にくらべ、格段に高くなっている。

60〜74歳と75歳以上の層では、アメリカの乳がん発症率は日本の2〜3倍になっている。なぜ、こんなに差があるのか？　この差は人種の違い、つまり遺伝によるものではない。なぜならば、アメリカに移民した日系人の乳がん発症率は、3世ともなるとヨーロッパ移民を先祖に持つアメリカ人の発症率に近くなるからである。

図表11-5：人口10万人当たりの年齢調整、乳がんの発症率の推移

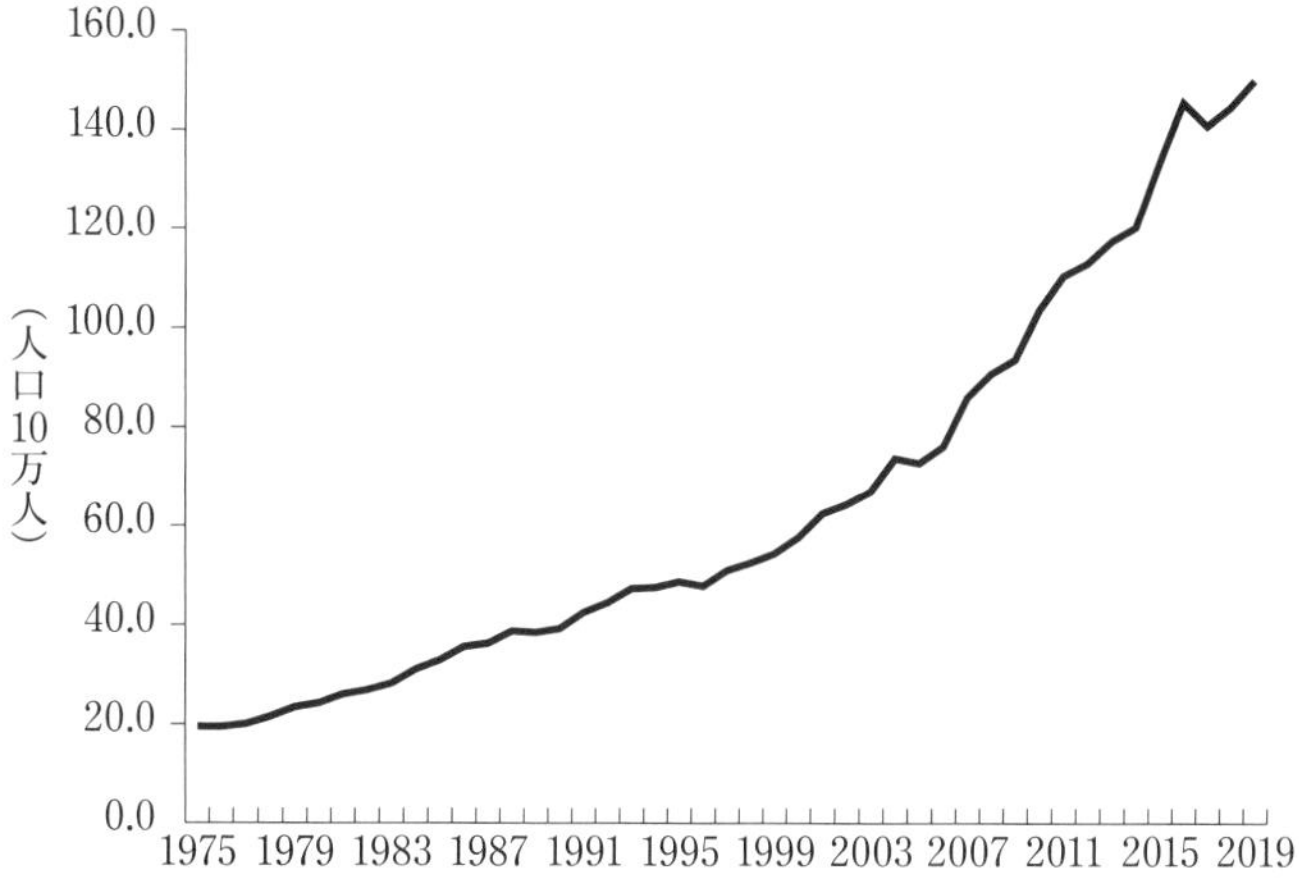

出典：国立がん研究センターがん情報サービスをもとに著者作成

図表11-6：人口10万人当たりの年齢調整、乳がんによる死亡率の推移

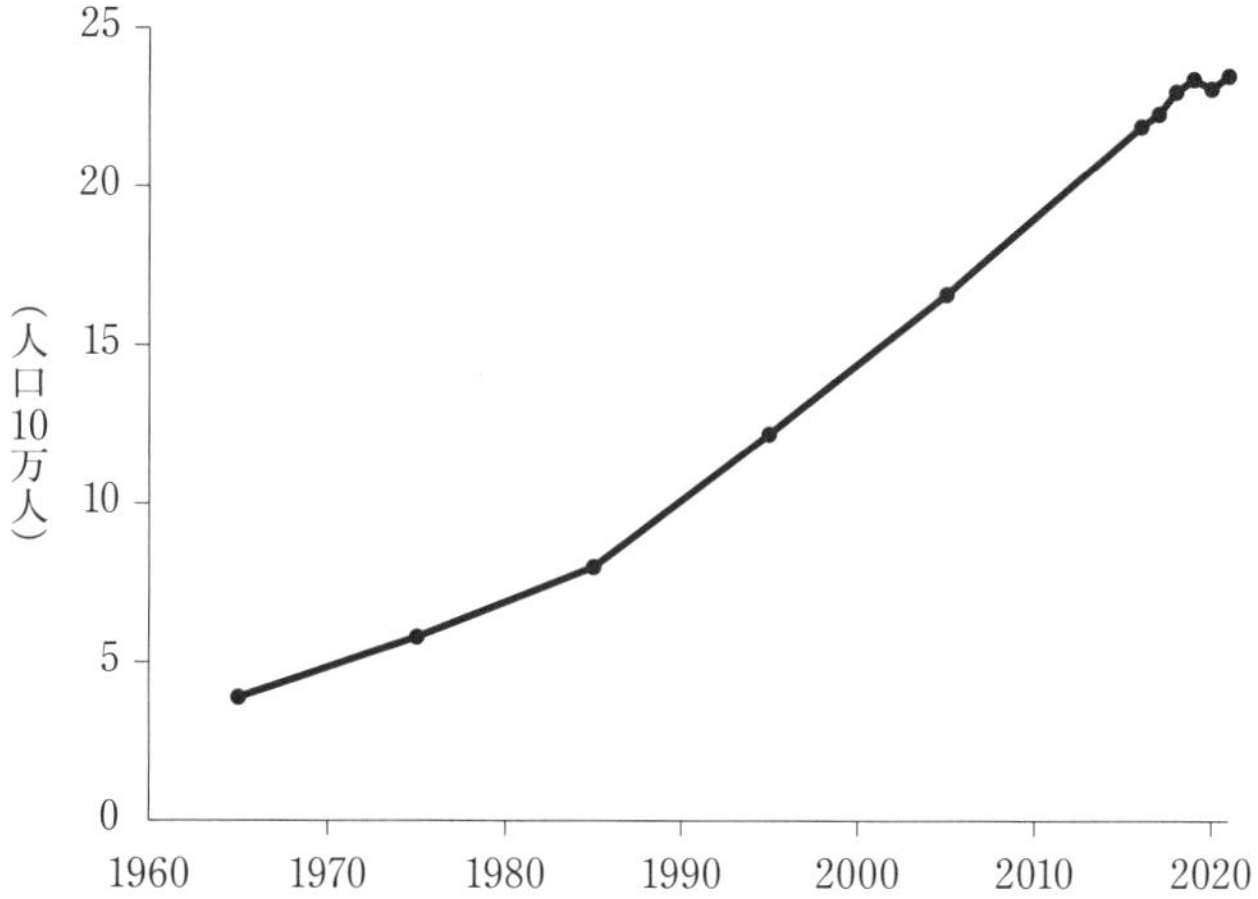

出典：国立がん研究センターがん情報サービスをもとに著者作成

図表11-7：人口10万人当たりの乳がんの発症率を年齢別、国別に比較した

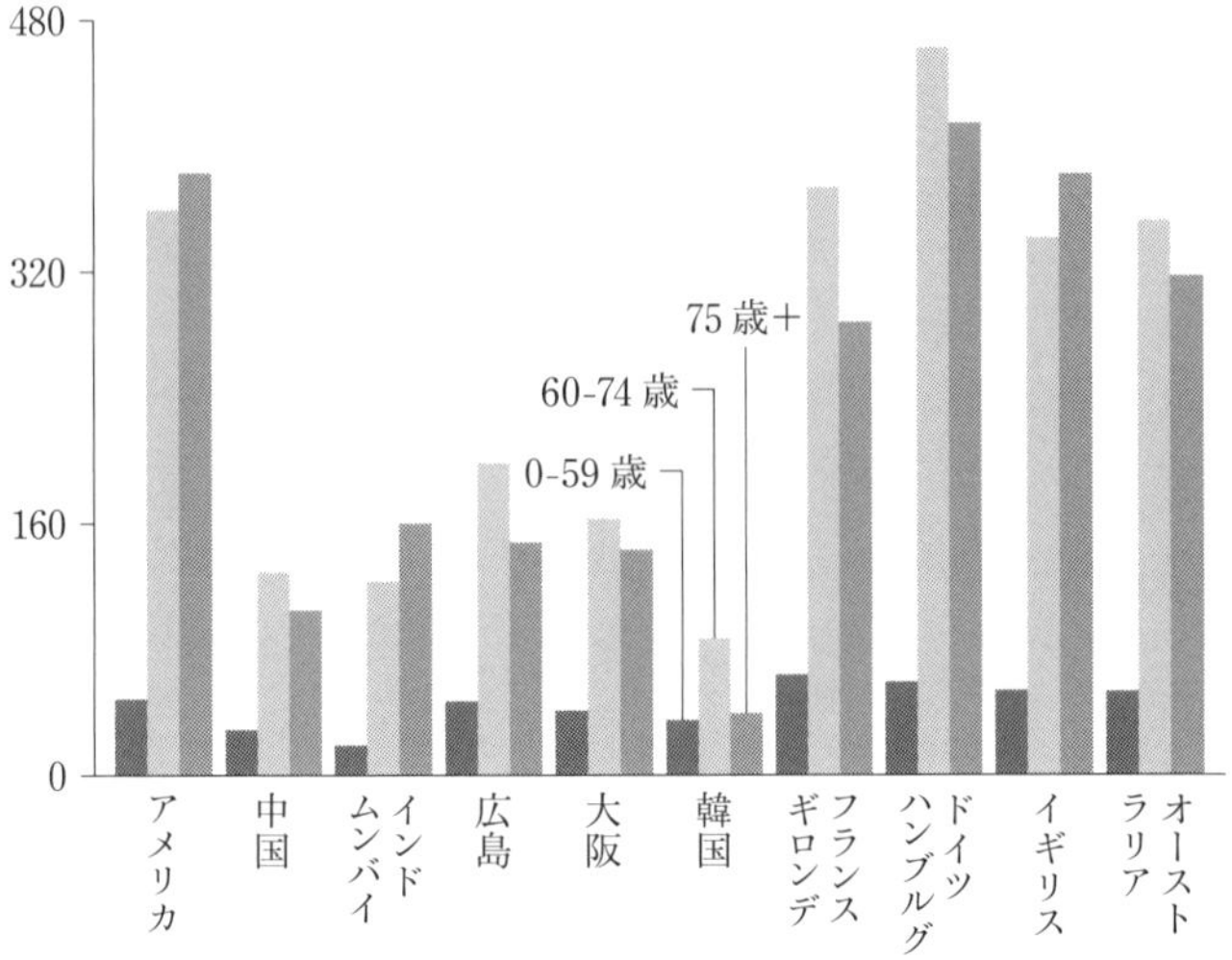

出典：Katanoda K and Hori. Jpn J Clin Oncol, 48, 7, 2018, 701-702.

遺伝でないとすると、何が乳がんの発症率の違いをもたらす原因なのか？　日本とアメリカでいちばん違うのは、食べ物である。アメリカは牛乳・乳製品を食べる量が日本にくらべ、圧倒的に多い。牛乳・乳製品が乳がんを引き起こす要因なのか？　本当にそうなら、これらの食品を多く摂取するほど乳がんは発生しやすくなるはずである。

２００５年、山梨医科大学名誉教授の佐藤章夫氏と院生のガンマ・ダバサンブ氏（現、ハーバード大学教授）は、このことに加え、妊娠した牛から絞った牛乳に大量の女性ホルモンが含まれること、これが乳がん、卵巣がん、子宮体がんを引き起こす

図表11-8：40ヵ国における乳がん発症率と乳製品の消費量の関係

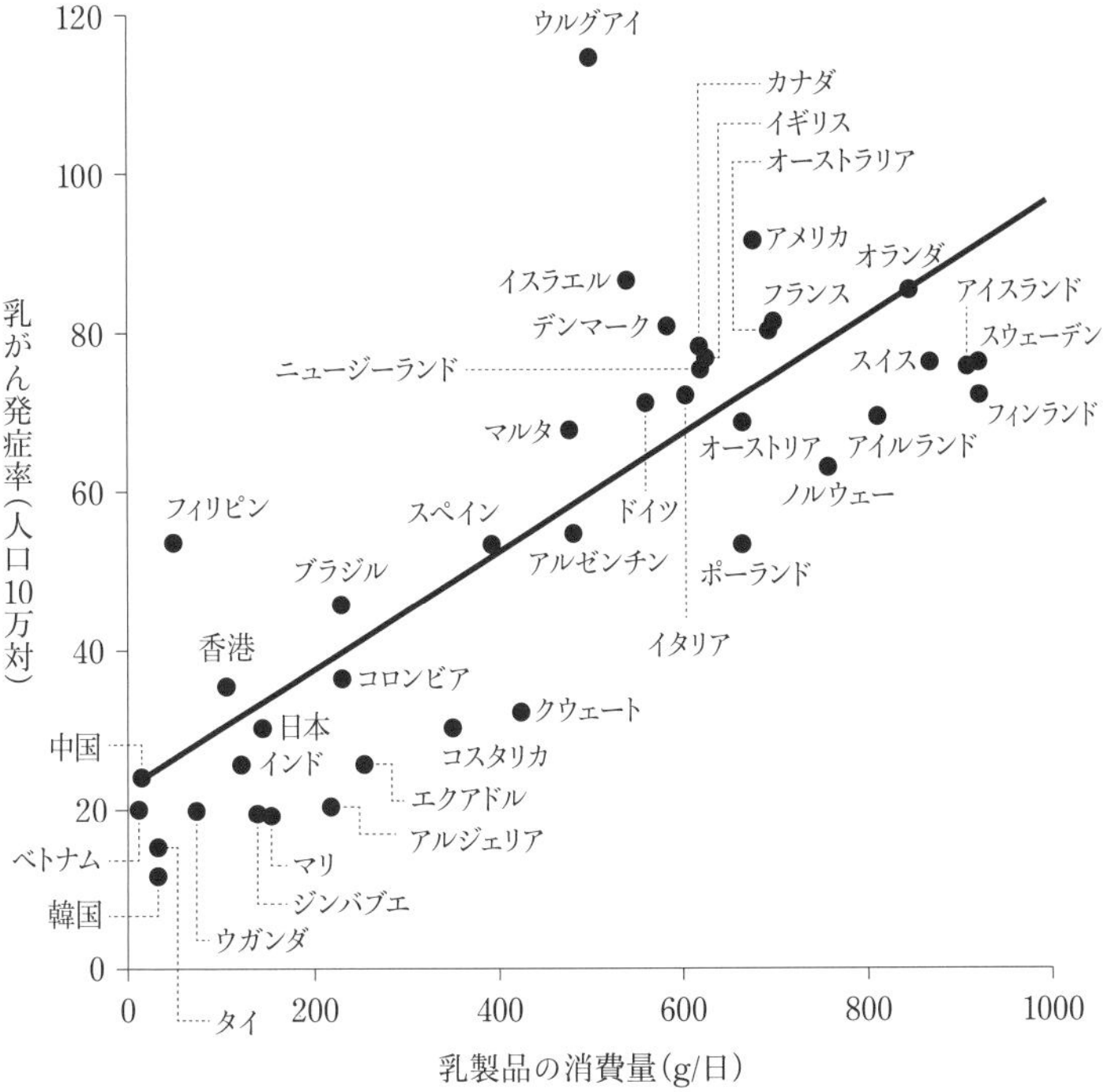

乳がんの発症率は、人口10万人当たり、1993-1997年のIARC（国際がん研究機関）による統計。そして、乳製品の消費量はひとり1日当たり、1961-1997年のFAO（国際連合食糧農業機関）による統計。

出典：Ganmaa D and Sato A. Med Hypotheses 2005;65(6):1028-37.

という仮説を「メディカル・ハイポセシス」という雑誌に発表した(10)。この雑誌は、一般にはそれほど知られていないが、斬新《ざんしん》な考えをいち早く発表する場として専門家にはよく知られている。

図11－8を見てほしい。縦軸に人口10万人当たりの乳がんの発症率、横軸にひとり1日当たりの乳製品の消費量をとっている。乳がんの発症率と乳製品の消費量との間に見事な相関関係があることがわかる。

ここまでの議論で明らかになったことは、牛乳はある種のがんの発症を防ぐのではなく、乳がんを発生させる強力なリスク因子となっていることである。

12・カルシウムについての5つの神話

カルシウムは人体で最も多く存在するミネラルで、全体重の約2%を占める。だから体重60kgの人なら、約1200gものカルシウムが体内に蓄えられている。カルシウムが人体で重要な働きをしている。このことに私は疑いを投げかけるものではない。だが、カルシウムを過剰に摂取することが危険な行為であることを知る人は、専門家を含め、あまりに少ない。

神話1

食事からより多くのカルシウムを摂取したり、カルシウムをサプリで摂取したりするのは健康にいい

これまでの研究から明らかになったことは、がん、糖尿病、心臓病、アレルギーなど、ほとんどの病気の原因は、悪い食事と生活様式によるものである。これらの病気を生活習慣病とはよくいったものである。しかも食事にしても生活様式にしても、社会が決めるのではなく、個人が選択できる範囲が広い。このことから、健康を獲得し維持するのは、かなりの程度、自分次第ということがわかる。

栄養従事者や医療従事者はこぞって、カルシウムは健康にいいから、もっと摂るように、と勧める。食品会社は、わざわざカルシウムや、カルシウムの吸収を促進するビタミンDを食品に添加しているほどである。

科学的検証

ウソである。

この神話の信者は、あまりに多い。日本、アメリカ、ヨーロッパに住む人々は、この神話を固く信じている。牛乳・乳製品メーカーの営業部による優れた仕事の成果というほかない。「カルシウムは骨を丈夫にする」「牛乳にはカルシウムが豊富」と喧伝されてきた。だから、「牛乳を飲めば骨が強くなる」と人々は思い込んできた。これがウソであるのは、すでに説明した通りである。すべての事柄をわずか数語に縮めた文にすると、真実をともなわない文になる。先のキャッチコピーはその典型である。なぜ、そんなキャッチコピーが真実として堂々とまかり通っているのか？

皆が真実と思い込み、たいていの専門家も当然のことと受け入れていることに疑問を投げかけ、再び調査するほどの贅沢を楽しめる人は、この世にいない。日々、新しい情報が洪水のごとく入ってくるときに、誰も疑問に思わない古い考えを批判的に分析する時間のある人もまた、この世にいない。これが、研究者、栄養士、ニュース解説者などが、カルシウムのサプリやカルシウム豊富な食事に対して疑問を抱かない理由である。

しかも、この神話を守るのは容易である。こういえばいい。「骨は主にカルシウムでできているでしょう、骨粗しょう症はカルシウム不足によって起こるのです、だからカルシウムサプリを摂取する、または、カルシウム豊富な牛乳を飲むと問題が解決する、そうでしょう?」。これで大衆は説得されてしまう。

骨粗しょう症の真実

骨粗しょう症の骨にとってカルシウムサプリを摂取することは、腐食したフェンスに白色ペンキを塗るに等しい行為である。古くてヨボヨボのフェンスにペンキを塗って見栄えをよくすることは、決して悪いことではない。しかし、これで外観は美しくなるものの、フェンスそのものは壊れ続け、やがて倒れることに変わりはない。

骨粗しょう症では骨に含まれるカルシウムが不足していることは確かであるが、このことが人体のカルシウム不足や食事のカルシウム不足を意味するものではない。むしろ、その逆こそが真実なのである。骨粗しょう症では骨から流出した大量のカルシウムが、別の箇所に移動する。カルシウムは人体に残ったままである。別の箇所に移動したカルシウムが、血管などに障害を引き起こすのである（後述）。

骨は変化しない組織に見えるが、じつは、そうではない。古くなった骨を破骨《はこつ》細胞が壊し、新しい骨を骨芽《こつが》細胞がつくる。こうして「壊す」と「つくる」がくり返され、絶えることがない。破骨細胞の働きが骨芽細胞より高ければ、骨量が減り、この反対であれば、骨量が増える。そして両者のバランスがとれているとき、骨量は一定で、丈夫な骨を維持できる。

骨をつくっている構造のことを骨基質《こつきしつ》という。骨の硬さや弾力性をつくる本体が骨基質なのである。骨基質は、カルシウムがリン酸カルシウムとなって（これをアパタイトといい、とても硬い）コラーゲン線維に取り込まれている。

骨粗しょう症の本当の問題は、人体が新たに丈夫な骨基質を形成することができないこと、そして、骨基質にカルシウムを取り込むことができないことである。だから、人体におけるカルシウム量をいくら増やしたとしても、本当の問題が解決することはない。加えて、古くなって壊された骨からカルシウムが流出し、血管に蓄積する。血管に蓄積したカルシウムが、動脈硬化、そして心臓病や脳卒中を引き起こす原因となっている。

過剰なカルシウムは死を招く

もしカルシウムが不足しているという主張が本当なら、カルシウムを摂取すれば健康は改善する。だが、すでにカルシウムが十分であるにもかかわらず、食事にカルシウムを添加したり、サプリから摂取するのは、健康にとってプラスにならないばかりか、有害でしかない。過剰なカルシウムは健康を害し、人を殺すからである。これは脅しではない。過剰なカルシウムは、心臓病や脳卒中など血管系の病気による総死亡率を劇的に上昇させることが示されている。[1] また、MRIによる画像研究によって、悪性の前立腺がん23件中22件（95%）で、カルシウムが蓄積したことによる組織の石灰化が検出されている。[2] もちろん、カルシウムが、がんの発生した箇所で見つかったからといって、カルシウムががんを引き起こす証拠にはならない。だが、酸化ストレスががんを引き起こすこと、そして細胞内のカルシウム濃度が上昇すると、酸化ストレスが上昇することはよく知られている。したがって、過剰なカルシウムががんを引き起こす可能性は高い、と考えねばならない。

神話2

日本人はカルシウムが

カルシウムは日本人に不足している唯一の栄養素、といわれて久しい。このキャッチコピーは効果的で、食生活でカルシウムが不足している、と信じる日本人が多い。

不足している

とりわけ閉経後の女性や高齢男性は、カルシウム不足を解消するために、カルシウム豊富な牛乳を飲み、チーズを食べましょう、と宣伝されている。日本人は本当にカルシウム不足なのか?

科学的検証

ウソである。

日本では官民を挙げてカルシウムを摂取するように、と喧《かまびす》しい。日本におけるひとり1日当たりのカルシウム摂取推奨値が設定され、その値は、成人で700～800mgである。2019年度の「国民健康・栄養調査」では、全年代の平均摂取量は男性520mg/日、女性509mg/日。推奨値よりも実際の摂取値が低いというので、もっとカルシウムを摂取するように、と発破がかけられている。

もしこの推奨値が正しいなら、牛乳・乳製品を摂取するのは、この目標に到達するための容易な手段となる。だが、この推奨値は、本当に必要なカルシウム量をはるかに超えている。これが問題なのである。

私たちの健康を維持するのに、どれだけのカルシウムが必要なのか？　骨が成長段階にあるときは、骨を形成するのにカルシウムが必要であるが、骨がすっかり成長した後は、汗と尿中に排泄されるカルシウムを補給するだけで十分である。その量は約２５０mg／日である。ただし食事から摂取したカルシウムの吸収率は約70％であるから、摂取すべきカルシウム量は、15～35歳で３００～４００mg／日、36～80歳で２００～３００mg／日となる。

これなら、カルシウムを多く含んだ、煮干し、イワシ、しらす干し、干しエビなどを食べるだけで十分である。したがって、牛乳・乳製品を摂取しないと十分なカルシウムを摂取することはできないという主張は、ウソである。

しかも、先に述べたように、ハーバード大学のヘグステッド教授は、カルシウム摂取量の多い国は、カルシウム摂取量の少ない国にくらべ、大腿骨骨折がより頻繁に発生していることを示した(3)。また、鳥取大学医学部の山本吉蔵教授のグループは、牛乳・乳製品の消費量の多い欧米の国々が、牛乳・乳製品の消費量の少ないアジアの国々にくらべ、骨粗しょう症が多いことを示した(4)。

そもそも人体でカルシウムが不足しているという考えは、骨におけるカルシウム不足が全身におけるカルシウム不足であるという仮定に基づいている。要するに、局所的なカルシウム不足を全身のカルシウム不足と主張しているのである。この考えは牛乳・乳製品メーカーの主導で喧伝されてきたものであるが、これほど真実から遠いものはない。

数種類の食品しか口にしないなど、極端な食事は別として、カルシウムの吸収が不十分になるのは、血中ビタミンD濃度が慢性的に低下したときである。だから、血中ビタミンD濃度を正常な範囲に維持すべきなのである。これまでの研究から、骨折リスクを大幅に低下させることができるビタミンDの摂取量は、400〜800IU／日（10〜20μg／日）である。

これはどのくらいの量なのか。ビタミンDは、あん肝、しらす干し、イクラ、紅鮭、カツオ、さんま、干しシイタケ、マイタケなど、魚やキノコ類に豊富に含まれる。食品100g中に含まれるビタミンDは、あん肝だと110μg、しらす干しだと61μg、さんまだと15・7μg、干しシイタケだと12・7μgであるので、あん肝なら10〜20g、しらす干しなら15〜30g、さんまなら60〜120g、干しシイタケなら80〜160gを食べれば十分である。

カルシウムを摂取するためとか、健康のためとかいう義務感や健康効果を求めて、牛乳・乳製品を食べるべきではないことがわかる。牛乳・乳製品がお好きな方は、嗜好品として口にするとよい。骨を強化するのにカルシウム豊富な煮干し、イワシ、しらす干し、干しエビなどを食べることをお勧めする。このとき、あなたの体に必要なカルシウムはすべて吸収されるからである。

神話3

すべての骨粗しょう症の人はカルシウムが不足している

将来、寝たきりになるのは嫌だ。寝たきりになる原因は、骨粗しょう症が多い。骨粗しょう症は、カルシウム不足が原因だと聞いている。大変だ、カルシウムサプリを摂取しなくては、と決意を新たにする常識人が多い。

科学的検証

ウソとホントが混在する。半分はホントであるが、残り半分はウソである。この神話のすべてがウソというわけではない。正しくは「すべての骨粗しょう症の人の骨は、カルシウムが不足している」といい換えるとよい。すなわち、骨のカルシウムが不足しているのであって、全身のカルシウムが不足しているのではない。

そもそも骨粗しょう症とは、骨の構造である骨基質からカルシウムが流出し、骨がスカスカになってもろくなった状態のことである。骨折しやすくなる。もし大腿骨や股関節が折れれば、歩行できなくなる。要するに、骨粗しょう症になると、歩行できなくなるリスク、寝たきりになるリスクが格段に高くなる。多くの高齢者が骨粗しょう症を恐れる所以《ゆえん》である。

骨粗しょう症の骨を調べると、カルシウムが減少していること（この部分はホントである）が観察されたため、骨粗しょう症は全身のカルシウムが不足している（この部分はウソである）証拠である、といわれるようになった。

だが、科学的証拠を見ていくと、この主張とは異なる光景が見えてくる。骨粗しょう症においで骨のカルシウム不足が進行するほど、血管など骨以外の組織におけるカルシウムの蓄積が進むのである。だから、本当の問題は、食事におけるカルシウム不足にあるのではなく、骨から骨以外の組織へのカルシウムの移動なのである。

骨粗しょう症の人のカルシウムは、血管など骨以外の組織ではむしろ慢性的に過剰になっている。このことを示す論文が、一流医学雑誌にいくつも発表されている(5)(6)。それでも、骨粗しょう症は全身のカルシウム不足によって生じるという患者や医師の考えは変わらない。なぜか？　本当の情報はわずかにしか流れないが、偽情報は桁違いに大量に流され続けるためである。「嘘も百回言えば真実となる」というナチス・ドイツの宣伝大臣ヨーゼフ・ゲッベルスがいったとされる言葉は、今も生きている。

過剰なカルシウムが心臓病を引き起こす

もし、あなたが、今より500mg／日、多くのカルシウムを摂取するなら、心臓病リスクが30％、脳卒中リスクが20％上昇する。(7)これが、15の独立した治験をメタ分析して得られた結論である。

なぜ、過剰なカルシウムが血管系の病気を引き起こすのか？　骨粗しょう症の骨から、カルシウムが継続的に流出し、血管に移動し、蓄積する。これが石灰化である。

石灰化と血管の病気は密接につながっている。少し詳しく説明しよう。血管の中でコレステロールが酸化し、これを食べた免疫細胞のマクロファージが血管壁に蓄積する。これがプラークである。プラークにカルシウムが蓄積することで石灰化が起こると、プラークが破裂しやすくなる。プラークが破裂すると、血液が固まり、血栓ができる。この血栓が心臓で発生すれば心臓病、脳で発生すれば脳卒中となる。じつに、破裂しやすいプラークに含まれるカルシウムは、乾燥重量の約50％に達することから、過剰なカルシウムがいかに危険であるかがわかる。皮肉というほかない。患者本人の骨から流出したカルシウムが、心臓病や脳卒中といった慢性疾患を引き起こす燃料となっているのだから。

日本では「カルシウム不足」を意識した、医師や健康意識の高い人々がカルシウムサプリを摂取する、あるいは、カルシウム強化食品を口に入れている。だが、科学的証拠が明確に示していることは、カルシウムサプリやカルシウム強化食品を摂取しても、少しも骨を強化しないこと、逆に寿命を縮め、死ぬ前のすべての慢性疾患の症状を悪化させることなのである。

神話4　カルシウムサプリを摂取すれば骨折を防ぐことができる

骨の成分であるカルシウムを摂取すれば、骨が強くなり、骨折のリスクを低下させることができる、と主張されてきたが、本当なのか？

ウソである。

科学的検証

カルシウムサプリの摂取によって骨粗しょう症患者の骨折リスクが低下したという報告があるが、詳しく見ていくと、研究の設計がよくなかったため、信頼できるデータが集まらなかったのである。どういうことか。

そもそも骨粗しょう症による骨折は頻繁に見つかるものではなく、むしろ稀な出来事である。しかも骨折であることが明らかになるのは、ある人が病気になって数年後のことである。このため骨折の研究では、被験者集団の規模と試験期間が重要となる。

たとえば、ある研究では被験者数がとても少ない、別の研究では試験期間が十分でないため、信頼できるデータが集まらない。加えて、これらの研究のいくつかは、カルシウムサプリの摂取量と摂取の頻度が被験者の自己観察と記憶に基づいている(8)。

記憶は曖昧なものである。たとえば、読者は、過去10年間、いや過去1年間でもいい、どれだけカルシウムを摂取したかを覚えておられるだろうか。

別の研究では、患者と観察者の結果への期待によって生じるバイアス（先入観）を避けるための手段である「二重盲検試験」が採用されていない。二重盲検試験とは、被験者と観察者が、どちらの被験者が薬を服用し、どちらの被験者が偽薬を服用したかがわからないようにすることによって、バイアスが入り込まないようにする試験法である。

カルシウムサプリの単独摂取による骨粗しょう症患者の骨折を防ぐ効果を調べるには、長期にわたる、多くの被験者が参加する、二重盲検試験が必要なのだが、これまでこのような試験は行われたことがない。それでは、カルシウムサプリの骨折を予防する効果はまったく不明なのかというと、そうではない。

カルシウムとビタミンDを併用した研究が数多く行われてきたからである。これらの研究から、カルシウムサプリを単独に摂取しただけでは骨折を防ぐことはできない、と明確に結論できる。

ある研究はカルシウムとビタミンDを併用することによって骨折リスクが低下したと報告したが、別の研究では骨折リスクは低下しないと報告した。どちらが正しいのか。そこで、データを詳しく見ていくと、成功と失敗を分けるのは、カルシウムサプリと併用したビタミンDの量であることが明らかとなった。(9)

具体的に見ていこう。800IU／日（20μg／日）のビタミンDをカルシウムサプリと同時に与えると、骨折リスクは著しく低下した。[10] だが、規模の大きな「女性の健康イニシアチブ」の研究では、まったく異なる結果、つまり、骨折リスクは低下しなかった。[11] これらの女性たちは、先の研究の半分にあたる400IU／日（10μg／日）のビタミンDを摂取していたのである。もうひとつ明らかになったことは、カルシウムサプリを摂取したことによって骨密度は著しく上昇したにもかかわらず、骨折率はぜんぜん低下しなかったことである。

12の治験をまとめて調査したメタ分析を見ていこう。ある研究はビタミンDとカルシウムサプリを併用し、別の研究はカルシウムサプリなしであるが、結果は、400IU／日のビタミンDを与えても骨折は減らなかったのに対して、700〜800IU／日のビタミンDを与えると骨折が減っていた。[12] 効くか効かないかを左右するのは、有効成分の「量」である。骨折を減らすための有効成分は何か？　カルシウムか、それともビタミンDか？　決定的な証拠は、血中ビタミンD濃度が20ng／mℓ以上に達すると、たとえカルシウムサプリを摂取しなくても、骨折リスクが低下することである。[13] 骨折を減らす有効成分は、カルシウムではなく、ビタミンDなのである。

これまでの研究から得られた結論をまとめてみよう。

1．カルシウムサプリの摂取による骨折率の低下は、同時に、適切な量のビタミンDを摂取したことが本当の理由である。
2．ビタミンDは食事やサプリからのカルシウムの吸収を高めることに加え、骨の形成と正常な働きに重要な役割を果たす。
3．カルシウムサプリは骨密度を上昇させるが、骨折リスクを低下させるものではない（次項で述べる）。

ただし朗報がある。ビタミンDについての多くの研究によって、骨折リスクを低下させるビタミンDの摂取量が明らかになったことである。最適であるかどうかは不明だが、400～800IU／日（10～20μg／日）のビタミンDを摂取することで骨折リスクが低下するのである。この量のビタミンDを摂取する手段は前述（p291参照）した通りである。

神話5

骨密度が高くなると、骨が強くなる

骨の強さが重要だ。骨の強さを示す物差しのひとつが骨密度とされている。骨密度は、単位面積当たりの骨量である。骨密度を高めるために、カルシウムを摂取するように叫ばれてきた。だが、そもそも骨密度が高いことは、骨が強いということなのか？

科学的検証

ウソとホントが混在する。まず、ホントの部分から見ていこう。

骨密度が骨の強さをあらわすことがある。これが当てはまるのは、若くて健康な人の骨の場合である。カルシウムサプリを摂取していない若い人、あるいは大量の牛乳・乳製品を摂取していない若い人が、骨密度の測定で正常値を示したとき、この若い人に骨粗しょう症はほとんどなく、骨は正常な強度を保ち、骨折に対して正常な抵抗力を持つ、と推測できる。

若くて健康な人の骨に含まれるカルシウム量が正常であるということは、骨基質にカルシウムが正常に含まれていることを反映し、骨が丈夫であることを意味する。

次に、ウソの部分を見ていこう。

骨密度が骨の強さをあらわさないことがある。これが当てはまるのは、高齢者の骨に頻繁に見られる場合である。高齢者が大量のカルシウムサプリを長期間摂取したところ、以前の低い骨密度よりも高い値が出たとする。これは、骨に含まれるカルシウム量が増えたに過ぎず、骨の強さをあらわすものではない。説明しよう。

骨はカルシウムだけでできているのではない。骨の柱となるのは、コラーゲンというタンパク質が束《たば》になった強固なコラーゲン線維である。このコラーゲン線維の周りにカルシウムがコンクリートのように貼《は》りつく。これを骨基質といい、骨の硬い構造そのものである。このことから、骨の強さは骨基質の質と骨密度によって決まることがわかる。

骨の強さ　＝　骨基質　×　骨密度

強い骨をつくるには、骨基質の質を高めること、すなわち、コラーゲンが整然と並んで強固な線維となることが先決なのであって、そこにカルシウムが均一に沈着しなければならない。コラーゲンの質や量が低下すると、コラーゲン線維が弱いものになる。この弱いコラーゲン線維の周りにいくらカルシウムが沈着したとしても、骨は決して硬くならないし、強くもならない。いくら骨密度が上がったとしても、骨は依然として弱いままなのである。

では、骨粗しょう症と骨密度は無関係かというと、そうではない。骨粗しょう症になると、骨の中のカルシウム量が低下すると同時に、骨の構造をつくるコラーゲンやマグネシウムといった他の成分も低下する、これが骨密度の低下となってあらわれる。

では、骨粗しょう症の人がカルシウムサプリを摂取したら問題が解決するだろうか？　確かに、これで骨密度は上昇するが、しかしコラーゲン線維が強化されない限り、骨は硬くならないし、強くもならない。骨粗しょう症において、カルシウムサプリの摂取による骨密度の上昇は、上部《うわべ》だけの改善に過ぎない。腐ったフェンスにペンキを塗るような行為である。

カルシウムサプリを単独で摂取することによって骨密度がどのような影響を受けたとしても、骨折リスクを低下させるという証拠はどこにも存在しないことが示されている(14)。一方、ビタミンDを十分に摂取すれば、骨密度が上昇し、骨折リスクは低下する。カルシウムの摂取はサプリであろうと、別の形式であろうと、骨を強くすることは決してない。

13・肥満・代謝についての6つの神話

普段、私たちが何気なくしている行動、たとえば、息をするにも、考えるにも、体を動かすにも、エネルギーを消費している。このエネルギーは、私たちが口にする食べ物を栄養素として体内に取り入れ、酸化することで得られる。この酸化プロセスのことを代謝という。代謝が順調に進まない、あるいは、エネルギーとして消費されなかった栄養素が体内で脂肪として蓄積する。肥満は健康を脅かし、生活の質の低下を招く。そこで、肥満・代謝についての流行や常識を検証していこう。

神話1

私は太る体質なので、食べなくても太る

糖尿病を予防するためにも、美容と健康を維持するためにも、肥満を阻止したい。肥満は若者よりも中年に多い。太鼓腹を突き出した中年男性、それからウエストが判別できない中年女性を見かけることがある。いわゆる「中年太り」である。ある女性は、自分は体質のようで、あまり食べないけれど太ると主張するが、本当だろうか？

科学的検証

ウソである。

30代や40代の女性で年々太ってしまうという悩みを抱えている人の多くが、食べる量は若いころと変わらないし、体を動かす量だって変わらないと主張する。むしろ、子どもができたおかげで家事が忙しくなり、動く量は増えたという人も多い。

中年になると、若いころにくらべて食べる量が増えなくても、動く量が減らなくても、太りがちになるというのは、不思議な気がする。

種明かしをすると、年齢とともに消費エネルギーが減るからである。食べた分のエネルギー（カロリー）が若いころと同じでも、身体がその分のエネルギーを消費できなくなってしまうために、毎日、エネルギーが少しずつ余り、余った分が固形燃料の脂肪として蓄えられるのである。すなわち、

太る ＝ 摂取エネルギー ＞ 消費エネルギー

という式が成り立つ。逆に、消費エネルギーが摂取エネルギーを上回り、エネルギー収支がマイナスになれば、やせる。

消費エネルギーの内訳（図表13－1）は、大人が1日に食事から2000kcalを摂取するとして、基礎代謝が約60％（1200kcal）、活動代謝が約30％（600kcal）、食事代謝が約10％（200kcal）である。

図表13-1：消費エネルギーの内訳

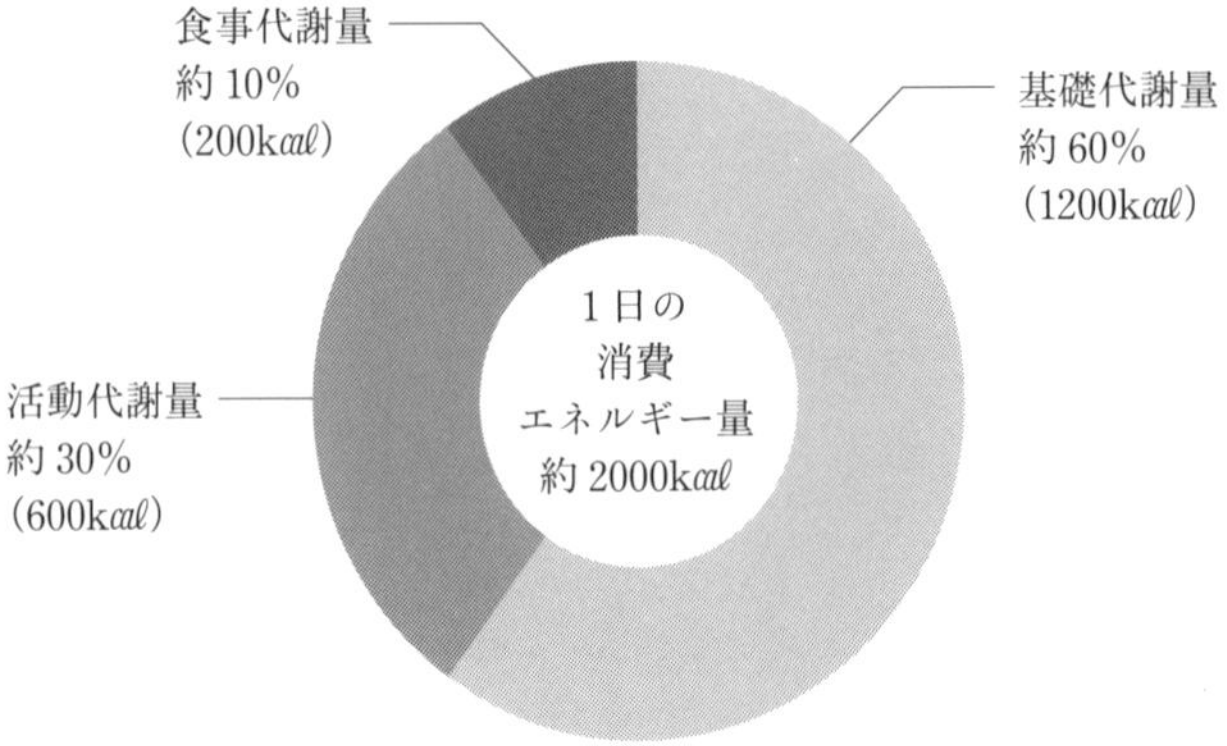

「基礎代謝」は、生物として生きるのに必要な最小限度のエネルギー量である。息を吸ったり、吐いたり、全身に血液を送るために心臓を動かしたり、脳を働かせたり、ホルモンや免疫系を調節したり、食べ物を消化したり、体温を37℃に保つために必要な最小限度のエネルギー消費量である。要するに、基礎代謝は私たちが何もしないときのエネルギー消費量であり、これは眠っているときのエネルギー消費量にほぼ等しい。

体にはさまざまな組織があり、消費するエネルギーは異なる。基礎代謝に占める消費エネルギーについて、臓器・組織の割合を多い順に並べると、筋肉22%、肝臓21%、脳20%となる。これで合計63%に達する。一方、脂肪組織の基礎代謝は4%に過ぎない。肝臓や脳の基礎代謝を上昇させるのは難しいが、筋肉の基礎代謝なら増やすことができる。筋肉量を増やせばいい。それには、運動や筋トレに励むことである。

「活動代謝」は、日常生活の中で、歩いたり、走ったり、要するに体を動かすために使うエネルギーである。活動代謝は動きの少ない生活をしている人では小さく、活発に動く人では大きい。ソファやイスに座ってパソコンやテレビの画面を見る時間が長いと、身体活動が少ないため、活動代謝は小さくなる。

そして「食事代謝」は、食べるとき口で咀嚼《そしゃく》し、胃腸で消化・吸収する際に、熱として奪われるエネルギーである。この量は歳をとってもあまり変わらない。

やせるには消費エネルギーを高めればいい。そう聞いて直ちに思い浮かぶのが、運動である。だが、運動だけに頼って体脂肪を減らすのは容易なことではない。なぜか？

人の脂肪組織は、純粋な脂肪が約80％と、水分が約20％からできている。たとえば、お腹の周りの体脂肪1kgを燃やす場合を考えてみよう。エネルギーに換算すると、脂肪1gは体内で9㎉に変わる。だから、体脂肪1kgを燃やすには、1000g×9㎉×0・8＝7200㎉を消費しなければならない。体重60kgの人が7200㎉を消費するには、水泳なら14時間も泳がねばならない。ランニングなら12時間、サッカーだと16時間の練習が必要である。

運動だけで減量しようとするのは、プロのスポーツ選手でない私たちのような一般人にはとてもではないが、現実的な方法ではない。だから、一般人が減量するには、食べる量（摂取エネルギー）を減らさねばならない。私は太る体質なので、食べなくても太るというのはウソである。食べるから太るのである。

神話2

代謝は遺伝で決まっている

私たちの消費エネルギーの60％を占める基礎代謝。これが遺伝で決まっているといわれているが、本当だろうか？

科学的検証

ウソとホントが混在している。半分はホントであるが、残り半分はウソである。

まずはホントの部分から見ていこう。

基礎代謝は年を追うごとに少しずつ低下していく傾向にある。このため、スリムだった20

図表13-2：日本人の1日当たりの年齢別基礎代謝

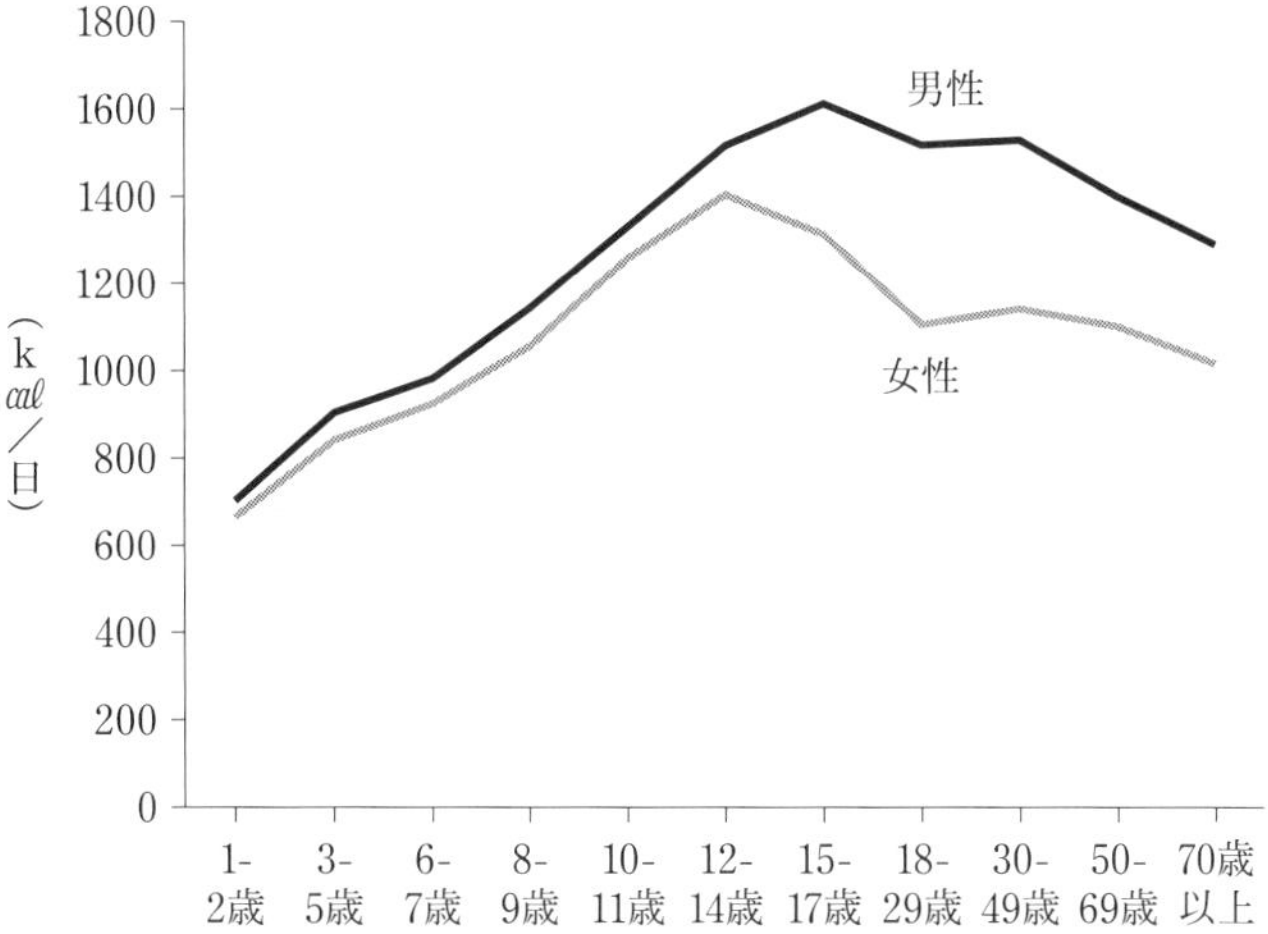

出典：厚生労働省、日本人の食事摂取基準 2015年度版から著者作成

歳のときと同じだけ食べ、同じだけ動いたのでは、どうしても太ってしまう。

ヒトの生涯における基礎代謝の移り変わりを見ていこう（図表13－2）。たとえば、体重60kgの男性の場合、基礎代謝の推定値は20歳代で1440kcal／日、50歳代以上で1290kcal／日となる。この差額150kcal／日（1440－1290kcal）が余分なエネルギーになる。これを続けると、1年に6kgもの体脂肪が増えることになる。

基礎代謝は加齢とともにゆっくり低下していくため、実感しにくい。だから、ほとんどの人は気づかないうちに太ってしまう。要するに、人はあまり意識しないでふつうに生活していると、自然に太るように遺伝的にできている。

間違いなく、私たちは太りやすい。すなわち、エネルギーを体内に脂肪として蓄えやすい傾向は、ヒトの生き残り戦略のひとつとして、遺伝子に組み込まれている。もちろん、それには理由がある。

歴史上、人類は食べ物の豊富なときと飢饉のときを交互に経験してきた。食べ物の豊富なときはエネルギーを効率よく体内に脂肪として蓄え、飢饉に備えるように働く遺伝子を獲得してきた。これを節約遺伝子（倹約遺伝子ともいう）と呼んでいる。

節約遺伝子のひとつが、アメリカ大陸の原住民であるピマインディアンの研究で明らかになった。ピマインディアンは、アリゾナ州とメキシコのシェラマドレ山脈に分かれて住んでいるが、元々は同じ種族で、遺伝的にも同じ人々である。

１９７０年ごろから、アリゾナ州のピマインディアンはそれまで従事してきた農業をやめ、高脂肪で高カロリーの食事へと生活が変わった。この結果、彼らの90％が肥満した。一方、メキシコに住み農業を継続しているピマインディアンは肥満にならなかった。

ピマインディアンは、肥満を促進する特別な何かを持っているのではないか。そこで彼らの血液を採取して詳しく調べたところ、予測が的中し、特別な何かが見つかった。アドレナリンβ3受容体と、これを指令する遺伝子である。アドレナリンβ3受容体というのは、脂肪細胞の表面のみに見つかるキャッチャー（受容体）で、脂肪を分解する指令を出すアドレナリンを受けとるものである。アドレナリンをキャッチした脂肪細胞は、脂肪を燃やす。

だが、もしアドレナリンβ3受容体に変異が起こると、アドレナリンをうまくキャッチできなくなるため、脂肪が燃えにくくなる。この差額が体に脂肪として貯蓄される。この変異によって貯蓄されるエネルギーは、200kcal／日に達するという。200kcal／日というと、1ヵ月で6000kcal。これは830gの体脂肪に相当する。1年で10kgもの体脂肪が増加し、太ることになる。

しかもアドレナリンβ3受容体に変異が起こるのは、白人は10人に1人だが、ピマインディアンでは2人に1人、日本人では3人に1人という。日本人はピマインディアンほどではないが、白人よりも3倍も太りやすいということがわかる。それなら、ヒトを太らせる節約遺伝子は悪い遺伝子かというと、決してそうではない。

かつて人類を食べ物の乏しさから守った節約遺伝子が、食べ物が安定かつ豊富に供給される飽食の現代になると、余ったエネルギーが脂肪となり、肥満と糖尿病を増やす原因となった。ただ、それだけである。

ある特定の環境でヒトの生存に有利に働く遺伝子も、別の環境では、逆に、不利に働くという典型が、この節約遺伝子なのである。結論は、節約遺伝子のおかげで日本人は太りやすい。

次にウソの部分を見ていこう。代謝は、遺伝で決まっているのではない。ヒトの遺伝子そのものは一生、変わらないが、環境の変化によって遺伝子の働きが変わり、肥満になることが知られている。

そのひとつが、大人になってから肥満になるかどうかは胎内で決まる、という「仮説」である。１９７０年代、コロンビア大学のジナ・スタインとマービン・サッサー両博士の夫婦チームが、第二次世界大戦の末期にオランダが深刻な食料難に襲われた時期に生まれた新生児を念入りに調査したところ、妊娠中に子宮内で低栄養や飢餓にさらされて生まれてきた赤ちゃんは、大人になってから肥満になりやすいことが明らかとなった(1)。

その後の研究で、胎児が低栄養や飢餓にさらされることによって、体脂肪を燃やすのにかかわる遺伝子の働きがオフになっていたことが明らかになった(2)。大人になってから肥満になるかどうかは胎内で決まる、という主張を、先ほど控えめに「仮説」と紹介したが、すでに仮説ではなく、「真実」なのである。

いつまでも「仮説」と呼んでいるのは、科学者がやたらと用心深いため、結論が出ているにもかかわらず、結論を発表しない習性のためである。

このように遺伝子のオンとオフは、環境の変化によって容易に変わる。妊娠中にダイエットをして胎児を飢餓にさらすのは、生まれてくる赤ちゃんを肥満に導く危険な行為であることがわかる。妊婦は無理なダイエットをすべきではない。

神話3 カロリー制限を厳格に実践すると効果的にやせられる

先に、運動だけで減量しようとするのは、私たちのような一般人には現実的な方法ではない、と述べた。

食べ物からの摂取カロリーを減らすことで摂取エネルギーを下げるのが、より合理的に思える。それなら、カロリー制限を厳格に実践すれば、効果的にやせられるように思えるのだが。

科学的検証

ウソである。

摂取エネルギーを大幅に、それも急激に減らすと、1〜2ヵ月間は劇的にやせられるが、その後は体重が減らなくなる。これで体重は安定したものと安心し、ダイエット前の食事に戻すと、みるみる太ってもとの状態、あるいはそれ以上に太ったというのは、よく聞く話である。これが「リバウンド」あるいは「ダイエット太り」と呼ばれる現象である。

なぜ、ダイエットをするとリバウンドが起こるのか？　ダイエットをすることによって脂肪だけでなく筋肉もいっしょに落ちる。筋肉が落ちれば、基礎代謝が低下するから、消費エネルギーも低下する。しかも、急激な体重減少が起こっている。これを脳は生物としての命の危機と捉える。直ちに脳は体に指令を出し、食べ物のエネルギーを効率よく脂肪に変換して蓄えるように体質を変えてしまう。これを「適応」という。

この適応の代表が、先に述べた体脂肪を燃やす遺伝子の働きをオフにすることなのである。なお、遺伝子の働きのオンとオフは、ＤＮＡやその周りのタンパク質にタグをつけたり、外したりするだけで切り換えられるため、環境の変化に短時間で応じるのに好都合なのであ

る。(3)

こうして脂肪がたまりやすい体質に変わったころ、ダイエットによってストレスが蓄積し、イライラがつのり、低カロリー食に嫌気がさしてくる。筋肉が落ち、基礎代謝が下がり、脂肪をため込みやすい体質になったまさにこのとき、ダイエット前の食事に戻すと、体重はいっきに回復するだけでなく、以前よりもさらに太ってしまう。

カロリー制限を厳格に実践するだけだと、体重の減少とともに、筋肉が落ち、基礎代謝が低下する。そうなると、消費エネルギーが減らなくなるため、低下した体重を維持するのは難しい。結論は、カロリー制限を厳格に実践すると効果的にやせられるというのは、ウソである。

神話4

厳格なカロリー制限＋激しい運動で効果的にやせられる

前項で厳格なカロリー制限だけだと、やせるのに失敗することを説明した。失敗の原因のひとつは、筋肉が落ちて基礎代謝が低下したことにある。それなら、厳格なカロリー制限をしながら激しい運動をすれば、筋肉が維持されるので、体重を落とすことに成功するのではないか。

科学的検証

ウソである。

このダイエット方法は論理的に正しいようなので、成功するように思える。だが、実際にやってみると難しいことが、アメリカで証明済みである。

肥満大国アメリカにふさわしいとしかいえないTV番組が、NBC放送のリアリティ番組「ビッゲスト・ルーザー（The Biggest Loser、最大の敗者）」だ。番組の内容は、肥満者が猛烈に努力することで、どれだけの体重を短期間に落とせるかを競うというもの。[4]

この番組から得られた最大の教訓は、厳格なカロリー制限と激しい運動の組み合わせによって、体重が短期間に、しかも顕著に落ちることである。ここまでは予測通りである。問題はその後、この番組の参加者が、どうなったかである。

数年後、いくつかのメディアが彼らを追跡し、こう報じた。彼らの体重が回復し、代謝が低下したこと、そして長期にわたる体重減少を目指した彼らの努力はムダだった、と。この番組の結果に注目したのはメディアばかりではない。結果は科学者の注意を引き、科学的に分析された結果は、一連の論文として発表された。[5]

「The Biggest Loser」という番組は、競技者が厳格なカロリー制限と1日数時間に及ぶ激しい運動によって、どれだけ体重を落としたかを競うコンテストである。通常、勝利者は2〜3ヵ月間で体重を40〜50kgも落とすことに成功する。この急激な体重減少に興味を抱いたのが、NIHの糖尿病・消化・腎臓病部門の責任者で、食事と運動によって代謝と脳がどのように変化するかを研究し、顕著な実績を挙げているケビン・ホール博士である。ホール博士は、効果的にやせる方法を思案していた。なぜ、ダイエットに失敗するのか？厳格なカロリー制限によって体重が急激に減少すると、筋肉を失うため、基礎代謝が著しく低下し、体が燃やすエネルギーが減少するからではないのか？

そんなある日、ホール博士の脳裏に、こんな仮説が浮かんだ。厳格なカロリー制限をするだけでなく、それと同時に激しい運動をすれば、筋肉を保つことができるので、基礎代謝を維持できるのではないか、と。

この仮説を検証するために、ホール博士と彼の仲間はふたつのグループを比較した。(6) ひとつは、胃バイパス手術を受けて摂取カロリーを減らすことによって体重を大幅に落とした男女16人。もうひとつは、激しい運動と厳格なカロリー制限をすることで体重を大幅に落とした「The Biggest Loser」の競技者16人。

結果はこうなった。胃バイパス手術のグループは、脂肪だけでなく筋肉量も低下していたが、「The Biggest Loser」の競技者グループは主に脂肪量だけが落ち、筋肉量は維持されていた。ここまでは予測通りである。

しかし意外な発見があった。それは、基礎代謝は筋肉量の多少にかかわらず、全員がほぼ同じだけ低下していたことである。驚くべき結果である。筋肉量が維持される、維持されないに関係なく、基礎代謝はほぼ同じだけ低下していた。

体重が低下したときに基礎代謝が低下することを「代謝適応」と呼んでいる。代謝適応は生物が生き残るためのしくみであるため、必ず起こる。しかも、代謝適応は体重が低下してから数年も続くと考えられている。それなら、「The Biggest Loser」の競技者は、数年後も、基礎代謝が低下した状態のままなのか？

そこで番組の収録が終わって6年後に、競技者の低下した基礎代謝が回復していることを期待して、同じ人たち14人を再調査した。[7] 結果は、「厳格なカロリー制限＋激しい運動」をやめてから、たいていの競技者は、体重が増え、基礎代謝も上昇していた。基礎代謝の上昇した程度は、体重の重い人は軽い人よりも顕著であった。だが、彼らの基礎代謝は、番組に参加する前にくらべ、平均500kcal／日も低かった。

その翌年追跡調査が行われ、こんな結論が得られた。

競技者の体重の増加について、運動した人は運動しなかった人にくらべ、やや少なかった。たとえば、ほぼ毎日80分間運動した人は、あまり運動しなかった人にくらべ、体重増加は2～3kg少なかった。要するに、運動は体重にそれほど影響しないという結論になる。しかも、運動しても基礎代謝は上昇しなかった。じつに、基礎代謝が相対的に最も低下したのは、最も運動した人なのである。

この結果に面食らわない人はいないだろう。ホール博士もひどく困惑した。困惑しないはずがない。運動する理由は筋肉をつけて基礎代謝を高めるためとされているが、実際には運動すると基礎代謝が低下するというのだから。運動する意味はどこにあるのか、ということになる。

神話5

運動によって基礎代謝が上がる

科学的検証

ウソである。

前項で運動すると基礎代謝が低下したという事実を知っても、まだ信じられないあなた。運動によって筋肉量を増やせば、基礎代謝が上がり、体重が減ると信じるからこそ、家の周りを走り、ジムでトレッドミルに乗り、筋トレに励むのではなかったか。運動によって基礎代謝が上がるはずと皆が信じてきたが、これに疑問符がついている。

ヒトの代謝について、これまでの考え方を抜本的に考え直さねばならなくなったようである。2012年のこと、新しいアイディアが提案された。これは、ニューヨークにあるハンターカレッジの人類学者ハーマン・ポンツァー教授（現在、デューク大学）のグループが発表したもので、体を動かしても動かさなくても、消費エネルギーの総量は変わらない、という。今、このアイディアは、世界の代謝研究に強い影響を及ぼし始めている。(8)

ポンツァー教授のグループが、どのようにしてこのアイディアに到達したかというと、ハヅァ族の生活様式、基礎代謝量、身体活動、消費エネルギーを調査して得た結果からである。(9)

ハヅァ族は、東アフリカにあるタンザニア北部のサバンナに住む先住民族で、何千年もの間、基本的な生活様式をほとんど変えることなく生きてきた。彼らは車や銃などの助けを借りず、弓、小さな斧、棒を使い狩りをする。今も活発な狩猟採集生活を営むハヅァ族は、食料を得るため、毎日、ランニングを2時間、ウォーキングを数時間行っている世界でも数少ない民族である。

ポンツァー教授のグループがハヅァ族の生活様式、基礎代謝量、身体活動、消費エネルギーを西欧文明社会に住む人々と比較したところ、基礎代謝と活動代謝による消費エネルギーの総量は、あまり体を動かさずに生活している私たちのそれとほぼ同じであった。驚きの事実が明らかになった。

体を動かしても動かさなくても、長期的には同じだけのエネルギーを消費する。「消費エネルギーの総量は一定」という、この事実をどう説明するのか。そこで、こんな仮説が立てられた。[9] ハヅァ族は食べ物を捕獲するために、毎日、野原を走り回って大量のエネルギーを消費するが、彼らの体は、この過剰な分を成長など他の生理的な活動を抑えることによって帳尻を合わせている、と（制限的モデル）。

身体活動でエネルギーを大量に消費する分を、背丈を伸ばさないことによって抑えているという説明である。これでハヅァ族の人々が細身で引き締まった体つきであること、とりわけ小柄であることも納得できる。彼らがジャガイモや獲物を探してどれだけ野原を駆けめぐろうと、毎日の消費エネルギーの総量は一定に保たれる。この考えを「総エネルギー消費量抑制」理論と呼んでいる。

運動（身体活動）と総エネルギー消費量の長期にわたる関係は、現段階では明らかになっていない。これまでは加算的モデルが受け入れられ、運動が増えれば、総エネルギー消費量も増えると考えられてきた。だが、今回、提案された制限的モデルでは、運動が長期にわた

図表13-3：身体活動と総エネルギー消費量の関係を説明するふたつのモデル

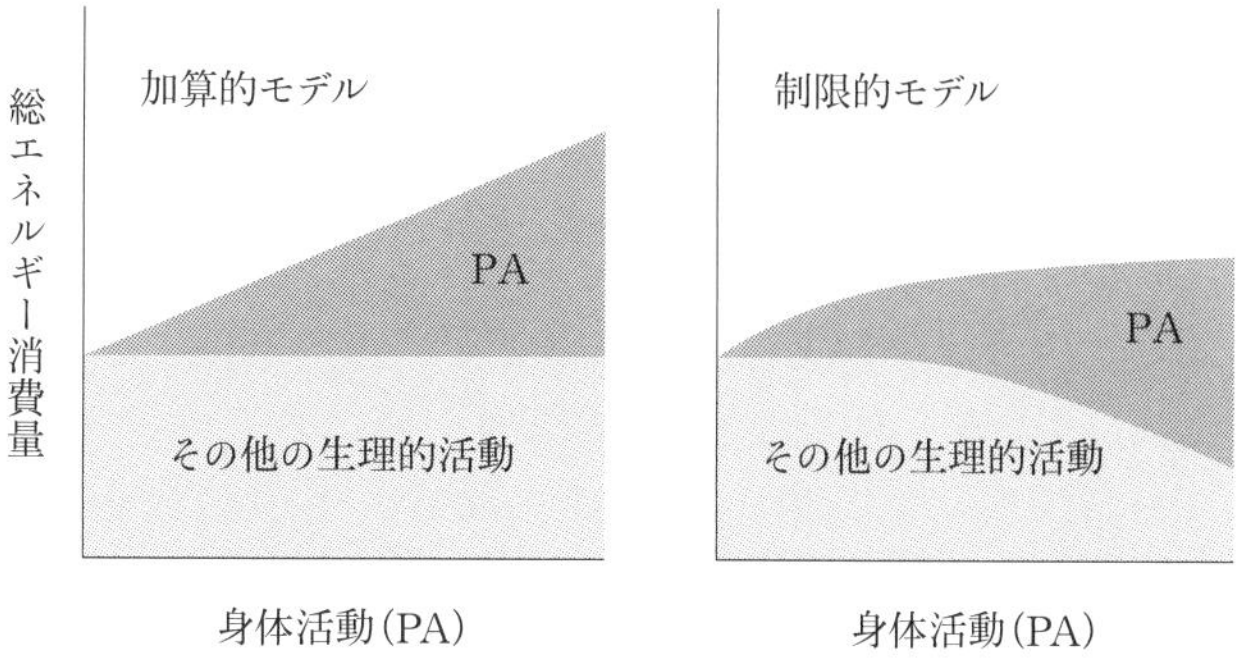

加算的モデルでは、総エネルギー消費量は身体活動（PA）が増えると加算される。PA が総エネルギー消費量を決める。一方、制限的モデルでは、増加した PA に対し、他の生理的活動に消費するエネルギーを減少させることで、総エネルギー消費量は一定に保たれる。

出典：Pontzer H et al. Curr Biol. 2016 February 8; 26(3): 410-417

って増えれば、他の生理的活動に消費するエネルギーを減少させることで、総エネルギー消費量を一定に保つのである。

「総エネルギー消費量抑制」を踏まえて「The Biggest Loser」の結果を見ていくと、競技者の代謝は狩猟採集者のそれとよく似ていることがわかる。カギは基礎代謝である。「The Biggest Loser」の収録初期のころから彼らの基礎代謝は落ち込んだ。

彼らの摂取カロリーが大幅に削減されたとき、飢餓を避けるために、体は消費エネルギーを減らしたのである。数年後、かつての食事に戻っても、基礎代謝は依然として低いままである。これは、私たちの直感と真逆の結論である。それにもかかわらず、私たちの多くはいまだに運動を続けている。

「The Biggest Loser」のデータを新たに分析したホール博士は、こういう。「頻繁に運動すると基礎代謝が低下し、そのままの状態が続きます。すると1日の総エネルギー消費量は抑制されます。それから『The Biggest Loser』のデータは、「総エネルギー消費量の抑制」理論を説明するための好例になっているのです」

過激なダイエットは失敗する

ここまで「The Biggest Loser」の物語を紹介してきた。この物語から体重をコントロールしようと試みる私たちは、何を学ぶのか。最も重要な発見は、体重を急激に(つまり短期間に大幅に)減少させる戦略は、成功するどころか、かえって裏目に出るということ。なぜならば、ハヅァ族の人々の背丈を伸ばさないことによって消費エネルギーを抑える例からわかるように、この戦略は基礎代謝を私たちの予想以上に低下させるからである。しかし、体重を徐々に低下させると、基礎代謝の低下はより小さくなる。

ふたつめの発見は、「厳格なカロリー制限+激しい運動」によって体重を急激に落とすと、激しい運動は基礎代謝を低下させ、落ちた体重をもとに戻す手助けをすることである。カロリーを極端に落とした場合、激しい運動は逆効果になる。

しかし、運動にはプラスの面もある。ホール博士は、長期にわたるランニングによって体重コントロールを試みる人は、基礎代謝は低下するが、脂肪の蓄積を防ぐ効果がある、と述べている。

「The Biggest Loser」の競技者のうち、最もたくさん運動した人は、基礎代謝が最も低下したにもかかわらず、体重の回復の程度は最も低かった。運動によって活動代謝が増えたからである。

それでも運動は欠かせない

体重を一定に保つために、私たちはどのように運動すべきか？ NIHで重要な役職にあり、肥満にはとくに詳しいホール博士でさえ、この問いに対し「まだわからない」と答えている。運動は短期間では基礎代謝を高めるが、長期になると基礎代謝を低下させる。それなら、私たちは運動をする必要はないのか？ Yes. 必要だ。

私たち人間にとって運動は欠かせない。その根拠は、私たち人間は動物であって植物ではないというアイデンティティにある。運動の効果を具体的に挙げると、ストレスや不安を解消し、過食を防ぐなど、私たちの食欲に影響を及ぼすばかりか、ブドウ糖の筋肉への取り込みを促進し、炎症を抑え、血糖値を安定化させる、脂肪を燃やし、糖尿病を防ぐ。これらの効果により、心筋梗塞や狭心症、脳梗塞や脳出血などの血管系の病気を防ぐ効果がある。他にも、夜、熟睡できる、気分がよくなる、自尊心が高まるなど、多くの利点がある。

「The Biggest Loser」の競技者は、落とした体重をほぼ取り戻したとはいえ、完全に元に戻ったわけではない。

6年後、彼らの体重は番組に参加する前にくらべ、12％低下していた。これは有意な差である。そして最も成功した人は、今も運動している人たちなのである。

神話6

サプリメントの摂取で代謝が上がる

かつてアメリカで人気の心理学雑誌「サイコロジー・トゥデイ」は、女性の15％、男性の11％が「望みの体重になれるのなら、引き換えに寿命が5年縮まってもいい」と答えたとの調査結果を報告した。わが国で調査しても、結果はほぼ同じだろう。

それほど、やせ願望は強い。やせることを目的にしたダイエット系サプリの代表は、代謝を上げると喧伝される「燃焼系サプリ」である。ここでは、カルニチン、リコピン、カプサイシンを取り上げ、検証する。

科学的検証

ウソである。

「脂肪を燃やし効率的にやせられる」と人気なのが、カルニチンというアミノ酸の仲間である。カルニチンは、肝臓や腎臓でリジンとメチオニンといったアミノ酸からビタミンCの助けを借りてつくられ、筋肉に移動し、蓄えられる。

カルニチンは、細胞内で脂肪の燃焼に重要な働きをする。脂肪が分解されてできた脂肪酸は、ミトコンドリアに運ばれて燃やされ、エネルギーとなって消費される。だが、脂肪酸は単独ではミトコンドリアに入ることができない。それを助けるのが、カルニチンなのである。

だから、細胞内でカルニチンが減少すると、脂肪の燃焼が抑制されるため、太る。そればかりか、エネルギー不足のため、頭も体も元気がなくなる。カルニチンは加齢とともに減少するので、サプリから摂取すれば、より多くの脂肪を燃焼すると期待された。

実際に、ラットでは、カルニチンは運動と併用すると内蔵脂肪が減少することが確認されている。[10] だが、肝心のヒトでは2000年に発表された論文によって否定されている。[11] したがって、カルニチンのサプリによって体重の減少を期待するのには無理がある。

また、トマトの成分リコピンが脂肪を燃やすというので、リコピンを含んだサプリがダイエット目的で販売されている。リコピンは、試験管レベルで活性酸素を効率よく分解する。しかもその能力は、ビタミンEやグルタチオンよりも高いという。それなら、リコピンは活性酸素が原因とされるヒトの慢性病のリスクを低下させるかもしれない、と期待が膨らむ。だが、いくら試験をしても、リコピン摂取によって心臓病、がん、糖尿病、骨粗しょう症のリスクが低下することを示す結果は得られてない。

では、リコピンの抗酸化作用が脂肪燃焼を助けるのか？　Ｎｏ。そんなことはない。また、リコピンが脂肪や糖質の吸収を抑えることはないし、燃焼させるわけでもない。

では、なぜ、リコピンがブームになったのか。まず、２０１２年２月、京都大学の研究グループが、トマトに含まれる13－オキソ－ＯＤＡという物質にマウスの血液中の脂肪を燃焼させる効果がある、と発表した。[12] それなら、トマトが脂肪を燃やすはずだ。トマトにリコピンが含まれている。リコピンにダイエット効果があるのではないか。まるっきり連想ゲームである。そもそも、13－オキソ－ODAとリコピンの化学構造はまったく異なり、両者は無関係である。トマトは美味しいので食べるといいと思うが、やせるためではない。

では、カプサイシンはどうか。トウガラシに含まれる辛味成分カプサイシンにダイエット効果がある、と喧伝されている。カプサイシンが代謝を促進し、脂肪を燃やすのでやせられる、との主張である。

確かに、トウガラシを食べると、体温は上がらないにもかかわらず、体がホカホカする。それは、カプサイシンが交感神経を刺激して副腎からアドレナリンやノルアドレナリンを放出させ、発汗を促すからである。

ラットなどを使った動物実験で、カプサイシンの摂取によって脂肪燃焼が促進されるかもしれないとの報告があるが、ヒトに有効であるとは証明されてない。

研究がまだ不十分であるため、やせることを目的としてカプサイシンサプリを摂取することを私はお勧めしない。だが、トウガラシを食事にふりかけて食べるのは、まず第1に料理が美味しくなる、その上、抗酸化効果により、あなたの健康は増進するだろう。

14・糖尿病についての5つの神話

わが国では、予備軍を含めると成人の6人に1人が糖尿病を患っている。糖尿病を放置しておくと、しびれや痛みといった神経障害、ED（勃起不全）、白内障、腎臓病、心臓病、そしてがんなどの合併症が起こりやすくなる。確かに、糖尿病は恐い。だが、恐がってばかりでは解決に向かうことはない。まず、糖尿病についての事実に目を向けることにする。

神話1

糖尿病は太った人だけの病気である

糖尿病と聞くと、つい肥満の人の病気と思ってしまう。しかも、かの肥満大国アメリカでは糖尿病患者が爆発的に増えている。日本では、自分はやせているから大丈夫と思っている人が多いが、これで安心していいのか？

科学的検証

ウソである。

糖尿病を次のように思っている人が多い。糖尿病は太った人だけの病気である、自分はやせているから、糖尿病には無縁である、と。だが、やせている糖尿病患者もたくさんいることをご存じだろうか。肥満イコール糖尿病と誤解されるようになったのは、糖尿病が肥満の広まりと同時に世界中に蔓延したからである。

2018年、CDCは、アメリカに糖尿病と診断された患者が約2870万人（人口比8・7％）もいることを公表し、肥満にならないように、強い警告を発している。わが国ではどうか。厚労省の調査によると、2017年における糖尿病の通院患者数は328・9万人（人口比2・7％）である。糖尿病患者の人口比は、アメリカは日本の3・2倍となっている。やはり、肥満者の多いアメリカは、糖尿病患者も多い。

糖尿病を引き起こす最大のリスク因子は肥満であることは確かだが、肥満イコール糖尿病ではない。じつは、やせた人もまた糖尿病になりやすい。

糖尿病には「1型」と「2型」がある

糖尿病は血糖値が慢性的に高くなり、血管に障害が起こる病気である。血糖値が慢性的に高くなるのは、糖質の代謝が円滑に進まないからである。摂取された糖質（主にデンプン）が体内でブドウ糖に分解され、細胞でエネルギーとして使われる。細胞がブドウ糖を使うのを助けるのが、インスリンという膵臓でつくられるホルモンである。

インスリンはどんな働きをするのか。インスリンは細胞の表面についている門を開け、血液中のブドウ糖を細胞の内部に導き入れる。だから、もしインスリンがなければ、細胞はブドウ糖を細胞の内部に取り入れるのに苦労する。細胞そして人の命にとって、いかにインスリンが重要であるかがわかる。

インスリンは膵臓でつくられるはずだが、ごく稀に、まったくつくられないことがある。もちろん病気になる。それが、「1型糖尿病」。その原因は不明であるが、おそらく、体が間違えて、インスリンをつくる膵臓の細胞を破壊してしまった結果である、と推測される。

これ以外の原因でも糖尿病が発症する。たとえば、インスリンの効果が低下する、膵臓からのインスリン放出量が少なくなる。これが「2型糖尿病」である。糖尿病全体のうち2型は95％、1型は5％である。要するに、糖尿病の大部分は2型であり、その主な原因は、肥満によってインスリンの効果が低下することから、糖尿病は太った人だけの病気である、と誤解されやすいのである。

なぜ、太ると糖尿病になりやすいのか？　根本的な疑問である。太ると脂肪細胞が大きくなる。脂肪細胞はインターロイキン6やCRPといった炎症性ホルモンを放出し、この炎症性ホルモンがブドウ糖の細胞への取り込みを妨げる。それは、インスリンの効きめが低下した状態であるため、「インスリン抵抗性」と呼んでいる。このように肥満と糖尿病には密接な関係がある。

やせている糖尿病患者も多い

だが、やせている糖尿病患者もたくさんいる。なぜか？　カギは放出されるインスリンの「量」である。血液中に溶けている脂肪とブドウ糖は、筋肉に行ってエネルギーとなって消費されるか、あるいは脂肪組織に取り込まれて体内に蓄積する。どちらの道に進むかは重大である。それを決定するのが、インスリンの「量」である。

インスリンが適量であれば、脂肪とブドウ糖は筋肉に行ってエネルギー源となって消費さ

図表14-1：やせる、やせないを決めるインスリンの量

インスリンの量	効果
適量	脂肪とブドウ糖は、筋肉に行って エネルギー源となって消費される
大量	脂肪とブドウ糖は、脂肪組織に行って 脂肪として蓄積→太る
非常に少ない	脂肪や筋肉のタンパク質を分解→やせる

れるが、インスリンが大量であれば脂肪組織に行って脂肪として蓄積され、太る。

では、インスリンの量が非常に少ない、あるいはインスリンの効きめが非常に低い場合はどうかというと、細胞はブドウ糖をエネルギー源として使うことができないため、やむなく脂肪や筋肉のタンパク質を分解してエネルギー源とする。このとき、脂肪や筋肉が減るから、やせるのである。

インスリンは、やせる、やせないだけでなく、あなたの健康を左右する最も重要なホルモンなのである。

やせていて筋肉が少ない人は糖尿病になりやすい

2018年、興味深い研究結果が順天堂大学の河盛隆造教授のグループによって発表された。それは、女性を対象にした研究で、やせていて筋肉が少ない人、あるいは筋肉に脂肪が蓄積している人は糖尿病になりやすいというもの(1)。

なぜ、やせた女性が糖尿病になりやすいのか？　人体でグリコーゲンとしてブドウ糖を蓄える能力が最も高いのは、筋肉である。だが、やせていて筋肉が少ないと、食後にグリコーゲンを筋肉に十分に蓄積できないため、血液中のブドウ糖濃度（血糖値）が高くなりやすいので、糖尿病になりやすい。また、脂肪は、通常、皮下脂肪や内臓脂肪といった脂肪組織に蓄えられるが、筋肉や肝臓にも蓄えられる。筋肉や肝臓にたまった脂肪が炎症性ホルモンを放出し、インスリンの効き目を低下させるので、糖尿病になりやすい。これは、肥満者が脂肪組織から炎症性ホルモンを放出することで、インスリン抵抗性になるのと同じしくみである。

河盛教授のグループの論文では、閉経後の女性の分析もしていて、血糖値が高い女性は、インスリンの放出量が少ないこと、筋肉量が少ないこと、筋肉に脂肪が蓄積していることも指摘している。

やせ願望は強く、多くの善男善女が全身に汗をかきながら励んでいる。だが、やせるだけでは健康に直結しないことが明らかになった。健康のためには筋肉量を増やすことである。それには、正しくしっかり食べて運動することをお勧めする。運動は長期的に体重を減らすことにはそれほど効果的でないことを「肥満・代謝」の項で詳しく説明したが、それでも運動を日課とするのがよい。なぜかというと、たとえ体重減少はわずかであっても、運動するだけでインスリン感受性が上昇し、血糖値が安定化することが報告されているからである。(2)

神話2

糖尿病になるのは糖質の摂取が多いからである

菓子パン、団子、ケーキ、あんぱんなどは、砂糖や精製デンプンといった糖質を大量に含んだ食べ物である。こういった甘いものが大好きな人が多い。そういう人は、糖質をたくさん摂取すると糖尿病になる、と聞けば気になるに違いない。

科学的検証

ホントである。

世界糖尿病協会の報告によると、2019年、世界には4億6300万人の糖尿病患者がいて、その95％を占めるのが2型糖尿病である。2型糖尿病を引き起こす最大のリスク因子は、肥満である。太るのは、過食によるカロリー摂取が高すぎるからで、過食を促進するのが砂糖や精製デンプンに代表される糖質である。

砂糖はあなたを糖尿病につなげるのは確かであるから、糖質の摂取を減らせば、2型糖尿病を防ぐことができるかというと、そうではない。なぜならば、どんな食べ物からでも高カロリーを摂取し続けるなら、エネルギー収支がプラスになり、肥満になる。肥満になると、インスリン抵抗性が高まるので、2型糖尿病という代謝障害を引き起こすことに変わりはないからである。

では、砂糖は糖尿病リスクを高めるのか？　次のことが示されている。大規模な研究では、砂糖を添加した甘いドリンクを習慣的に飲んだ人は、そうでない人にくらべ、2型糖尿病を発症させるリスクが25％高くなる。(3) 別の研究でも、1日1杯の甘いドリンクを摂取すると、たとえ体重が増加しなくても、2型糖尿病の発症率が13％高くなる。(4) その上、砂糖消費量の多い国ほど2型糖尿病の発症率が高いこと、砂糖消費量の少ない国ほど発症率が低いこと。(5)

これらの研究は、砂糖が2型糖尿病の直接の原因であることを証明するものではないが、両者に密接な関係があることは明らかである。砂糖業界から利益を得ている学者を除けば、学者の多くは砂糖が直接的に、あるいは間接的に、2型糖尿病の原因であると信じている。

直接的には、砂糖に含まれる果糖が肝臓に悪影響を及ぼすためで、脂肪肝、炎症、インスリン抵抗性を引き起こすからである。そして間接的には、砂糖の大量摂取が体重と体脂肪を増加させるため、ここでもインスリン抵抗性が起こり、2型糖尿病の発症率が高まるからである。

本書は、さらに詳しく学びたい読者のために、文献の出典だけでなく、ＰＭＩＤも示している。インターネットでＰｕｂＭｅｄを開き、ＰＭＩＤの数字を打ち込むだけで、該当する文献にたどりつくことができる。

ところで、学術論文がとても回りくどい表現をしていたり、結論が直接的な表現で書かれていないことに、お気づきの読者もおられはずである。しかも、科学者の本音や意見は論文に書かれない決まりになっている。学術論文では、肝心のことをボカしたり、わざわざ遠回りした表現が使われている。これを読んだ一般人は、わかりにくい、歯痒い、一言でいえば、隔靴《かっか》掻痒《そうよう》と感じるのは無理もない。

学術論文がわかりにくく書かれている理由は、いくつかある。ひとつめは、科学者は揚げ足をとられないように慎重な言い回しをする、自己防衛をする習慣が身に付いていること。ふたつめは、論文は客観的なものであるべきで、主観を述べるべきではない、とされていること。加えて、3つめは、研究を終わらせたくないという本能（研究が終わると仕事を失うリスクがある）が、無意識に働き、結論を先延ばしにする傾向があることである。

米食も糖尿病を引き起こす

砂糖だけが糖尿病を引き起こすのではない。デンプンが主成分である米を大量に食べても糖尿病のリスクが高まる。ご飯の大食いが糖尿病を引き起こす、とは信じられないかもしれないが、本当のことだ。この代表がインドネシアである。人口2億6000万人、ひとり当たりの米の年間消費量が世界第4位のインドネシアには、2000万人（人口比7・7％）もの糖尿病患者がいる。人口比7・7％はアメリカの8・7％に近く、日本の2・7％の約3倍にもなっている。

なぜ、インドネシアでこれほど糖尿病患者が増えたのか？　かつて彼らの主食はトウモロコシやサツマイモだったが、1970年代からスハルト大統領が国策として米食を勧めた。国が「米は他の主食よりおいしく、食べれば健康になるだけでなく、社会的地位も向上する」というキャンペーンを張り続けた結果、アーカンソー大学の農業経済とビジネス部門の調査によると、2016年、インドネシア人ひとり当たりの米の年間消費量は147・5kgと、世界平均61・2kgの2・4倍に達した。(6)スハルト大統領による米食奨励策は大きな成果をあげた。それどころか、成功し過ぎて、需要が供給を上回り、需要を補うために輸入に頼っているほどである。

米は糖質であるが、要は食物繊維を含まない精製デンプンの塊である。米を食べると精製デンプンは直ちに酵素によってブドウ糖に分解され、砂糖を食べたときと同じくらい急激に血糖値を上昇させる。インドネシア国民が慢性的な高血糖におちいり、糖尿病患者が爆発的に増えたのは当然の結果としか思えない。

この状況に危機感を抱いたインドネシア政府は、数十年間続けてきた政策を180度転換し、国民に米の消費を減らすように呼びかけている。だが、インドネシア人は、米を食べなければ満腹にならないと思い込まされて育った。米の消費量を世界の平均まで下げるには、まず、彼らを洗脳から覚まさねばならない。再教育が必要だが、その効果があらわれるには、長い年月を要するだろう。

ポイントは、糖尿病を避けるには、砂糖や米など糖質を多く含む食品の摂取をできるだけ減らすことである。糖尿病を引き寄せる甘いもの、要するに、砂糖や精製デンプンといった糖質の多い食品を避けるのがよい。

神話3

子どもの糖尿病は1型だけである

糖尿病は肥満した大人の病気とばかり思っていたが、子どもにもある。肥満になりにくいはずの子どもがかかるのは、インスリンが放出されないことで発症する1型だけだと思っていたのだが。

科学的検証

ウソである。

1型糖尿病は小児に多いことから、かつては「小児糖尿病」と呼ばれていた。だが、発症年齢は小児期に多いものの、中高年にも見られるため、こう呼ばれなくなって久しい。子どもも2型の糖尿病になることがあるので、子どもの糖尿病は、1型だけであるという主張は間違いである。

1型糖尿病は、インスリンが膵臓から放出されないために発症する。

一方、2型糖尿病の原因は、主に肥満によるインスリン抵抗性であるため、肥満を解消すれば、インスリンが効く（インスリン感受性が高くなる）ようになり、糖尿病は大幅に改善するばかりか、たいてい治る。だが、1型糖尿病については、その原因が本当のところわからない。やせているとか、太っているといった体型に関係なく発症する。

1型糖尿病はインスリンを放出する膵臓のランゲルハンス島が破壊されていることから、活性化し過ぎた免疫系が膵臓を攻撃するところまでは確かなようである。ただ不明なのは、何が免疫系を過剰に活性化させたのか、である。

本来、免疫系は自らの細胞を攻撃しない。だが、免疫系が自らの細胞を攻撃して破壊することがある。もちろん病気になる。これが自己免疫疾患と呼ばれる病気で、その代表が1型糖尿病なのである。1型糖尿病の治療には、インスリンを注射し、血糖値を安定化させる。こうすることで患者は日常生活を送ることができる。

1型糖尿病について、今、非常に注目されている事実がある。発症率が国によって大きく異なるのだ(7)（図表14－2）。IDF（国際糖尿病連合）のデータを見ると、0－14歳までの人口10万人当たりの1型糖尿病の発症件数は、フィンランドの57・6人、スウェーデンの43・1人、サウジアラビアの31・4人、ノルウェーの27・9人が非常に高く、日本の2・4人はかなり低い。驚くことに、フィンランドの発症率は日本の24倍と格段に高い。

図表14-2：1型糖尿病の頻度、0〜14歳までの10万人当たりの発症件数

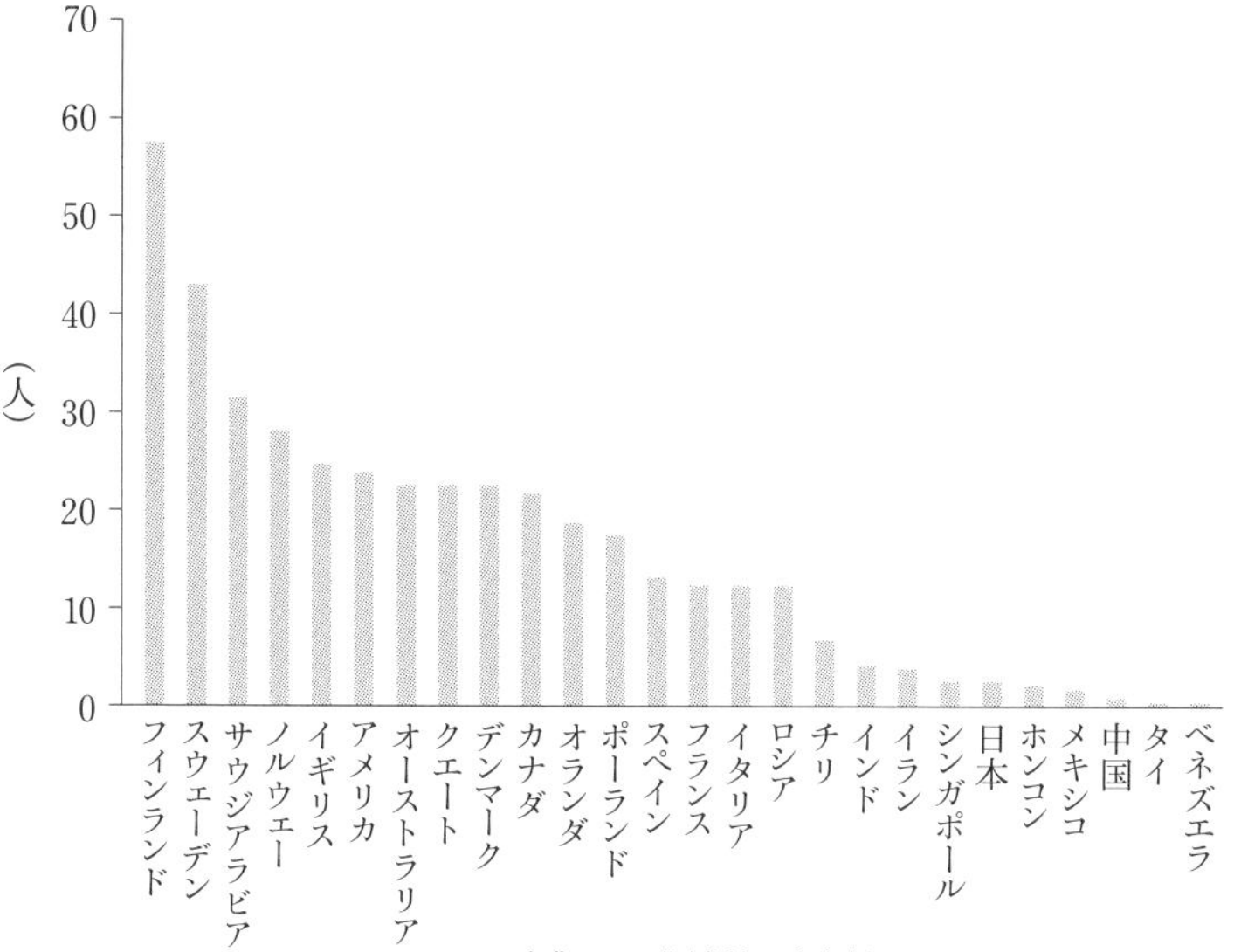

出典：IDF（国際糖尿病連合）のデータをもとに著者作成

フィンランドは北ヨーロッパに位置する人口550万人の国で、2019年のひとり当たりのGDP（国内総生産）は約4万9000ドル、同年の日本の約4万ドルより25％も高い。フィンランドは世界で最も競争力が高く、しかも市民が生活に満足している国のひとつである。環境がよく、人口密度が低く、雇用が安定し、収入も高く、衛生面でも優れている。そのフィンランドで人口の3・4％（19万人）が糖尿病を患い、しかも3万人（糖尿病患者の16％）以上が1型糖尿病なのである。

通常、糖尿病患者の5％に過ぎない1型糖尿病の発症率が、なぜ、フィンランンドで、16％と突出して高いのか？　これは、糖尿病研究における大きなナゾのひとつである。フィンランドの首都ヘルシンキにある国立衛生研究所で糖尿病の疫学部長を務めるジャッコ・ツオミレット博士は、フィンランドで糖尿病が突出して高いことに困惑しながら、こういう。「遺伝的要因とウイルス感染や生活様式が関係して1型糖尿病が発症しているものと考えられます」。

遺伝的要因を持った人が1型糖尿病を発症しやすいが、たとえ遺伝的要因を持っていたとしても1型糖尿病を発症しない人も多い。病気は、遺伝的要因と、それにかかわる環境要因が相互に作用し合って初めて発症する。だが、環境要因が何かがわからないので、多くの科学者が頭を悩ませている。これまでにフィンランドでは、風疹、帝王切開、母乳保育などが環境要因として検討されてきた。

まず、風疹と帝王切開説から説明しよう。1960年代、フィンランドでは、風疹にかかった妊婦から生まれた赤ちゃんと、帝王切開で生まれた赤ちゃんは、1型糖尿病の発症率が顕著に高かった。だが、風疹はワクチン接種によって根絶されてからすでに30年が経過している。そして帝王切開はフィンランドでほとんど採用されなくなった。それでも1型糖尿病の発症率は悪化を続けた。これで風疹と帝王切開説は消えた。

一方、他国のある科学者は、母乳が1型糖尿病の発症率を低下させる、と指摘する。母乳で育てる期間が短ければ、1型を発症しやすいという指摘である。だが、フィンランドには、母親の収入は出産後の9ヵ月間完全に保障されるという寛大な出産サポート政策があるため、他の先進国より長期間母乳で育てることができる。このため、母乳説もフィンランドで1型糖尿病の発症率が高いことを説明できない。

じつは、ツオミレット博士は別の仮説を持っている。彼は、環境に存在する有害物質が遺伝子をオンにする、と指摘する。フィンランドでは、硝酸塩や亜硝酸塩が畑の肥料や塩漬肉に広く使われている。また、彼は、カフェインも疑惑の物質リストに入れている。なぜかというと、フィンランドはヨーロッパにおけるコーヒーの最大の消費国であるからだ。というわけで、フィンランドにおける1型糖尿病の発症原因は不明のままである。

毎年、1型糖尿病の発症率が上昇することに対し、フィンランド政府は、多額の費用を治療にあてることに加え、ヘルスケアネットワークの研究にも投資してきた。目に見える成果があらわれるのは、これからのようだ。

なお、子どもは2型糖尿病になりにくいが、その一歩手前の高血糖の状態までいくことがある。ロサンゼルス在住の将太君はとても元気な小学6年生（12歳）。彼は、アップルソース、甘いシロップ、バターロール、蜂蜜、甘いスナック、砂糖たっぷりのヨーグルト、白パン、白米など、好きなものだけを食べて楽しく暮らしていた。その彼が高血圧と糖尿になった。

それまで彼に高血圧と糖尿の症状は見られなかったが、明けて2月からメイド（家政婦）が毎朝、400㎖のフルーツジュースをつくり、飲ませ始めたのを契機に、4月に学校指定医の検診を受けたところ、血圧169、ぶくぶく太り、首のあたりに色素が沈着していた。

大変だ。直ちに食事メニューの見直しが始まった。先に挙げた彼の好物はどれも、食べてから血糖値を急激に上げる食べ物（高GI食品と呼ばれている）ばかりである。それまで、食事をメイド任せだった母親も真剣に栄養の知識を習得し、彼の食事を玄米、野菜、全粒粉でできたパンに切り換え、すべてのジャンクフードを口にするのをやめさせた。この正しいダイエットを忠実に実行したところ、4週間で効果がはっきりあらわれた。血圧は120に下がり、体重は4・5㎏も落ちた。

メイドは、かわいい将太君のために、善かれと思い、毎朝、フルーツジュースをせっせとつくっては飲ませたのだが、これがとんだ仇《あだ》となり、体重増加と高血糖という悪の二重奏となってあらわれたのである。愛情は正しい知識があるときに初めて好結果を生むのであって、知識の乏しい人が実践すると悪い結果となることがある。正しい知識の重要性を認識させられた一件であった。

神話4

糖尿病を発症したらインスリン注射が欠かせない

糖尿病と聞いて、真っ先にインスリン注射を思い浮かべる人が多い。では、糖尿病になったら必ずインスリンを打たなければならないのか？

科学的検証

一部分はホントであるが、大部分はウソである。まず、ホントの部分から見ていこう。

1型糖尿病患者は体内でインスリンをつくれないので、注射によって外部からインスリンを与えなければならない。インスリン注射は1型糖尿病患者の命を救う薬であり、診断され

図表14-3：日本における糖尿病患者数（入院・通院）の推移

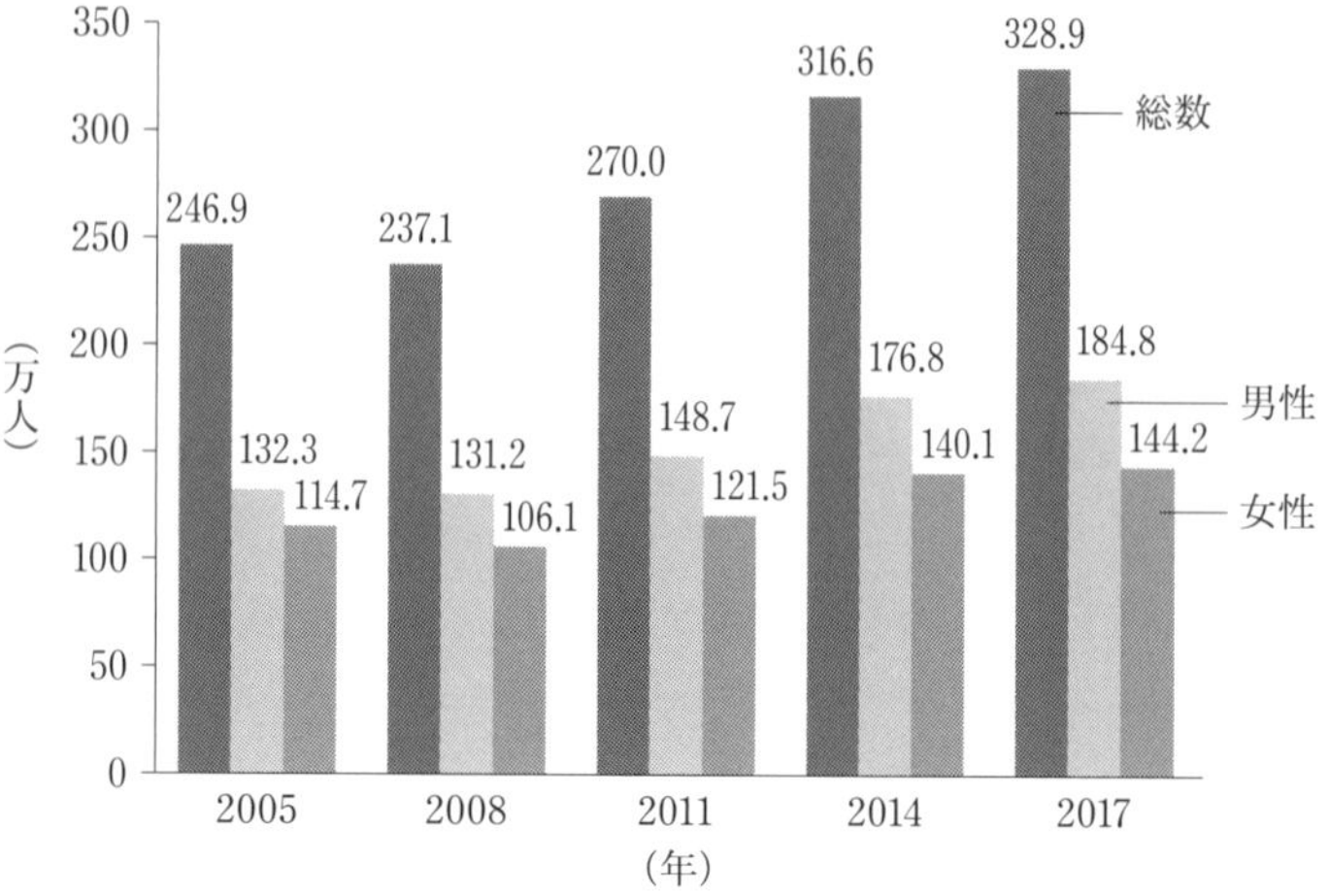

出典: 2017年患者調査（厚生労働省）

たら直ちにインスリンを打ち始めなければならない。

次に、ウソの部分を見ていこう。2型糖尿病患者が最初の段階で採用すべき手段は、インスリン注射ではない。たいていの糖尿病患者にとってインスリン注射は不要である。糖尿病患者を含む多くの人々は、インスリン注射なしに、食事、運動、飲み薬、あるいはこれらの組み合わせによって血糖値を正常範囲内にコントロールできるからである。

日本では厚労省が3年ごとに糖尿病の通院患者数を調査しているが、2008年の237・1万人から2017年の328・9万人まで毎回増え続けている（図表14－3）。糖尿病患者の5％を1型とすると、1型の治療のために約

16万人がインスリンを打っていると推計できる。では、糖尿病患者全体では、どれくらいの人数がインスリン注射を打っているのか？

日本のデータを入手できなかったので、アメリカのデータから日本の状況を推測してみる。CDCによると、2022年現在、アメリカの1型と2型を合算した糖尿病患者は約2870万人（人口の8・7％）、そのうち約40％（1150万人）がインスリン注射を打っている。この約40％を日本に当てはめると、2017年に、インスリンを打っているのは約130万人と弾き出される。したがって、糖尿病患者約329万人のうち約200万人はインスリン注射なしで治療していると推計できる。

WHOは、2022年における世界の糖尿病患者の総数を4億2200万人と報告している。患者数が莫大であることから、製薬会社はインスリンだけでなく、多くの糖尿病薬の開発にも力を注いできた。たとえば、膵臓を刺激してインスリンの放出を促進する薬、デンプンやオリゴ糖を分解する酵素（α－グルコシダーゼ）の働きを妨げ、血糖値の上昇を緩やかにする薬（α－グルコシダーゼ阻害薬）などである。

ところで先に述べた（p192参照）ように、血糖値の上昇を緩やかにすることが目標なら、わざわざ薬を飲まなくても、レモン水を食事といっしょに飲むだけで達成できる。

これまでの糖尿病薬と異なるしくみで効果をあらわす糖尿病薬を紹介したい。日本で2014年から使われるようになったSGLT2阻害薬である。この薬は、尿中にブドウ糖を排泄して血糖を下げるというもの。糖尿病は尿中にブドウ糖が排泄される病気であるが、これを逆手にとって治療に利用するというのだから、発想が面白い。SGLT2阻害薬の代表は、フォーシーガ、カナグル、ジャディアンスなどである。

どうしてこうなるのか。血液中のブドウ糖は腎臓の糸球体で血液から原尿の中に出るが、ブドウ糖は大事な栄養素なので、尿細管で再吸収され、血液に戻るようにできている。だから、健康な人では、尿中にブドウ糖は出てこない。もし出てきたら、糖尿病である。

このブドウ糖の再吸収に働いているのが、SGLT2というタンパク質である。このタンパク質の働きを抑えるSGLT2阻害薬は、ブドウ糖を尿中に排泄させるため、血糖値を下げる。このとき、ブドウ糖といっしょに水分も排泄されるため、尿量が増え、体重も低下する。それから、SGLT2阻害薬を服用すれば、当然、尿検査は陽性になるが、糖尿病が悪化したわけではない。

興味深いのは、尿中にブドウ糖が出るというのは糖尿病の証拠であって、よくないことになっていたが、ここでは治療に役立っていることである。

たとえ糖尿病が発症したからといって、いきなりインスリンを打つ必要はない。食事と運動、非インスリン系の薬を使って血糖をコントロールすればよい。やがて加齢により膵臓からのインスリン放出量が低下し、非インスリン系の薬では血糖値を正常範囲内に維持できなくなるかもしれない。このとき医師は、インスリン注射を追加することを考えるはずである。だが、インスリンを打つと太りやすくなるという新たな問題が生じるから、いいことずくめではない（次項で述べる）。

糖尿病を発症したらインスリン注射が欠かせないというのは、大部分はウソである。良い食事と定期的な運動によってインスリンを打つ必要性を減らせるはずである。

神話5

インスリン注射は体重を増やす

糖尿病が悪化すると、インスリンを打つことになる。だがこれによって太りやすくなる、と聞いたが、本当なのか？

科学的検証

ホントである。

糖尿病が進行すると、インスリンを打つことになるが、これによって体重が増えることが報告されている。(8) インスリンを打って太るというのは、糖尿病患者にとってかなり気がかりなことである。なぜならば、体重が増えると糖尿病の管理が困難になる、要するに糖尿病が悪化するからだ。体重が増えると、脂肪組織から炎症性ホルモンが放出され、インスリンの効きめが低下するのである。

インスリンを打つと太るというのは、血液中のブドウ糖が細胞に取り込まれるが、エネル

図表14-4：インスリンの効果と体重の関係

(a)体重増加によって
糖尿病が悪化する(悪循環)

(b)体重減少によって
糖尿病が改善する(好循環)

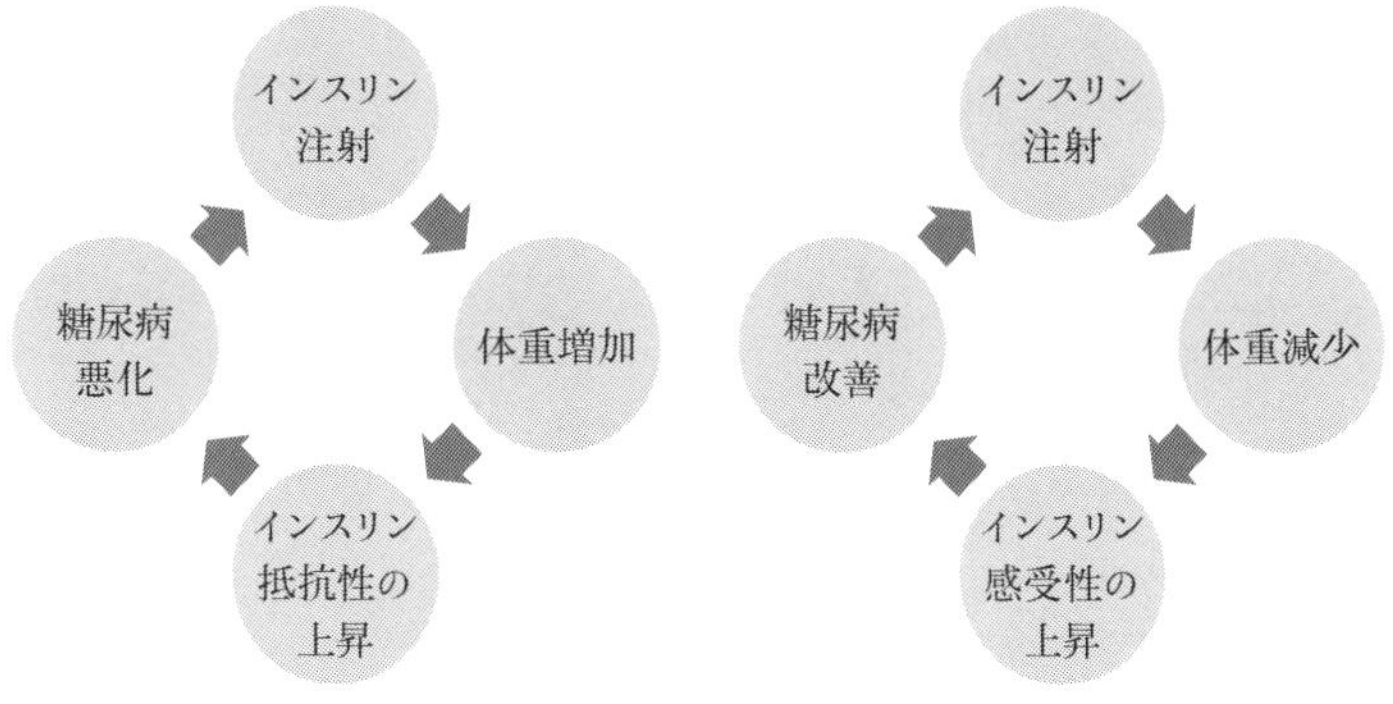

ギーとして消費されずに残ったブドウ糖が脂肪に変わるからである。このように、もともとインスリンには人を太らせる性質がある。

しかし、明るいニュースがある。研究によると、体重超過の糖尿病患者の体重を10%低下させると、インスリン感受性が著しく向上することが示されている(9)。逆にいえば、体重が増えるとインスリン抵抗性が増し、糖尿病が悪化する。糖尿病対策のポイントは、体重の増加を防ぐという体重管理にあることがわかる。

糖尿病の薬であるインスリンを打つと、太りやすく、糖尿病が悪化しやすいというのは、ジレンマである。これで困ったかに見えるが、失望する必要はない。インスリンを打ちながら、体重の増加を防ぐ手段がある。むしろ体重を落とすことも可能なほどである。

体重増加を防ぐ手段を紹介しよう。

体重管理を助けるのに重要なことは2点。1日に何をどれだけ食べたか、すなわち、食事内容を把握すること、そして1日にどれだけ体を動かすか（活動代謝量の増加）、である。食べ物といい、運動といい、どちらも生活習慣を改善しなければならない。これまでと同じ生活様式を続けてはならない。容易でないことは確かだ。こうした変化にあなたひとりで立ち向かうことはない。友人からの助言、糖尿病のマネジメント教室に参加するなど、他者からのサポートを利用するのが効果的だ。生活習慣を改善しながら、栄養士と個人面談し、助言をもらうのもよい。

食事

インスリンが体重を増やすのは、エネルギーとして消費されずに残った余分なブドウ糖が血液中に存在するからである。したがって体重増加を防ぐ最初の一歩は、何をどれだけ食べているか、1日の全摂取エネルギーを把握することである。体重は、食べることで摂取するエネルギーと体を動かすことで消費するエネルギーのバランスでだいたい決まる。体重増加を防ぐカギは、あなたが口にする食品の種類とサイズに注意を払うことである。

食べ物は栄養豊富なものを選びたい。栄養豊富な食べ物とは、含まれるエネルギーにくらべ、ビタミン、ミネラル、食物繊維の多いものである。これらは、野菜、果物、全粒穀物、健康にいい脂肪（DHA、EPAなどのオメガ3脂肪酸）、低脂肪タンパク質などに多く含まれる。栄養素の種類を増やすには、食べ物の種類を増やすとよい。ただし、果物はカロリーの高いものが多いので、わざわざ食べる必要はない。その分、野菜を多めに食べるとよい。

過食を防ぐには、満腹感を持続させる食物繊維と脂肪豊富な食べ物を摂るとよい。脂肪は健康にいいオメガ3脂肪酸を選びたい。オメガ3脂肪酸の代表はDHA、EPAなどで、イワシ、サンマ、サバ、シャケなどに多く含まれている。もしおやつが欲しくなったら、少量のナッツ類を食べるのもよい。

運動

1日に燃やすカロリーを増やすために、運動は欠かせない。糖尿病への対策として、1週間にどれだけ運動すればいいのか。専門家は、週に少なくとも150分間、強度は中くらいの運動を勧める。[10] 具体的には、ウォーキング、スイミング、自転車、ジョギング、ダンス、そして掃除機がけといった家事、ガーデニングなどである。

それから、研究によれば、たとえ体重が減らなくても運動するだけでインスリン感受性が上昇し、血糖値が安定化することが報告されている。(11) 運動によって体重を減らすのは容易なことではないことを先に述べたが、運動にはインスリン感受性を上昇させ、糖尿病を改善するという素晴らしい効果がある。

ジムに通い汗を流す、あるいは、ジョギング、スイミング、筋トレをするのは、決してムダではない。たとえ体重があまり減らなくても、運動には素晴らしい健康効果があるからだ。なぜ、運動にこれほどの効果があるのか。運動しても体重が減らない場合、たとえ筋肉量はそれほど増えなくとも、脂肪組織は確実に減少している。脂肪組織は炎症性ホルモンを放出し、インスリン抵抗性を上昇させ、糖尿病を悪化させる元凶である。運動は脂肪組織を減らすことによって、糖尿病を改善すると同時に糖尿病を予防する。

糖尿病に対する最高の薬は、インスリン注射や新発売された飲み薬を服用することではなく、驚くことに最も安価な運動なのである。

15・瞑想についての5つの神話

世界で瞑想が大ブームになっている。瞑想をする人は、瞑想をしない人にくらべ、幸福をより強く実感し、よりリラックスできるという。たとえば、アップル、グーグル、ナイキ、プロクター・アンド・ギャンブル、ドイツ銀行などは、社員の心の健康を増進し、創造性を高めることを目的に瞑想を採用している。社員が重いストレスを抱えながら働いていることを熟知するこれらの企業が、社員向けに瞑想を採用しているのは、頷《うなず》ける。

最新の科学で、瞑想が健康に役立つことが認められるようになり、今や瞑想はヘルスサイエンスの主流のひとつとなった。たとえば、瞑想は病気を治すだけでなく、健康の度合いをも高めることが証明されつつある。しかし、瞑想について、いくつもの誤解が流布しているので検証していこう。

神話1

瞑想は宗教的な感じがするので嫌だ

瞑想はヒンドゥ教、仏教、キリスト教、イスラム教など、多くの宗教で古くから採用されてきた修行法のひとつである。こうした歴史があるため、私たちは瞑想を宗教と結びつけて考えがちである。なかには宗教にかかわりたくないという理由から、瞑想を避ける人もおられるようだ。

科学的検証

ウソとホントが混在している。半分はホントであるが、残り半分はウソである。ホントの部分から話そう。

古くから瞑想は、多くの宗教が採用していた修行法のひとつである。目的は神という絶対者を体感する、究極の知恵を求める、などである。紀元前6～5世紀ごろ、インドで生まれたブッダは、菩提樹《ぼだいじゅ》の下で悟りを開いた。2000年前のパレスチナで生まれたイエスは、厳しい孤独の中で使命に目覚めた。16世紀、修道士マルチン・ルターは聖書をキリスト教の唯一の源泉にすることに気づき、歴史の流れを変えた。教祖や名だたる宗教家が悟りを開く、使命に目覚める、気づく際に用いた方法が瞑想なのである。

次にウソの部分を話そう。

瞑想が宗教と密接に関係してきたのは確かである。しかし、だからといって21世紀の現代に生きる私たちが、瞑想を宗教における修行の一部分と捉える必要はまったくない。本書でいう瞑想とは、何かに心を集中する、何かに注意を払う、何かに意識を向けることをいう。

悟りという言葉を聞くと何か宗教的なものを感じやすいが、堅苦しく考えることはない。悟りは、悩みや苦しみのない状態のことで、「悩みやストレスからの解放」と思えばよい。要するに、瞑想は心をきたえる「心の筋トレ」なのである。

これまで欧米の脳科学者が研究対象としてきたのは、主に仏教における瞑想である。これには、サマタ瞑想とヴィパッサナー瞑想がある。一般的に瞑想といわれているのはサマタ瞑想を指している。日本と同じようにアメリカでも、サマタ瞑想とヴィパッサナー瞑想から宗教面を取り除いた実践方法が開発されている。

また、アメリカでヴィパッサナー瞑想を発展させてできたマインドフルネス瞑想は、ストレス軽減、痛みの軽減、不安、うつの改善に効果を発揮する（次項で述べる）。

サマタ瞑想の「サマタ」は「落ち着く」という意味で、落ち着いた静かな心をつくるための瞑想である。一方、ヴィパッサナー瞑想の「ヴィパッサナー」は「物事をありのままに観《み》る」という意味である。物事をありのままに観ることによって、本質が自然に見えてくることから、「気づきの瞑想」とも呼ばれる。

瞑想の効果のひとつがリラクセーションである。瞑想によって、人がリラックスすると、θ《シータ》波という4〜7ヘルツのゆっくりした脳波があらわれる。θ波が出ているとき、外からは眠っているように見えるが、声をかけると「うとうとしていたが眠ってはいない」という答えが返ってくることが多い。次に、このふたつの瞑想を説明しよう。

サマタ瞑想

サマタ瞑想は、心を落ち着かせ、心を今に集中し、気を散らすことなく、注意力を保つ能力を養うための瞑想である。欧米の脳科学者はサマタ瞑想を「フォーカス・アテンション瞑想」と呼んでいる。

サマタ瞑想を実践するには、呼吸を数えてもいい、あるいは、簡単な文句を唱えてもいい。呼吸を数える瞑想では、どこか静かなところに楽な姿勢で座る。床の上でもイスやソファーでもいい。もしイスやソファーに座っていれば足の裏をペタリと床につける。背筋を伸ばし、両手は膝の上。親指と人差し指の先が軽く触れ合う格好にする。

そして、息を吐きながら心の中で数を数える。すなわち、「吸って、ひとーつ、吸って、ふたーつ、吸って、みーっつ」。5つまで数えたら、もう1度くり返す。息だけに心を集中する。もしも息以外のことを考えていることに気づいたら、すぐに心を息に戻す。

簡単な文句を唱える瞑想は、こうする。静かなところで楽に座り、耳に心地よい短い言葉に心を集中させ、くり返し唱える。このときの言葉は何でもよい。「オメガ」や「アルファ」でもいいし、キリスト教徒なら「アーメン」、仏教徒なら「ナムアミダブツ」「ナンミョウホウレンゲキョー」。そして、もし無神論者なら「ダルマサンガコロンダ」でもよい。

ヴィパッサナー瞑想

ヴィパッサナー瞑想は、心を観察する能力を育てるための瞑想である。欧米の脳科学者はこれを「マインドフルネス瞑想」ないしは「オープン・モニタリング瞑想」などと呼んでいる。今の瞬間だけに集中して心を観察する。基本的には「立つ」「歩く」「座る」の3つの方法がある。ここでは立つ瞑想だけを紹介する。

まず、足を肩幅に開いて立つ。背筋を伸ばし首は曲げないで、約3m前方の下を見るようにする。このとき、意識を足の裏に持っていく。両足の感覚を感じながら、今の瞬間だけに集中し、あなたが行っていることを確認する。

足裏が床と接触している感覚を感じて「触れている」「接触」と心の中でいう。あるいは、接触よりも圧迫感のほうが強かったら、「圧迫」と心の中でいう。このように自分が感じている感覚を「実況中継」する。これを10分間続けて1セットとする。ヴィパッサナー瞑想は、科学者が物事を観察するのとまったく同じ態度である。ここに欧米の科学者がヴィパッサナー瞑想を好む理由のひとつがあるように、私は思う。

どの瞑想でも大事なことは、目線は一点に集中すること。もし目線があちこち動けば、雑念や妄想が入るのを避けられないからである。

神話2
マインドフルネス

アメリカで大流行し、日本でも大人気なのがマインドフルネス瞑想である。この瞑想は

瞑想は、ストレスの軽減だけに効果がある

ストレスの軽減にのみ効果があるというのは、本当だろうか?

科学的検証

ウソである。

マインドフルネスとは、今という瞬間に完全に注意を集中するという意味であり、これを達成するのが「マインドフルネス瞑想」である。集中力を高めるためのトレーニング法を体系的に組み立てたこの瞑想は、アメリカのジョン・カバットジン博士によって開発され、1979年、ストレスに苦しむ人々を助けるために、彼の主催するクリニックで使われ始めた。

まず、カバットジン氏は、どんな人物なのか。もともと同氏はMIT（マサチューセッツ工科大学）で分子生物学を専攻する院生であった。そして、1971年、彼はノーベル賞受

賞者サルバドール・ルリア教授のもとで博士号を取得した。院生のころの彼は、鎌倉時代の禅僧、道元の思想に強い影響を受け、みずから禅・ヨガを実践し、励んでいた。

博士の学位を取得した後、彼は、マサチューセッツ大学医学部で筋肉の発達を研究しながら、細胞生物学と解剖学を学生に教えていた。そして1979年のある日、彼は瞑想のリトリート（日常生活から離れた場所）に参加し、ヴィパッサナー瞑想を体験するうちに、こうひらめいた。

もし慢性の痛みを抱える患者が、仏教を基本にした瞑想をすれば、痛みにうまく対処できるようになるのではないか、と。たとえ患者の症状が軽減されなくても、マインドフルネス訓練（集中力を高めるためのトレーニング）によって患者が意識を集中することができれば、患者の痛みへの反応が変わる。そうなれば全体として苦しみを軽減できるのではないか、と。

リトリートから戻った彼は、3人の医師とともにマサチューセッツ大学のキャンパス内に瞑想とマインドフルネスを基本にした「ストレス軽減クリニック」を開設した。彼はこういう。「このクリニックはパイロット実験（予備的な研究）なので、0ドルで出発しました」。

出資金ゼロで出発したパイロット実験であったが、開始すると直ちに、クリニックの患者から痛みが軽減したという報告が寄せられた。他の患者は、痛みは同じだが、マインドフルネス訓練によってストレスに対し、以前より上手に対処できるようになったと報告した。彼らは、心が痛みでいっぱいにならず、日常生活を送れるようになったのである。

カバットジン氏は、こういう。「これは、患者が最も望むことなのです。すべての病気を治すというのではなく、生活がある限界を超えて侵食されないように、彼らを助けることなのです」。

その後、彼のプログラムはマサチューセッツ大学医学部によって正式に採用され、MBSR（マインドフルネスストレス軽減法）となって全米で数百の教師たちに採用されるようになった。

ここまでの話から、マインドフルネス瞑想は、仏教のヴィパッサナー瞑想を出発点とし、そこから宗教色をなくした集中力を高めるためのトレーニング法であることがわかる。

マインドフルネス瞑想法の当初の目的は、ストレスや痛みの軽減であり、これに効果があることが確認されたが、その後、ストレスに由来する心臓病や不安のリスクを低下させること、炎症を抑えること、それから脳の灰白質の体積を増やすことも明らかとなっている。(1)灰白質の体積が増すことは、神経細胞が増えていることを意味し、神経細胞と神経細胞の間の信号のやりとりがより迅速に進むので、脳の働きが向上することになる。

このように、マインドフルネス瞑想は、ストレスの軽減だけに限らず、ストレスに由来するあらゆる病気のリスクを低下させることが期待され、そのためにも使われている。

神話3

瞑想は行うときの姿勢が大事

瞑想というと、両足を組んで腿《もも》にのせる蓮華坐《れんげざ》の姿勢になる、こんなことを思い浮かべるかもしれない。これは仏像の姿に似ている。手は手のひらを上にすべきか、それとも下にすべきかなどと、姿勢を重要視しがちなのだが。

科学的検証

ウソである。

瞑想をするのに特別な姿勢は必要ない。あなたが快適でありさえすれば、どんな姿勢で実践してもいい。床に座ってもいい。マットの上でもいい。イスに腰掛けてもいい。寝転んでもいい。立ったままでもいい。歩きながら、動きながら、食べながらでもいい。

ただし、怪我をしてはいけない。転倒しないように注意したい。もしあなたが立ったまま瞑想するなら、呼吸に集中しているとき、あちこちに散乱しがちな心を一点に戻すとき、転倒しないように気をつけましょう。

理想的には瞑想のための静かな場所があるとよい。少なくとも邪魔が入らない場所を確保できればよい。すなわち、あなたは、元気回復に役立つ瞑想を、歩行の最中や通勤・通学の途中など、どこででも実践できる。ただし、自動車が走るような路上で瞑想してはいけない。いつ車が突進してくるか、わからないからだ。たとえ歩道であっても自転車が走る場所で瞑想すべきではない。

もし、静かな場所を確保することができないなら、どうすればいいか？　諦めることはない。21世紀に生きる、あなたには奥の手がある。ノウハウとガイド付きの瞑想アプリをダウンロードし、ヘッドフォンを耳に当てて瞑想することもできる。(2)

瞑想は、誰でも、いつでも、どこでもできる。このことを示すため、カバットジン氏がマサチューセッツ大学医学部の「ストレス低減クリニック」で採用している「食べる瞑想」のひとつ、レーズンを観察する瞑想を紹介する。(3)

まず、あなたは瓶《びん》に入っている1粒のレーズンを取り出し、手の上に乗せる。レーズンを初めて見るようなつもりで観察する。手で触り、感触を確かめ、色や表面の状態に注意を払う。次に、匂いをかぎ、意識を集中して口元まで持っていく。この間に、ツバが唾液腺から流れ出るのを感じる。そしてレーズンを口に入れ、普段無意識のうちに食べているものをじっくり味わう。

このときに、あなたの感じている感覚、たとえば、甘い、甘酸っぱい、新鮮、目が覚めるようだなどと実況中継する。これは先に述べた「気づきの瞑想」そのものである。このように瞑想は、誰でも、いつでも、どこでもできる。瞑想を行うときの姿勢にこだわらなくてよい。

神話4

短時間の瞑想ではあまり効果が

瞑想は心の訓練であり、効果があることは確かなようである。だが、まとまった時間をとるのが難しい人もいる。短時間しか瞑想の時間がとれないので、あまり効果的な瞑想はできないように思えるという声も聞こえてくる。

ない

科学的検証

ウソである。

瞑想を定期的に実践すると、より忍耐強くなり、電話やメールを頻繁に確認せずにはいられないといった強迫観念やそういった行動が減り、夜中に目覚める頻度も減少する。この結果、あなたは時間をより有効に活用できるだけでなく、快適な睡眠も獲得できる。

瞑想はどんな人にでも何らかの効果をもたらすので、やってみたくなる。だが、毎日、どれだけ瞑想するかは、そう簡単に決められるものではない。こうしてみれば、いかがだろう。まず瞑想を少しの時間から始めてみよう。少しの時間から始めれば、たとえ最初に期待した結果が得られなくても失望しなくてすむからだ。

２００８年に発表された研究によると、瞑想を1日13分間、8週間続けたところ、マイナス感情や不安が減少し、注意力と記憶力が上昇した。(4) しかも、8週間の瞑想の効果は、4週間の瞑想にくらべ著しく高かった。瞑想する期間が長いほど、高い効果が得られることがわかる。

多忙な人はこう質問する。効果を得るのに、最低1日何分、瞑想すればいいのか？　多くの研究者の同意するところでは、最低1日10分間を費やす必要があるようだ。そうはいっても、人それぞれ異なる、つまり個人差が大きいので、もし1日10分間の瞑想で効果があらわれないなら、そこで諦めてしまうのではなく、時間を延ばして再度挑戦することをお勧めする。

では、初心者はどれくらいの時間、瞑想すればいいのか？　試しに1日10分間から始めてみてはどうだろう。わずか1日10分間から始めることで、瞑想という訓練に慣れることができる、しかも10分間ならそれほどの負担にもならない。

わずか10分間の瞑想で十分な効果が得られるのか、と疑問に思われるかもしれない。答えは、目標によって変わってくる。あなたが初心者であってストレス軽減を目指すのであれば、10分間で十分である。だが、集中力を高めたいなら、軽いストレッチや呼吸法を実践しながら30分間の瞑想を勧める。

10分間か30分間、どちらの瞑想を選択するにせよ、毎日、実践することを心がけたい。瞑想を習慣化することによって心を訓練し、集中した1日を送れるようになるからだ。

UCLA（カリフォルニア大学ロサンゼルス校）マインドフル・アウェアネス研究所の所長マイケル・アーウィン教授は、こういう。「瞑想はエクササイズに似ています。どちらも短時間で効果が得られるのです。しかも、効果があらわれるのは数時間後ではなく、数分後なのです」。

瞑想はストレスを軽減するだけでなく、その効果もすぐにあらわれる。瞑想を学問的に研究する科学者の主張であるから、心強い。ストレスは、心臓病や脳卒中などの血管系の病気、免疫力の低下などを引き起こす万病の元である。このストレスを軽減する瞑想に絶大な健康効果があるのは当然の結果に思える。

では、いつ瞑想をすればいいのか？　夜はお勧めしない。疲れているからだ。瞑想は、朝、起きてすぐがお勧め。毎日、瞑想を実践し習慣化したいものである。

神話5

瞑想は腹式呼吸で行うのが正しい

ある人は、瞑想のために、ろうそくを灯《とも》し、香を焚《た》き、何かの文句を唱える。また、ある人は、呼吸のしかたが大事といい、別の人は姿勢が大事という。そんな話を聞くと、瞑想をするのに最適な方法はどれなのかと迷うかもしれない。

科学的検証

ウソである。

瞑想のしかたはたくさんあり、そのひとつが呼吸法である。瞑想における呼吸法の中心になっているのが腹式呼吸である。難しく考えることはない。そもそも呼吸は、生きている限り、誰でも常に行っていることである。私たちは空気を吸い込み、酸素を全身に巡らせて代謝を進め、二酸化炭素という不要物を吐き出す作業を続けている。この呼吸は、ストレスがかかると浅く、そして速くなる。しかも、呼吸が浅く、速くなることで、さらなるストレスがかかる。悪循環である。この悪循環を打ち破るには、深く、ゆっくり呼吸する深呼吸をするとよい。

それから、私たちは、知らず知らずのうちにふたつの呼吸法を使い分けている。起きているときの胸式呼吸、寝ているときの腹式呼吸である。胸式呼吸は息を吸ったときに胸が膨らむ呼吸法で、交感神経を優位にするので、ストレスがかかる。一方、腹式呼吸は息を吸ったときにお腹が膨らむ呼吸法で、副交感神経を優位にするので、リラックスさせる。深呼吸は腹式呼吸のひとつであり、同じ意味で用いられることが多い。すなわち、意識して腹式呼吸をすると、自然に深呼吸になる。

腹式呼吸をくり返すことで、ストレスを軽減し、効果的にリラックスできる。瞑想教室やヨガ教室で、息を深く吐いて吸う腹式呼吸を奨励するのは理にかなっている。

このことを踏まえた上で、呼吸法は数多くある瞑想法のひとつであることを忘れてはならない。呼吸を中心とした動かない瞑想法もあれば、タイチ（太極拳）やヨガのように動きを取り入れた方法もある。瞑想のために、ろうそくを灯し、香を焚き、何かの文句を唱えることもあるが、これらは必須のものではない。あくまでも個人の好みによる選択なのである。

あなたがどのタイプの瞑想法を選ぼうと、「今、そこにいる」という事実は変わらない。瞑想とは何かに心を集中することであり、集中する対象は「呼吸」でも「景色」でも「レーズン」でも「ろうそく」でもよい。あなたにフィットしていれば(適していれば)、何でもよい。

どれがあなたに最もフィットしているのか。個人差が大きい。だから、うまくいくと思える瞑想法を、まずやってみることをお勧めする。

瞑想をする時刻や時間を変えてみるのもよい。無料の瞑想アプリをダウンロードし、どれがあなたに最適なのか、トライしてみるのもよい。

それから、ビジュアリゼーション(視覚化)やアファメーション(確信)をあなたに教えてくれる指導者を実物でも録画でもいいから、持つのもよい。また、特定の言葉やフレーズといったマントラをくり返すことで、心を集中させてもいい。

瞑想を超自然現象(エセ科学)に分類し批判する人がいるかもしれないが、そのような声に惑わされることはない。多くの人々は、呼吸を整えることによって集中力を高める、心を鎮めるための有効な手段として瞑想を使っているからである。

瞑想を長い期間、たとえば数年間にわたり実践すれば、ストレスに対処するのが上手になるし、健康の度合いも高まる。これまでの研究から、瞑想は、ストレスの軽減、偏頭痛、炎症性腸疾患、心臓病などの症状を改善するだけでなく、これら慢性病の原因となる全身の慢

性炎症を抑制することも明らかになっている。(5)

それから、瞑想によって脳の構造そのものが変わることも発見された。これにはふたつの驚きがある。まず、第1に、長い間、大人の脳は変わらないと信じられていたが、1998年に幼児や子どもの脳だけでなく大人の脳でも神経細胞が誕生していることが証明され、今では、脳は経験によって絶えず変わり続けることが明らかになっている。たとえば、ピアノを弾けば、脳の運動野のピアノを弾く指をコントロールする領域が拡大する。そしてジャグリングを3ヵ月間練習すると脳の構造が変わったことも報告されている。(6)

第2の驚きは、体を動かさなくても、瞑想やイメージトレーニングといった心の訓練によっても、脳の構造が変わることである。ハーバード大学のサラ・ラザール教授は、脳スキャン（脳の画像技術）を使うことで、マインドフルネス瞑想を8週間実践した人において、海馬の体積が増えたことを報告した。(7)海馬の体積が増えたのは、海馬で神経細胞が誕生したからである。このように、実際に体を動かさなくても、瞑想やイメージトレーニングをするだけで、脳の構造は変わるのである。

海馬は、記憶と学習だけでなく、他者への共感、感情移入などにもかかわっている。瞑想によって記憶力や学習能力が高くなるだけでなく、他人を思いやる心も豊かになり、幸福感が得られるという瞑想の実践者たちの経験が、脳スキャンという最新のテクノロジーによって裏付けられたのである。

また、習慣的に瞑想をする人は、瞑想しない人にくらべ、前頭葉や島皮質《とうひしつ》という大脳皮質の領域が厚くなっている（神経細胞が増えた）ことも確認されている。(7) これらの領域は、注意、感覚情報、体内感覚の情報処理を担っているが、加齢によって縮んでいく傾向にある。だが、瞑想はこの傾向を抑制するようであるから、認知症の予防にも効果が期待されている。

16・ビタミンDについての4つの神話

今、世界中でビタミンD旋風が吹いている。古くから「骨を強くする」「カルシウムの吸収を高める」ことで知られるビタミンであり、別段、目新しいものではないのに「なぜ」と思ってしまう。だが、ビタミンDに抗菌効果があること、がんの予防効果があることが判明したので、大騒ぎとなっているのだ。

神話1

かつて日光浴は結核の治療に用いられていた

日光浴によって小麦色に焼けた肌。かつて小麦色の肌は、健康のシンボルとされていたが、過剰な日光浴が皮膚にダメージを引き起こすことが周知されるようになってから、日焼けを嫌い、日光浴を避ける人が増えた。だが、日光浴はビタミンDを合成するだけでなく、結核の治癒を早めるなど、健康の増進に欠かせないことが明らかになった。

科学的検証

ホントである。

その名前からしてビタミンDは、てっきり「ビタミン」であると思う人が多いはずだが、じつは、「ホルモン」である。どういうことか。ビタミンは「生命を与える物質」という意味であり、ヒトが生きるのに欠かせないが、人体では合成することができないので、食べ物から摂取しなければならない。

一方、ホルモンは、細胞から細胞に情報を伝える物質であるが、人体で合成されるため、食べ物から摂取しなくてよい。

ビタミンDは魚やキノコ類などに豊富に含まれるため、これらの食べ物から摂取することもできるが、日光に当たるだけで皮膚でコレステロールから合成される。ビタミンDの性質を考えると、ステロイドホルモンや性ホルモンと同じ分類に入ることから、「ホルモンD」

と呼ぶのが妥当に思えるのだが、そうもいかない理由がある。

ある栄養素が欠乏すると、脚や背骨が曲がり、直立すると脚がO字型に開く病気がある。くる病だ。くる病を防ぐ物質が1920年に発見され、ビタミンDと命名された。その後の研究で、ビタミンDは日光に当たっても合成されることが判明したが、すでに、この名前で通っていたことから、そのまま使われてきた。こういうわけで、本書でもビタミンDと呼ぶことにする。

まず、日光浴は結核の治療に有効であることから話そう。抗生物質が入手できるようになったのは1930年代だが、これより数十年も前の出来事である。医師たちは、経験からこんなことを知っていた。高地に移住した結核患者は完治する、たとえ完治しなくとも症状が改善する、そしてより長生きする、と。このため結核患者の中でも富裕層は、スイスのアルプス山脈などに移住することが多かった。寝たきり患者でさえ、日光浴のために車椅子に乗って外出していた。この事実をどう説明するのか。ある医師は結核患者の症状が改善するのは、アルプス山脈の空気のおかげと考えていた。だが別の医師は日光浴のおかげと信じていた。

この療養が効く理由を、これまで誰も説明できなかったが、イギリスの研究チームが、このナゾ解きに挑んだ。そして2012年、彼らは、抗生物質を服用している結核患者が、高用量のビタミンDを併用すると、結核からの回復が早くなるという結果を「米国科学アカデミー紀要」という名門学術雑誌で報告した。(1)

内容を紹介する。まず、抗生物質を服用している95人の結核患者を2群に分けた。そして51人を対照群とし、44人にビタミンD（2・5mg／回、10万IU／回を1日4回）を毎日摂取してもらった。この結果、ビタミンDを併用した患者は、炎症が軽減し、タンに含まれていた結核菌は23日で消失した。だが対照群（抗生物質のみを服用した）は、炎症が軽減せず、結核菌がタンから消失するまで36日を要した。

高用量のビタミンDと抗生物質を併用することによって、結核菌が体内から迅速に消滅し、患者は結核から早く回復できたのである。高用量のビタミンDは、抗生物質の抗菌効果を低下させることなく、肺に起こった炎症を抑制したことによって結核による肺のダメージが軽減し、患者の回復が早まった、と考えられる。

この研究結果は、将来の感染症治療に新たな道を開くカギとなりそうである。ビタミンDに抗炎症作用があることから、ビタミンDと抗生物質の併用は、結核だけでなく、他の感染症の治療にも応用できそうであるからだ。

ビタミンDは感染症に対し、どんな働きをするのか？　まず、ビタミンDは免疫系のマクロファージに働きかけ、キャセリシジンという抗菌作用と抗炎症作用を合わせ持つ小型タンパク質をつくらせる。ヒトのキャセリシジンで知られているのは、今のところLL－37と呼ばれる「抗菌ペプチド」だけである。

LL－37は、発見当初、その抗菌作用によって結核菌を殺し、抗炎症作用によって結核からの回復を促進する効果があることで注目を集めたが、今では、これに加えて、キズの治癒、血管新生、がん細胞のアポトーシス（細胞の自殺）など多彩な働きがあることも明らかになっている。

こうして日光浴で結核が著しく改善するのは、ビタミンDによって活性化された免疫系の働きによることが明らかになった。ようやく長年のナゾが解けた。

神話2

ビタミンDを摂取すれば乳がんの半数を予防できる

女性の敵、乳がんが増加を続けている。高額な抗がん剤も販売されているが、なかなか成果が得られない。それよりも、乳がんにならないに越したことはない。乳がんの予防効果が高い、簡単にできる方法があればいいのだが。

科学的検証

ホントである。

国立がん研究センターがん情報サービスによると、2019年、わが国で乳がんと診断された女性は9万7142人、乳がんで亡くなった女性は1万4839人である。乳がんは女性のがん罹患率の中で最も高く、女性におけるがん死亡者数では第4位を占める。真に、乳がんは女性の敵である。乳がんを撃退する方法はないものか？「ある」。それを紹介する。

経験的に、ビタミンDを十分に摂っている人は、乳がん、大腸がん、皮膚がん、前立腺がんにかかりにくいことが知られていた。この経験知は正しいのか。それを科学的に確かめるために、いくつもの治験が行われた。

2007年、UCSD(カリフォルニア大学サンディエゴ校)医学部のセドリック・ガーランド教授のグループは、これらの治験をまとめたメタ分析を行い、ビタミンDの摂取によって、乳がんの発症率を半減できると発表した[(2)]。

まず、ふたつの治験から得られたデータから、女性(1760人)の血中ビタミンD濃度にしたがい、いちばん低い群からいちばん高い群まで5群に分けた。いちばん低い群の血中濃度は13ng/mlで、これは血液1ml中に13ng(1ngは10億分の1g)のビタミンDを含むという意味である。いちばん高い群の血中濃度は52ng/ml。

そして、群ごとの乳がんの発症率をくらべたところ、乳がんの発症率は血中ビタミンD濃度がいちばん低いグループがいちばん高かった。しかも、血中ビタミンD濃度が上昇するにつれ、乳がんの発症率は低下していったことから、ビタミンDと乳がんの発症率の間に用量-反応の関係があることが確認された。

これにより、血中ビタミンD濃度と乳がんの発症率には「因果関係」があること、すなわち、両者は原因と結果の関係にあることが裏付けられた。血中ビタミンD濃度が低いことが乳がんの発症率を高くすることが証明された。

この研究で興味深いのは、乳がんの発症率は、血中ビタミンD濃度を13ng／mℓ以下から52ng／mℓに上昇させると半減するという発見である。ビタミンD摂取の恩恵は大きい。

このレベルの血中ビタミンD濃度（52ng／mℓ）を獲得するには、4000IU／日（100μg／日）のビタミンDを摂取する必要がある。これは、「ナショナル・アカデミー・オブ・サイエンス」の定めた上限値2000IU／日（50μg／日）のちょうど2倍に当たる。

ガーランド博士は、こういう。「血中ビタミンD濃度52ng／mℓは、2000IU／日の摂取と、10－15分／日ほど日光を浴びることで獲得できるのです」。

では、2000IU／日（50μg／日）のビタミンDを食事から摂るには何をどれだけ食べればいいのか？ 目安を示しておこう。食品100g中に含まれるビタミンDは、あん肝だと110μg、しらす干しだと61μg、さんまだと15・7μg、干しシイタケだと12・7μgなので、あん肝なら45g、しらす干しなら82g、さんまなら320g、干しシイタケなら400gを食べればよい。

また、2018年の研究で、血中ビタミンD濃度が60ng／mℓを超えると、乳がんの発症率が82％低下することが示された。(3) ビタミンDと乳がん予防について発表された複数の研究を

図表16-1：血中ビタミンD濃度と乳がんリスクの関係

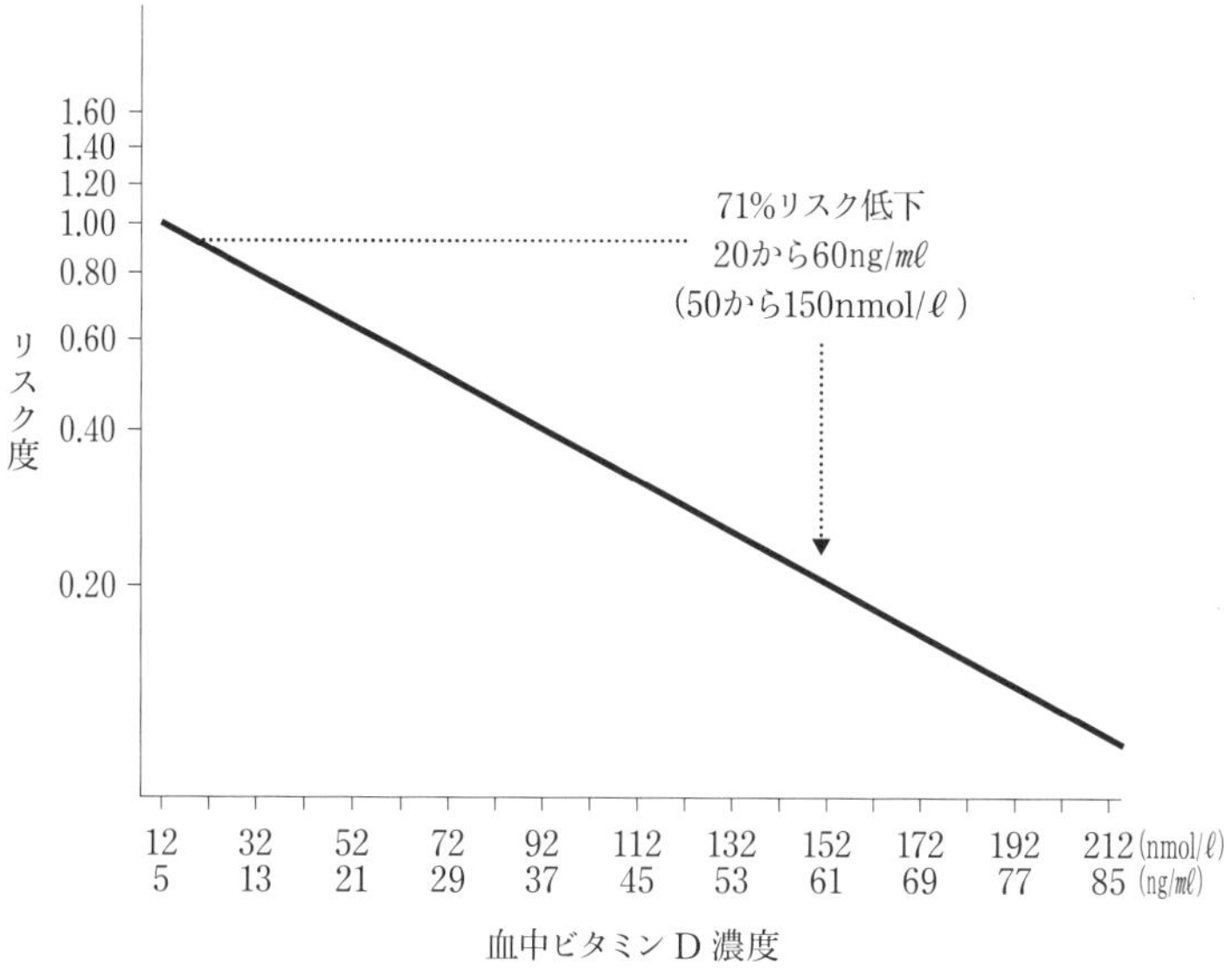

出典：Song et al. Aging 2019より著者作成

まとめると、血中ビタミンD濃度が2ng／mℓ上昇するごとに、乳がんの発症率が6%低下する。全体として、血中ビタミンD濃度を20ng／mℓから60ng／mℓに上昇させることによって乳がんの発症率は71%も低下する[4]（図表16－1）。

　ビタミンDが乳がんの発症率を低下させることは理解できたが、それなら乳がんによる死亡率も低下するのか？　これについてハーバード大学のグループが調査結果を報告した[5]。それによると、2万5871人の乳がん患者を対象にした研究で、ビタミンDを摂取した患者は、摂取しない患者にくらべ、がん転移と死亡率の合計が17%低下していた。さらに、過体重・肥満にならなかった女性、すなわち正常体重の女性では、このリスクが38％も低下していた。

結果は素晴らしいものに思えるが、残念ながら、この研究の質は高くない。それは、被験者に2000IU／日のビタミンDを与えはしたが、肝心の血中濃度を1度も測定しなかったからである。だから、まったく改善が見られなかったとしても、私は少しも驚かないのだが、それでもがん転移と死亡率の合計が17％も低下したのだから、注目に値する。しかも、過体重・肥満にならなかった女性の利益はさらに顕著であった。

なぜ、過体重・肥満になると、ビタミンDの効果が減少するのか？　一般的に、太るとビタミンDの効果が減少する。この理由はまだ解明されたわけではないが、イギリスの科学者が、この理由を説明する仮説を提出した(6)。

簡単に紹介すると、こうだ。ビタミンDは脂溶性の栄養素であるため、脂肪、肝臓、筋肉、血液に蓄積しやすい。肥満になると、これらの箇所の体積が増えるため、その分、ビタミンDが「希釈」される。すなわち、たとえ全身における血中濃度が適切であったとしても、これらの箇所では低下することになる。したがって肥満者は、そうでない人にくらべ、同じ効果を得るために、より大量のビタミンDを摂取しなければならない、と。

以上のことから、ビタミンDには乳がんを予防する効果、そして乳がんの死亡率を低下させる効果があることがわかる。

神話3
大腸がんの3分の2はビタミンDで予防できる

毎年、わが国で増加する大腸がん。食生活の欧米化、肥満、ストレスが原因とされる。何か対策はないものか？

科学的検証

ホントである。

2020年、わが国で大腸がんによって亡くなった人は、男性2万7718人、女性2万

4070人、合計5万1788人。わが国で大腸がんは、肺がん、胃がんをしのぎ、患者数の多いがんのナンバーワンになっている。しかも、大腸がんの患者数も人口10万人当たりの死亡率も、年々、上昇を続けている。

その原因は食生活の欧米化、肥満、ストレスとされる。だが、朗報がある。大腸がんを防ぐ秘策が明らかになったのである。

UCSDのエドワード・ゴーハム教授のグループは、ビタミンDの摂取によって大腸がんの3分の2を予防できる、と主張する論文を発表した。(7) ちなみに、ゴーハム教授は、乳がんの発症率を半減できることを発表したガーランド教授と同じUCSD医学部に所属する。

この研究は5つの治験をまとめたメタ分析である。5つの治験データから、被験者1448人を血中ビタミンD濃度にしたがって5群に分け、大腸がんの発症率を25年間にわたって追跡した。結果は、血中ビタミンD濃度34ng/mℓの人は いちばん低いグループにくらべ、発症率が半分に減り、血中濃度46ng/mℓの人は発症率が3分の1に減少していた。これが、大腸がんの3分の2はビタミンDで予防できると主張する根拠となっている。

また、血中ビタミンD濃度が上昇するにしたがい、大腸がんの発症率が低下していったことから、ここでも用量-反応の関係が確認された。こうして血中ビタミンD濃度と大腸がんの発症率には「因果関係」があることが裏付けられた。ビタミンDが大腸がんを予防することが証明されたのである。

2倍以上摂らなければならない

ポイントは、血中ビタミンD濃度46ng／mℓである。この濃度を達成するにはどうすればいいのか。ゴーハム教授によると、2000IU／日（50μg）のビタミンDを摂取するか、あるいは、身体の半分以上が露出する姿で、白人なら昼頃10〜15分間、皮膚の色が濃い人では25分間の日光浴をすればよいとのことである。

過剰な日光浴が皮膚のダメージを引き起こすことが周知されるようになったのは、よいことだと思うが、逆に日光浴をする人が極度に減り、ビタミンD不足を招いている。

アメリカやヨーロッパでは、ビタミンD摂取の1日推奨量を年齢に応じて200〜600IU（5〜15μg）と定めている。だが、ビタミンDに関する多くの治験データを調査したハーバード大学の公衆衛生学科や他の科学者たちは、この推奨量は低すぎるという意見を発表した。彼らは、健康でいられる最低限の血中ビタミンD濃度は30ng／mℓで、それには1日に1000IU（25μg）を摂取すべきであると主張している。[8] 要するに、現在の基準の2倍以上を摂らなければならないと主張する。

ちなみに、日本人の食事摂取基準（２０２０年版）では、ビタミンＤの１日の摂取基準値は18歳以上の男女で３４０IU（８・５μg）と定めているが、この数値は、かの研究者たちの推奨量の3分の１に過ぎない。今が、日本でもビタミンＤの１日推奨量を再考するチャンスだろう。

神話4

ビタミンＤサプリを摂取すれば体重が低下する

ビタミンＤには、抗菌効果、がんの予防など、私たちが予想だにしなかった効果があることが明らかになった。さらなる期待は抗肥満効果だ。肥満者の特徴のひとつは、血中ビタミンＤ濃度が低いことである。それなら、ビタミンＤを摂取すれば、体重が減少するのではないかと期待したくもなる。

科学的検証

現在、盛んに研究が行われている最中にある。

まず、ビタミンD研究の第一人者とされる科学者の意見を聞いてみよう。ボストン大学医学部のマイケル・ホーリック教授は、ヒトの栄養に関するビタミンDの生理、代謝、光化学を深く研究し、ベストセラーとなった『The Vitamin D Solution（未邦訳）』の著者であるのに加え、先に紹介した大腸がんの3分の2はビタミンDで予防できるというゴーハム論文の共著者でもある。

ホーリック教授は「ビタミンDサプリを摂取したからといって体重が減り、腰周りが細くなるわけではありません」と、ビタミンDサプリを摂取すれば体重が低下するとの主張を真っ向から否定する。

しかも、ホーリック教授の意見に同意する科学者は多い。したがって、今の時点（2022年11月）において、ビタミンDの摂取によって体重が減少するという結論を出すには無理がある。なぜならば、肥満者の血中ビタミンD濃度が低いのは確かなようだが、血中ビタミンD濃度が低いことが肥満の原因なのか、それとも肥満の結果なのかは、依然として不明であるからだ。

では、ビタミンDサプリを摂取すれば体重が低下するという主張はウソということで決着がついたのかというと、そうと決まったわけではない。

ビタミンD不足は肥満の原因であると結論できないが、両者には強いつながりがある。多くの肥満者に見られるビタミンD不足には理由が3つ考えられる。

ひとつめは、肥満者は過剰な脂肪が肝臓や筋肉についていて、これらの組織の体積が増加するため、ビタミンDが「希釈」され、濃度が低下する。ふたつめは、肥満者は外出を好まず、屋内で過ごすことが多いため、日光を浴びる機会が少なく、ビタミンDが合成されにくい。3つめは、ビタミンDの豊富な魚やキノコ類の摂取が不足するなど、適切でない食事によるもの。

理由は何であれ、肥満者の血中ビタミンD濃度が低いことが知られている。それなら、ビタミンDを摂取すれば体重を健康なレベルにまで落とすことができるのか？　ワシントン州にあるフレッド・ハンチントンがんセンターのアン・マクティアマン教授が、2014年に報告している。(9)

被験者は、過体重・肥満の年齢50－75歳の女性218人。彼らの血中ビタミンD濃度は32ng

／㎖以下である。まず、被験者を2群に分けた。ひとつはビタミンDサプリ（2000IU／日）を12ヵ月間摂取する群、もうひとつは対照群である。そして被験者は、低カロリー食と運動を併用する体重減少プログラムに参加した。

結果は、どちらの群も同じくらい体重が減少していた。すなわち、ビタミンDサプリは体重減少に関係していたのである。しかし発見があった。ビタミンDサプリを摂取して、血中ビタミンD濃度が正常範囲の32ng／㎖以上に達した女性は、達しなかった女性にくらべ、体重の減少幅が大きかったのである。

この論文の著者マクティアマン教授は、こういう。「血中ビタミンD濃度を正常範囲に維持することは、体重の減少を助けるでしょう」。

血中ビタミンD濃度が正常範囲に達した女性は、体重の減少幅が大きかったのは事実である。このしくみは不明であるが、中東にあるバーレーン王国のバーレーン大学で、ビタミンDと体重減少を研究するモン・ペルナ教授は、このしくみを説明する次のような仮説を提出している。[10]「副甲状腺ホルモンは、脂肪組織において脂肪の蓄積を促進し、人を太らせます。一方、ビタミンDは副甲状腺ホルモンの働きを抑制することによって脂肪を減少させるのです」。

ビタミンDサプリを摂取すると、血中ビタミンD濃度が上昇し、これが体重減少に影響を及ぼす可能性はあるが、まだ証明されていない。したがって、体重を落とすことを期待してビタミンDサプリを摂取すべきではない。

ここまでの研究で明らかになったことは、ビタミンDを十分に摂取することが、健康な人生を送るのに役立ち、ひいては体重の減少につながることである。なぜならば、もしビタミンD不足になって骨や関節が痛くなったことが原因で運動できないとすれば、ビタミンDサプリの摂取によって、もっと運動できるようになり、あなたはもっと活動的でいられるのだから。

(5) Chandler PD et al. Effect of Vitamin D3 Supplements on Development of Advanced Cancer. A Secondary Analysis of the VITAL Randomized Clinical Trial. JAMA Netw Open. 2020;3(11):e2025850. PMID: 33206192

(6) Walsh SW et al. Vitamin D in obesity. Curr Opin Diabetes Obes. 2017 Dec;24(6):389-394. PMID: 28915134

(7) Gorham ED, et al. Optimal vitamin D status for colorectal cancer prevention: a quantitative meta analysis. Am J Prev Med 2007, Mar 32 (3)210-6. PMID:17296473

(8) Time for more vitamin D, Harvard Health Publishing, Harvard Medical School, September 1, 2008.

(9) Mason C et al. Vitamin D3 supplementation during weight loss: a double-blind randomized controlled trial. The American Journal of Clinical Nutrition, Volume 100, Issue 4, October 2014, Page 1213. PMID: 24622804

(10) Perna S. Is Vitamin D Supplementation Useful for Weight Loss Programs? A Systematic Review and Meta-Analysis of Randomized Controlled Trials. Medicina (Kaunas) 2019, Jul:55(7):368. PMID: 31336940

What can be done? Diabetes Obes Metab. 2017;19(12):1655-1668. PMID: 28509408

(9) Clamp LD et al. Enhanced insulin sensitivity in successful, long-term weight loss maintainers compared with matched controls with no weight loss history. Nutr Diabetes Jun 19, 7 (6) e282 (2017) PMID: 28628125

(10) Centers for Disease Control and Prevention. How much physical activity do adults need?

(11) Duncan GE et al. Exercise training, without weight loss, increases insulin sensitivity and postheparin plasma lipase activity in previously sedentary adults. Dia Care. 2003;26(3):557-562. PMID: 12610001

15）瞑想についての5つの神話

(1) M. リカール、A. ルッツ、R. J. デビッドソン、「瞑想の脳科学」、日経サイエンス2015年1月号36-43

(2) 多くの瞑想アプリが有料、無料でダウンロードできるようになっている。

(3) J. カバットジン著、春木豊訳『マインドフルネスストレス低減法』（北大路書房）

(4) Basso J et al. Brief, daily meditation enhances attention, memory, mood, and emotional regulation in non-experienced meditators. Behav Brain Res. 2019;356:208-220. PMID: 30153464

(5) Kate Torgovnick May, 4 scientific studies on how meditation can affect your heart, brain and creativity. TED Blog. January 11 2013.

(6) M. リカール、A. ルッツ、R. J. デビッドソン、「瞑想の脳科学」、日経サイエンス2015年1月号36-43

(7) Holzel BK et al. Mindfulness practice leads to increases in regional brain gray matter density. Psychiatric Res. 2011.191 (1),36-43. PMID: 21071182

16）ビタミンDについての4つの神話

(1) Coussens AK et al. Vitamin D accelerates resolution of inflammatory responses during tuberculosis treatment PNAS 2012 Sep 18;109(38):15449-54. PMID: 22949664

(2) Garland CF et al. Vitamin D and prevention of breast cancer: pooled analysis. J of Steroid Biochem Mol Biol 2007 Mar;103(3-5):708-11.PMID: 17368188

(3) McDonnell SL et al. Breast cancer risk markedly lower with serum 25-hydroxyvitamin D concentrations ≥ 60 vs <20 ng/mL (150 vs 50 nmol/L): Pooled analysis of two randomized trials and a prospective cohort. PLoS One 2018 Jun 15;13(6):e0199265 PMID: 29906273

(4) Song D et al. Vitamin D intake, blood vitamin D levels, and the risk of breast cancer: a dose-response meta-analysis of observational studies. Aging 2019 Dec 28;11(24):12708-12732. PMID: 31884419
そしてGrassrootHealth Blog, Lower Breast Cancer Risk with Vitamin

(5) Hall KD. Energy compensation and metabolic adaptation: "The Biggest Loser" study reinterpreted. Obesity, 23 November 2021 PMID: 34816627

(6) Knuth ND et al. Metabolic adaptation following massive weight loss is related to the degree of energy imbalance and changes in circulating leptin. Obesity, 2014 Dec;22(12):2563-9. PMID: 25236175

(7) Fothergill E et al. Persistent metabolic adaptation 6 years after "The Biggest Loser" competition. Obesity, 2016 Aug;24(8):1612-9. PMID: 27136388

(8) Pontzer H et al. Hunter-Gatherer Energetics and Human Obesity. PLoS ONE 2012. 7 (7): e40503.PMID: 22848382

(9) Pontzer H et al. Constrained Total Energy Expenditure and Metabolic Adaptation to Physical Activity in Adult Humans. Curr Biol. 2016 February 8; 26(3): 410–417 PMID: 26832439

(10) 辻原命子、谷由美子（1997）高脂肪食飼育ラットの脂質代謝におよぼすカルニチンおよび運動負荷の影響. 日本家政学会誌48,5-9.

(11) Villani RG et al. L-carnitine supplementation combined with aerobic training does not promote weight loss in moderately obese women. Int J Sport Nutr Exerc Metab. 2000;10:199-207. PMID: 10861338

(12) Kim YL et al. Potent PPARα Activator Derived from Tomato Juice, 13-oxo-9,11-Octadecadienoic Acid, Decreases Plasma and Hepatic Triglyceride in Obese Diabetic Mice. PloS One 2012; 7(2): e31317. Published online 2012 Feb 9. PMID: 22347463

14）糖尿病についての5つの神話

(1) Someya Y et al. Characteristics of Glucose Metabolism in Underweight Japanese Women. J Endocr Soc, 2018 Feb 19;2(3):279-289. PMID: 29600294

(2) Duncan GE et al. Exercise training, without weight loss, increases insulin sensitivity and postheparin plasma lipase activity in previously sedentary adults. Dia Care. 2003;26(3):557-562. PMID: 12610001

(3) Wang M et al. Association between sugar-sweetened beverages and type 2 diabetes: A meta-analysis. J Diabetes Investig 2015 May; 6(3): 360–366. PMID: 25969723

(4) Imamura F et al. Consumption of sugar sweetened beverages, artificially sweetened beverages, and fruit juice and incidence of type 2 diabetes: systematic review, meta-analysis, and estimation of population attributable fraction. BMJ 2015 Jul 21;351:h3576. PMID: 26199070

(5) Weeratunga P et al. Per capita sugar consumption and prevalence of diabetes mellitus--global and regional associations. BMC Public Health 2014 Feb 20;14:186. PMID: 24555673

(6) 同大学の調査によると、2016年における日本人ひとり当たりの米の消費量は、60.5kgである。

(7) Diabetes UK https://www.diabetes.org.uk

(8) Brown A et al. Insulin-associated weight gain in obese type 2 diabetes mellitus patients:

acids: a review. Prog Lipid Res 1997 Sep;36(2-3):131-51. PMID: 9624425

(6) Danilevicius C et al. Bone metabolism and vascular calcification. Braz J Med Biol Res. 2007 Apr;40(4):435-42. PMID: 17401486

(7) Bolland MJ et al. Effect of calcium supplements on risk of myocardial infarction and cardiovascular events: meta-analysis. BMJ. 2010 Jul 29;341: PMID: 20671013

(8) Seeman E. Evidence that calcium supplements reduce fracture risk is lacking . Clin J Am Soc Nephrol. 2010 Jan; 5 Suppl 1:S3-11. PMID: 20089500

(9) Chung M et al. Vitamin D with or without calcium supplementation for prevention of cancer and fractures: an updated meta-analysis for the U.S. Preventive Services Task Force. Review. Ann Intern Med 2011 20;155(12):827-38. PMID: 22184690

(10) Chapuv MC et al. Vitamin D3 and calcium to prevent hip fractures in elderly women. Clinical Trial. N Engl J Med.1992, 327(23):1637-42. PMID: 1331788

(11) Jackson RD et al. Calcium plus vitamin D supplementation and the risk of fractures. Randomized Controlled Trial. N Engl J Med. 2006 ;354(7):669-83. PMID :16481635

(12) Bischoff-Ferrari HB et al. Fracture prevention with vitamin D supplementation: a meta-analysis of randomized controlled trials. JAMA. 2005, 293(18):2257-64. PMID: 15886381

(13) Rizzoli R et al. Vitamin D supplementation in elderly or postmenopausal women: a 2013 update of the 2008 recommendations from the European Society for Clinical and Economic Aspects of Osteoporosis and Osteoarthritis (ESCEO). Curr Med Res Opin. 2013 (4): 305-13. PMID: 23320612
加えて、この論文に引用されている論文。

(14) Seeman E. Evidence that calcium supplements reduce fracture risk is lacking. Clin J Am Soc Nephrol. 2010 Jan;5 Suppl 1:S3-11. PMID: 20089500

13）肥満・代謝についての6つの神話

(1) Ravelli GP et al. (1976) Obesity in young men after famine exposure in utero and early infancy. N Engl J Med, 295: 349-353. PMID: 934222

(2) Tobi EW et al. DNA methylation as a mediator of the association between prenatal adversity and risk factors for metabolic disease in adulthood. Science Advances. 2018 Jan 31;4(1):eaao 4364. PMID: 29399631

(3) 遺伝子を変異させることなく、遺伝子の働きを変えることをエピジェネティクスと呼んでいる。遺伝子を変異させるには長い時間がかかる。だが、エピジェネティクスでは、DNAやその周囲のヒストンタンパク質にタグをつけたり、外したりすることによって、短時間で遺伝子のオンとオフを切り換える。エピジェネティクスは、生物が環境の変化に迅速に適応して生き残る戦略のひとつなのである。エピジェネティクスについてご興味ある方は、拙著『遺伝子のスイッチ』（東洋経済新報社）をご参照のこと。

(4) 「The Biggest Loser（最大の敗者）」は2004年に始まり10年以上続いたNBC放送の人気番組である。

11）牛乳についての6つの神話

⑴ 佐藤章夫著『牛乳は子どもによくない』（PHP新書）

⑵ 牛乳および乳製品摂取量
https://unit.aist.go.jp/riss/crm/exposurefactors/documents/factor/food_intake/intake_milk.pdf

⑶ 学校保健統計調査 / 年次統計
https://www.e-stat.go.jp/stat-search/files?page=1&query=年齢別%E3%80%80平均身長の推移&layout=dataset&toukei=00400002&tstat=000001011648&stat_infid=000032108447&metadata=1&data=1

⑷ Hegsted DM. Calcium and osteoporosis. J Nutr.1986 Nov;116(11):2316-9. PMID: 3794834

⑸ Yamamoto K et al. Risk factors for hip fracture in elderly Japanese Women in Tottori prefecture, Japan. Osteoporosis Int. 1993 :3 Suppl 1 S48-50. PMID: 8461576

⑹ Atkinson HD et al. Osteoporotic Hip Fractures in the Elderly- A Growing Management Challenge - HDE Atkinson June 2005. The Orthopaedic World Literature Society. http://www.orthoteers.org/owls.aspx?section=37&article=167

⑺ Michaëlsson K et al. Milk intake and risk of mortality and fractures in women and men: cohort studies. BMJ 2014 Oct 28;349:g6015. PMID: 25352269

⑻ Bo-Htay CB et al. Effects of d - galactose - induced ageing on the heart and its potential interventions. J Cell Mol Med. 2018 Mar; 22 (3): 1392–1410. PMID: 29363871

⑼ Katanoda K and Hori M. Breast cancer incidence rates in the world from the Cancer Incidence in Five Continents XI. Jpn J Clin Oncol, 48, 7, 2018, 701–702. PMID: 29931296

⑽ Ganmaa D and Sato A. The possible role of female sex hormones in milk from pregnant cows in the development of breast, ovarian and corpus uteri cancers. Med Hypotheses 2005;65(6):1028-37. PMID: 16125328

12）カルシウムについての5つの神話

⑴ Bolland MA et al. Effect of calcium supplements on risk of myocardial infarction and cardiovascular events: meta-analysis. BMJ. 341, 2010 Jul 29;341:c3691. PMID: 20671013

⑵ Bai Y et al. Susceptibility weighted imaging: a new tool in the diagnosis of prostate cancer and detection of prostatic calcification. PLoS One 2013;8(1):e53237. PMID: 23308170

⑶ Hegsted DM. Calcium and osteoporosis. J Nutr.1986 Nov;116(11):2316-9. PMID: 3794834

⑷ Yamamoto K et al. Risk factors for hip fracture in elderly Japanese Women in Tottori prefecture, Japan. Osteoporosis Int. 1993:3 Suppl 1 S48-50. PMID: 8461576

⑸ Kruger MC. and Horrobin DF. Calcium metabolism, osteoporosis and essential fatty

PMID: 14570043

(5) 和田洋巳「がんを完治させる力はほぼなく、毒性で死に至る…そんな抗がん剤が『標準治療』となっている理由」4/9/2022 配信。
https://president.jp/articles/-/56328?page=1

(6) 国立がん研究センターがん情報サービス
https://ganjoho.jp/public/dia_tre/treatment/drug_therapy/dt02.html

(7) Courtney D et al. Availability of evidence of benefits on overall survival and quality of life of cancer drugs approved by European Medicines Agency: retrospective cohort study of drug approvals 2009-13. BMJ, 2017; 359,j4530. PMID: 28978555

(8) 代用エンドポイント：治療の有効性は、死亡率の低下、発症率の低下、QOLなど患者のメリットによって評価されるべきであるが、その代替として、がんの大きさ、X線、ラボテスト（血液検査値）など短期間で評価できる数値を用いることをいう。よく使われるのが、がんの大きさが50%以上小さくなった患者の割合であるが、これは、がんが治ったのではなく、小さくなったのである。

(9) 山崎章郎著『ステージ4の緩和ケア医が実践する がんを悪化させない試み』（新潮選書）

(10) Second Cancers Caused by Cancer Treatment. American Cancer Society.
http://large.stanford.edu/courses/2012/ph241/ali1/docs/002043-pdf.pdf

(11) Rupavate S. Can anti-cancer drugs cause cancer? The Health Site.com
https://www.thehealthsite.com/diseases-conditions/anticancer-drugs-causing-cancer-sh214-118099/

(12) ジェイン・プラント著、佐藤章夫訳『乳がんと牛乳』（径書房）

(13) Cancer statistics, 2022
https://acsjournals.onlinelibrary.wiley.com/doi/full/10.3322/caac.21708

(14) 国立がん研究センターがん情報サービス
https://ganjoho.jp/reg_stat/statistics/stat/annual.htmL

10）抗生物質についての5つの神話

(1) Butler C.C et al. Antibiotic prescribing for discoloured sputum in acute cough/lower respiratory tract infection. Eur Respir 2011, 38: 119-125; PMID: 21406512

(2) Fleming KE Et al. Prevalence of Inappropriate Antibiotic Prescriptions Among US Ambulatory Care Visits, 2010-2011. JAMA. 2016;315(17):1864-1873. PMID: 27139059

(3) U.S. Food and Drug Administration, 2014 Summary Report on Antimicrobials Sold or Distributed for Use in Food-Producing Animals (2015), http://www.fda.gov/downloads/ForIndustry/UserFees/ AnimalDrugUserFeeActADUFA/UCM476258.pdf

(4) Tiseo K et al. Global Trends in Antimicrobial Use in Food Animals from 2017 to 2030. Antibiotics 2020, Dec 9 (12), 918. PMID: 33348801

人に聞き取り調査。

(3) Williams S. et al. Effect of fluid intake on skin physiology: distinct differences between drinking mineral water and tap water. Int J Cosmet Sci. 2007 Apr;29(2):131-8. PMID: 18489334

(4) 「肌密度」は、素肌のキメ細やかさと細胞の厚みの度合いを意味する。「肌密度」の高い肌とは、ふっくらと厚みのある細胞がひとつひとつ密に整然と並んで、弾力がある。

(5) Fukuchi Y et al. Lemon Polyphenols Suppress Diet-induced Obesity by Up-Regulation of mRNA Levels of the Enzymes Involved in β-Oxidation in Mouse White Adipose Tissue. J. Clin.Biochem Nutr. 2008 Nov; 43(3): 201–209. PMID: 19015756

(6) Cetin A et al. Protective effect of hesperidin on oxidative and histological liver damage following carbon tetrachloride administration in Wistar rats. Arch Med Sci. 2016 Jun 1 12 (3) 486-493. PMID: 27279838

(7) Yagi M et al. Effect of the postprandial blood glucose on lemon juice and rice intake. Glycative Stress Research 2020; 7 (2): 174 -180.

(8) Freitas, D et al. Lemon juice, but not tea, reduces the glycemic response to bread in healthy volunteers: a randomized crossover trial. Eur J Nutr 60, 113–122 (2021). PMID: 32201919

(9) How much water should you drink a day?, by Jessica Brown May 2,2020
https://www.bbc.com/future/article/20190403-how-much-water-should-you-drink-a-day

(10) Valtin H. “Drink at least eight glasses of water a day.” Really? Is there scientific evidence for “8 × 8”? Am J Physiol Regul Integr Comp Physiol. 2002 Nov;283(5):R993-1004. PMID: 12376390

(11) mEQ/L は「ミリイクイバレント」の略で、電解質の量をあらわす単位で、物質量（mmol）×イオンの価数で計算する。

(12) Emily Ford, Andover runner almost died drinking five litres of water
https://www.bbc.com/news/av/uk-england-hampshire-50170837

9）がんについての6つの神話

(1) 国立がん研究センターがん情報サービス
https://ganjoho.jp/reg_stat/statistics/stat/annual.htmL

(2) Cancer Causes Control. 1996. The Harvard Report on Cancer Prevention in 1996 researched the risk factors for cancer. https://www.maine.gov/dhhs/mecdc/public-health-systems/data-research/vital-records/mcr/prevent/all.htm
加齢はがんの最大の原因であるが、これは自然のものなので取り上げられない。

(3) What cause cancer. https://www.researchgate.net/publication/331032548_The_impact_of_dose_rate_on_the_linear_no_threshold_hypothesis/figures?lo=1

(4) Surh YJ. Cancer chemoprevention with dietary phytochemicals. Nature Oct 3,2003.

6) 砂糖についての5つの神話

(1) Umpleby AM et al. Impact of liver fat on the differential partitioning of hepatic triacylglycerol into VLDL subclasses on high and low sugar diets. Clin Sci (Lond) (2017) 131 (21): 2561–2573. PMID: 28923880

(2) ブドウ糖果糖液糖はトウモロコシのデンプンを酵素で処理したもので、通常、ブドウ糖と果糖がおよそ半分ずつ含まれ、砂糖に似た甘味がある。

(3) Avena NM et al. Evidence for sugar addiction: Behavioral and neurochemical effects of intermittent, excessive sugar intake. February 2008. Neuroscience & Biobehavioral Reviews 32(1):20-39. PMID: 17617461

(4) Chazelas E et al. Sugary drink consumption and risk of cancer: results from NutriNet-Santé prospective cohort. BMJ 2019; 366: l2408. PMID: 31292122

(5) Guasch-Ferre M et al. Are Fruit Juices Just as Unhealthy as Sugar-Sweetened Beverages? JAMA Netw Open. 2019;2(5):e193109. PMID: 31099854

(6) Cordain L et al. Acne vulgaris: a disease of Western civilization. Arch Dermatol 2002, 2002 Dec;138(12):1584-90. PMID: 12472346

7) 人工甘味料についての5つの神話

(1) Azad MB et al. Nonnutritive sweeteners and cardiometabolic health: a systematic review and meta-analysis of randomized controlled trials and prospective cohort studies. CMAJ July 17, 2017 189 (28) E929-E93. PMID: 28716847

(2) Mathur K et al. Effect of artificial sweeteners on insulin resistance among type-2 diabetes mellitus patients. J Family Med Prim Care 2020 Jan; 9(1): 69–71. PMID 32110567

(3) Sykes, Morgan. 2015. "THE ASPARTAME CONTROVERSY OF 1981 the Hidden Truth Behind the Not-so-sweet Artificial Sweetene". The Virginia Tech Undergraduate Historical Review 4.

(4) ジャネット・スター・ハル著、吉田三知世訳『スイート・ポイズン』(東洋経済新報社)

(5) Debras C et al. Artificial sweeteners and cancer risk: Results from the NutriNet-Santé population-based cohort study. Plos Medicine March 24, 2022

(6) Soffritti, M et al. First experimental demonstration of the multipotential carcinogenic effects of aspartame administered in the feed to Sprague-Dawley rats. Environ Health Perspect, 2006. 114(3): p. 379-85. PMID: 16507461

(7) European Food Safety Authority (EFSA). Aspartame. 2013 Available from: http://www.efsa.europa.eu/en/topics/topic/aspartame.htm

8) 水についての5つの神話

(1) 日本ミネラルウォーター協会 https://minekyo.net

(2) 東京都水道局「東京水飲み比べキャンペーン」2017年度実施結果より。30613

3) チョコレートについての5つの神話

(1) Hormes JM and Niemiec MA. Does culture create craving? Evidence from the case of menstrual chocolate craving. PLoS ONE 2017 Jul 19;12(7):e0181445. PMID: 28723930

(2) Reid K et al. Effect of cocoa on blood pressure. Cochrane Database Syst Rev. 2017 Apr; 2017(4): PMID: 28439881

(3) Bruinsma K, Taren DL. Chocolate: food or drug? J Am Diet Assoc 1999 Oct;99(10):1249-56. PMID: 10524390

4) アルコールについての4つの神話

(1) Köchling J et al. Grape or grain but never the twain? A randomized controlled multiarm matched-triplet crossover trial of beer and wine. Am J Clin Nutr. 2019. Feb 1,345-352. PMID: 30753321

(2) GBD 2016 Alcohol Collaborators, Alcohol use and burden for 195 countries and territories, 1990–2016: a systematic analysis for the Global Burden of Disease Study 2016. Lancet, 2018 Sep 22;392(10152) P1015-1035, September 22, 2018. PMID: 30146330

(3) A W Jones. Elimination half-life of methanol during hangover. Phamacol Toxicol 1987 Mar;60(3):217-20. PMID: 3588516

(4) Grant BF et al. Prevalence of 12-Month Alcohol Use, High-Risk Drinking, and DSM-IV Alcohol Use Disorder in the United States, 2001-2002 to 2012-2013. JAMA Psychiatry 2017 Sep 1;74(9):911-923.PMID: 28793133

5) ビタミンサプリについての6つの神話

(1) Vitamin B12 Deficiency
https://my.clevelandclinic.org/health/diseases/22831-vitamin-b12-deficiency

(2) USPは United States Pharmacopeiaの略で、「米国薬局方」のこと。米国の医薬品に関する品質規格書。これに当たるのが、「日本薬局方」で、医薬品の品質・純度・強度の基準が定められている。

(3) コンシューマー・ラボは製品の安全性と品質を独立してテストするアメリカの企業。
https://www.consumerlab.com

(4) Williams R. Biochemical Individuality 1998.

(5) Bischoff-Ferrari H and Willett E. Comment on the IOM Vitamin D and Calcium Recommendations, For Adult Bone Health, Too Low on Vitamin D—and Too Generous on Calcium.

(6) Hickey and Roberts, Ascorbate, The Science of Vitamin C (2004)

注釈＆参考文献

1） バイ菌についての4つの神話

(1) Another US airport travel hazard – dirty hands
EurekaAlert NEWS RELEASE 15-SEP-2003
https://www.eurekalert.org/news-releases/624149

(2) Jensen DA et al. Quantifying the Effects of Water Temperature, Soap Volume, Lather Time, and Antimicrobial Soap as Variables in the Removal of Escherichia coli ATCC 11229 from Hands.
J Food Prot. 2017, June, 80 (6) pp. 1022-1031. PMID: 28504614

(3) Foxman EF et al. Temperature-dependent innate defense against the common cold virus limits viral replication at warm temperature in mouse airway cells. PNAS January 20, 2015 112 (3) 827-832. PMID: 25561542

(4) リーキーガット症候群：聞き慣れない言葉だが、「腸漏れ」と訳され、腸粘膜の細胞と細胞の結合が緩み、この隙間から異物が血管内に漏れ出す状態のこと。誰にでも起こりうる状態で、便秘、下痢、食物アレルギーなど、さまざまな症状を引き起こすことが知られている。

2） コーヒーについての6つの神話

(1) Loftfield E et al. Association of Coffee Drinking With Mortality by Genetic Variation in Caffeine Metabolism. Findings From the UK Biobank. JAMA Internal Medicine. 2018 Aug 1;178(8):1086-1097. PMID: 29971434

(2) Man dies from caffeine overdose after drinking equivalent of 200 cups of coffee.
https://www.livescience.com/caffeine-overdose-200-cups-of-coffee. By Rachael Rettner

(3) Killer SC et al. No Evidence of Dehydration with Moderate Daily Coffee Intake: A Counterbalanced Cross-Over Study in a Free-Living Population. PLOS One Published: January 9, 2014. PMID: 24416202

(4) 「談別冊」『Shikohin world coffee』編集・発行＝たばこ総合研究センター

(5) Hecimovic I et al. Comparative study of polyphenols and caffeine in different coffee varieties affected by the degree of roasting. Food Chem. 2011 Dec 1;129(3):991-1000. PMID: 25212328

(6) Weng X et al. Maternal caffeine consumption during pregnancy and the risk of miscarriage: a prospective cohort study. American Journal of Obstetrics & Gynecology, 2008; 198 (3): 279.e1-279.e8. PMID: 18221932

(7) Peters B. Drinking Coffee and Stunted Growth in Children and Teens. Very well health. April 19, 2021.

(8) Heaney R. Effects of caffeine on bone and the calcium economy. Food and Chemical Toxicology. 2002 Sep;40(9):1263-1270. PMID: 12204390

(9) 睡眠にはレム睡眠とノンレム睡眠がある。ノンレム睡眠のうち、出現する脳波の周波数が低い成分が中心となっている睡眠のことを徐波睡眠という。

や

ら

わ

は

ま

た

な

さ

か

索 引

記号・アルファベット

あ

著者による主なライフサイエンス図書

1.『遺伝子のスイッチ』東洋経済新報社
2.『脳地図を書き換える』東洋経済新報社
3.『心と体を健康にする腸内細菌と脳の真実』育鵬社
4.『食べ物を変えれば脳が変わる』PHP新書
5.『青魚を食べれば病気にならない』PHP新書
6.『よくわかる！脳にいい食、悪い食』PHP研究所
7.『子どもの脳は食べ物で変わる』PHP研究所
8.『よみがえる脳』サイエンス・アイ新書
9.『がんとDNAのひみつ』サイエンス・アイ新書
10.『脳にいいこと、悪いこと』サイエンス・アイ新書
11.『脳と心を支配する物質』サイエンス・アイ新書
12.『がん治療の最前線』サイエンス・アイ新書

本書は、医療コンサルティング会社、ビジネスブレーン社のホームページで、２００２年１月から２０２０年９月までの18年間、毎週記事を連載した「知られざる科学の話」のトピックスのひとつ「あなたが信じる健康神話を切る！」を改題、大幅に加筆・修正し、新たな健康神話を多数加えて書き下ろし、まとめたものである。

著者略歴――――
生田　哲　いくた・さとし

1955年、北海道に生まれる。薬学博士。がん、糖尿病、遺伝子研究で有名なシティ・オブ・ホープ研究所、カリフォルニア大学ロサンゼルス校(UCLA)、カリフォルニア大学サンディエゴ校(UCSD)などの博士研究員を経て、イリノイ工科大学助教授(化学科)。遺伝子の構造やドラッグデザインをテーマに研究生活を送る。現在は日本で、生化学、医学、薬学、教育を中心とする執筆活動や講演活動、脳と栄養に関する研究とコンサルティング活動を行う。著書に、『遺伝子のスイッチ』(東洋経済新報社)、『心と体を健康にする腸内細菌と脳の真実』(育鵬社)、『ビタミンCの大量摂取がカゼを防ぎ、がんに効く』(講談社)、『よみがえる脳』(SBクリエイティブ)、『子どもの脳は食べ物で変わる』(PHP研究所)、など多数。

著者ホームページ
Dr. Satoshi Ikuta、自分の健康を自分で守る
http://www.brainnutri.com

それホントに体にいい？ 無駄？
「健康神話」を科学的に検証する

2023年2月2日　第1刷発行

著　者　生田　哲
装幀者　渡邊民人(TYPEFACE)
本文デザイン　谷関笑子(TYPEFACE)
発行者　藤田　博
発行所　株式会社 草思社
〒160-0022　東京都新宿区新宿1-10-1
電話　営業 03(4580)7676　編集 03(4580)7680

本文組版　有限会社マーリンクレイン
印刷所　中央精版印刷株式会社
製本所　大口製本印刷株式会社

ISBN978-4-7942-2628-0 Printed in Japan

草思社刊

運動しても痩せないのはなぜか
代謝の最新科学が示す「それでも運動すべき理由」

ハーマン・ポンツァー 著
小巻靖子 訳

1日の総消費カロリーは運動しても増えないことが、測定技術の革命的進歩で明らかに。人類進化と代謝の最新研究が、ダイエット論争に決定的データを突きつける。

本体 2,700円

心をラクにすると目の不調が消えていく

若倉雅登 著

まぶしい、ぼやける、急激な視力低下…。急増する原因不明の目の不具合、その裏に潜む心の異変。心療眼科・神経眼科の第一人者が不調の原因を根本から解きほぐす。

本体 1,500円

皮膚はいつもあなたを守ってる
不安とストレスを軽くする「セルフタッチ」の力

山口創 著

皮膚へのやさしい刺激が、不安やストレスを軽減する。セルフタッチやセルフマッサージなどの「セルフケア」を通じ、心身を健康で幸福な状態に保つ具体的方法を提案。

本体 1,400円

真説 老子
世界最古の処世・謀略の書

高橋健太郎 著

『孫子』『韓非子』など後の中国思想に決定的影響を与えた『老子』には本当は何が書かれているのか。日本人だけが知らない、伝統的な読み解き方を伝授する。

本体 1,600円

＊定価は本体価格に消費税10%を加えた金額です。

草思社刊

【文庫】東大教授が教える知的に考える練習

柳川範之 著

「頭の良さ」とは習慣である。独学で東大教授への道を切り拓いた著者が、情報の収集・整理の仕方から豊かな発想の生み出し方まで、「思考」の全プロセスを伝授！

本体 700円

【文庫】東大教授が教える独学勉強法

柳川範之 著

テーマ設定から資料収集、本の読み方、情報の整理・分析、成果のアウトプットまで。高校へ行かず通信制大学から東大教授になった体験に基づく、今本当に必要な学び方。

本体 650円

【文庫】手の治癒力

山口創 著

疲労、不安、抑うつ、PTSD……現代人のあらゆる心身の不調は「手」で癒せる。心身を癒し、他者との絆を深める「マッサージ」や「スキンシップ」の驚くべき効能が明らかに。

本体 680円

【文庫】人は皮膚から癒される

山口創 著

触れられるだけで病気や対人ストレスが劇的に改善！　気鋭の身体心理学者が、介護や医療の現場でも注目される、スキンシップによる知られざる癒しの効果に迫る。

本体 700円

＊定価は本体価格に消費税10％を加えた金額です。